Carl-Auer

Systemische Therapie und Beratung

In den Büchern der Reihe zur systemischen Therapie und Beratung präsentiert der Carl-Auer Verlag grundlegende Texte, die seit seiner Gründung einen zentralen Stellenwert im Verlag einnehmen. Im breiten Spektrum dieser Reihe finden sich Bücher über neuere Entwicklungen der systemischen Arbeit mit Einzelnen, Paaren, Familien und Kindern ebenso wie Klassiker der Familien- und Paartherapie aus dem In- und Ausland, umfassende Lehr- und Handbücher ebenso wie aktuelle Forschungsergebnisse. Mit den roten Bänden steht eine Bibliothek des systemischen Wissens der letzten Jahrzehnte zur Verfügung, die theoretische Reflexion mit praktischer Relevanz verbindet und als Basis für zukünftige nachhaltige Entwicklungen unverzichtbar ist. Nahezu alle bedeutenden Autoren aus dem Feld der systemischen Therapie und Beratung sind hier vertreten, nicht zu vergessen viele Pioniere der familientherapeutischen Bewegung. Neue Akzente werden von jungen und kreativen Autoren gesetzt. Wer systemische Therapie und Beratung in ihrer Vielfalt und ihren transdisziplinären und multiprofessionellen Zusammenhängen verstehen will, kommt um diese Reihe nicht herum.

Tom Levold
Herausgeber der Reihe *Systemische Therapie und Beratung*

Konrad Peter Grossmann

Wenn Kinder größer werden

Familientherapie mit älteren Kindern und Jugendlichen

2018

Themenreihe »Systemische Therapie und Beratung«
hrsg. von Tom Levold
Umschlagmotiv: © Jana & JS
Reihengestaltung: Uwe Göbel
Satz: Drißner-Design u. DTP, Meßstetten
Printed in Germany
Druck und Bindung: CPI books GmbH, Leck

MIX
Papier aus verantwortungsvollen Quellen
FSC www.fsc.org FSC® C083411

CPI klimaneutral
Mehr Bäume.Weniger CO_2

Erste Auflage, 2018
ISBN 978-3-8497-0241-0 (Printausgabe)
ISBN 978-3-8497-8152-1 (ePUB)
ISBN 978-3-8497-8153-8 (PDF)

Bibliografische Information der Deutschen Nationalbibliothek:
Die Deutsche Nationalbibliothek verzeichnet diese Publikation
in der Deutschen Nationalbibliografie; detaillierte bibliografische
Daten sind im Internet über http://dnb.d-nb.de abrufbar.

Informationen zu unserem gesamten Programm, unseren Autoren
und zum Verlag finden Sie unter: **www.carl-auer.de.**

Wenn Sie Interesse an unseren monatlichen Nachrichten haben,
abonnieren Sie den Newsletter unter http://www.carl-auer.de/newsletter.

Carl-Auer Verlag GmbH
Vangerowstraße 14 • 69115 Heidelberg
Tel. +49 6221 6438-0 • Fax +49 6221 6438-22
info@carl-auer.de

Inhalt

Vorwort

»Braucht es unbedingt noch ein Familientherapie-Buch?«, dachte ich, als ich das Manuskript dieses Buches in die Hand bekam. Nach der Lektüre bin ich überzeugt, dass dieser Band gerade zum gegenwärtigen Zeitpunkt einen wichtigen Platz im systemtherapeutischen Diskurs einnehmen kann, in dem die Arbeit im Familiensetting nicht mehr im Vordergrund steht.

Das war einmal anders. Der systemische Ansatz ist ja Anfang der 1980er Jahre nicht aus dem Nichts entstanden, sondern aus einer breiten familientherapeutischen Bewegung hervorgegangen. Lange wurde in den ersten Jahren darum gerungen, ob Familientherapie als eigenständiges Psychotherapieverfahren gelten sollte oder ob es sich nur um ein spezifisches Setting handelt. Mittlerweile ist diese Auseinandersetzung – zumindest im deutschsprachigen systemischen Feld – zugunsten des Setting-Argumentes geklärt.

Sieht man von speziellen Anwendungsgebieten in der Jugendhilfe ab (etwa der aufsuchenden Familientherapie), scheint die Arbeit mit dem Familiensetting im Feld der systemischen Therapie aber eher an Boden zu verlieren. Hier konzentrieren sich die Anstrengungen seit Langem auf die kassenrechtliche Zulassung der systemischen Therapie als »Psychologische Psychotherapie«, die im Erfolgsfalle dann eben wie alle anderen sozialrechtlich anerkannten Verfahren nur individuelle »Störungen mit Krankheitswert« behandeln könnte – die Arbeit mit Familien würde dann allenfalls unter die »Einbeziehung von Angehörigen« fallen. In Österreich, wo die systemische Therapie schon lange als solches Verfahren anerkannt ist, kenne ich systemische Psychotherapeuten, die in ihrer Praxis aus pragmatischen Gründen noch nie Familiengespräche geführt haben – zu aufwendig, zu schlecht bezahlt, schwierig zu organisieren. Eine solche Entwicklung ist auch in Deutschland bei einer sozialrechtlichen Anerkennung der systemischen Psychotherapie nicht unwahrscheinlich. Als Gastdozent vieler systemischer Institute mache ich in meinen Workshops zudem die Erfahrung, dass nicht nur die Namen vieler bedeutsamer Pioniere der Familientherapie, sondern auch deren Konzepte vielen Weiterbildungsteilnehmern kaum noch oder gar nicht mehr geläufig sind.

Das alleine sind gute Gründe, die Herausforderung einer umfassenden Darstellung der Familientherapie auf dem Stand des gegenwärtigen theoretischen und klinischen Wissens anzunehmen. Mit Konrad Peter Grossmann hat dieses Vorhaben einen Autor gefunden, der sich nicht nur durch seine langjährige, alle systemischen Settings umfassende Erfahrung und sein umfangreiches theoretisches Wissen auszeichnet, sondern darüber hinaus in der Lage ist, der Leserschaft seine Kenntnisse auf eine einladende und sehr lesbare Weise zu präsentieren.

Dieses Buch bietet nicht nur für Anfänger oder Professionelle, die mit der historischen Entwicklung der Familientherapie nicht vertraut sind, einen ausgezeichneten – und darüber hinaus gründlichen – Überblick über diagnostische Einordnungen, therapeutische Interventionen und interaktionelle Zusammenhänge bei Familienproblemen; als erfahrener Praktiker habe auch ich sowohl in seinen Überlegungen zur Familiendynamik als auch zur praktischen Vorgehensweise immer wieder interessante Akzente und neue Aspekte entdecken können. Ausgehend von seiner eigenen familientherapeutischen Praxis steht für Konrad Peter Grossmann in erster Linie die Arbeit mit Jugendlichen bzw. älteren Kindern im Fokus – das wichtigste therapeutische Medium ist hier das *Gespräch* mit allen Beteiligten –, in Abgrenzung z. B. zur Arbeit mit jüngeren Kindern und ihren Familien, bei denen nichtverbale und spielerische Elemente einen größeren Platz einnehmen.

In der familientherapeutischen Praxis gibt es viele praktische und methodische Dinge zu bedenken (Kontext- und Auftragsklärung, Motivation, Kontraktentwicklung, Setting, Interventionen usw.), auf die Grossmann sehr ausführlich eingeht, ohne dass sein Buch dadurch in die Gefahr gerät, zu einer bloßen Methodensammlung zu werden. Alle Reflexionen zur Behandlungstechnik und zur therapeutischen Haltung sind in eine klinische Praxeologie eingebettet, die auch Therapeuten, die mit der Arbeit mit Mehrpersonensystemen nicht sehr vertraut sind oder sogar davor zurückschrecken, gut unterstützen können.

Die ausführlichen Fallbeispiele sind plausibel und gut erzählt, sie dienen nicht nur als Illustrationen, sondern gewinnen durch die Art ihrer Darstellung einen eigenen Wert. Was Konrad Peter Grossmann als Vertreter des narrativen Ansatzes über Therapeuten generell schreibt, gilt auch für ihn als Autor: »Welche Variablen und welche Zusammenhänge zwischen [Theorien und Erfahrung] sie im Kontext ihres Fallverstehens fokussieren, welche sie als bedeutsam gewichten, welche sie marginalisieren oder unbeachtet lassen, ist immer durch ihren Standort als Erzähler mitbedingt und -selektiert. So betrachtet sind klinische Theorien immer Ausdruck eines therapeutischen Story-Making, Ausdruck theoretischer und epistemologischer (Vor-) Annahmen, Ausdruck des Erfahrungswissens und Ausdruck von Entscheidungen, die Therapeuten als Erzähler treffen.«

Daraus resultiert, dass leidvolle Erfahrungen in Familien aus ganz unterschiedlichen Perspektiven empathisch beschrieben werden können, die jeweils unterschiedliche Akzente im Fallverständnis setzen. Die Kapitel über kontextfokussiertes, entwicklungsfokussiertes oder bewältigungsfokussiertes Fallverstehen stellen keine Alternativen dar, zwischen denen man sich zu entscheiden hätte, sondern bahnen vielmehr einem »verschränkten Fallverständnis« den Weg, das die verschiedenen Beschreibungsebenen miteinander in Beziehung setzt.

Ein solches Fallverständnis ist eine der vielen Stärken dieses Buches, die auf jeder Seite spürbar ist. Grossmanns Fähigkeit als Erzähler, die Geduld, Einfühlungsvermögen und Genauigkeit mit großer Stilsicherheit vereint, kommt der Lektüre dieses komplexen und detailreichen Bandes sehr zugute.

Für sich selbst nimmt der Autor die Position eines »bescheidenen Experten« ein: »Bescheidenes Expertentum geht davon aus, dass sich therapeutisches Handeln nicht allein aus einer konstruktivistischen/konstruktionistischen Erkenntnistheorie ableiten lässt. Familientherapie bedarf einer klinischen Theorie, die ein *missing link* zwischen Epistemologie und therapeutischem Tun überbrückt«.

Familientherapie, wie ich sie Ende der 1970er und Anfang der 1980er Jahre kennengelernt habe, beruhte überwiegend auf Konzepten, die man heute als »Kybernetik erster Ordnung« beschreiben würde. Die Interventionspraktiken, die damit verbunden waren, waren nicht selten mit einer Expertenposition verknüpft, bei der die Therapeuten die »schmutzigen Spiele« problematischer Familien aufdecken, stören und unterbrechen wollten. Die Entwicklung der 1980er Jahre mit der konstruktivistischen Wende zur »Kybernetik zweiter Ordnung« hat ein neues Licht auf die Interaktion zwischen Therapeuten und Familien geworfen, das auch die Arbeit von Grossmann erhellt.

Gleichwohl sind die Erfahrungen jener Zeit in diesem Band im doppelten Sinne des Wortes gut aufgehoben: Sie bleiben bewahrt, ohne entwertet zu werden, auch wenn sie für die heutige Praxis und das heutige Therapieverständnis keine Gültigkeit mehr in Anspruch nehmen können.

Auch wenn die systemische Therapie sich seit Langem als eigenständiges Therapieverfahren in allen möglichen Settings und Kontexten bewährt hat, würde ich mir wünschen, dass systemisch interessierte Therapeuten in unterschiedlichsten Arbeitszusammenhängen wieder mehr Anstrengungen unternehmen, mit der ganzen Familie zu arbeiten. Das ist oft mühsam und nicht immer in den Organisationsalltag von klinischen oder sozialen Einrichtungen unterzubringen, was den familientherapeutischen Enthusiasmus der frühen Jahre sicherlich gebremst hat. Dieses Buch kann einen Beitrag dazu leisten, dass die familientherapeutische Perspektive, die ja den Ursprung des systemischen Feldes verkörpert, in diesem wieder stärkere Berücksichtigung erfährt.

Tom Levold
Köln, im April 2018

I Von der Theorie ...

1 Einleitung

Anlass der Therapie mit dem zehnjährigen Niko[1] und seiner alleinerziehenden Mutter war sein sozial auffälliges Verhalten in der Schule. Zu Beginn des fünften Therapiegesprächs erzählte Niko von seiner Enttäuschung in Zusammenhang mit einem nicht zustande gekommenen Ausflug mit seinem Vater. Nikos Eltern lebten zu diesem Zeitpunkt seit mehreren Monaten voneinander getrennt. Sein Vater wahrte Abstand zu ihm und seiner zwei Jahre alten Schwester.

Nikos Traurigkeit über die Absage des Ausflugs war auch der Grund gewesen, warum es in den Tagen danach »in der Schule nicht so geklappt« hatte. Ich verstand seine Enttäuschung. Die Frage, auf welche Weise Niko seine Enttäuschung hinsichtlich seines Wunsches nach intensiverem und verlässlicherem Kontakt zu seinem Vater besser bewältigen konnte, wurde zum Thema der Therapiestunde. Niko erzählte, was diese und frühere Enttäuschungen im Zusammenhang mit seinem Vater in ihm auslösten. Ich fasste seine Erzählung in einem Bild zusammen: Seine Situation glich der eines Ritters, der gerne einen Fluss überquert hätte, um zu dem Schatz auf der anderen Seite zu gelangen. Aber der Fluss war zu breit, sodass all seine Versuche, das andere Ufer zu erreichen, scheiterten. Niko war einverstanden, dass wir dieses Bild mit Playmobil-Figuren nachstellten – er zeichnete einen »wilden Fluss« auf einen großen Bogen Papier, er positionierte eine kleine Schatztruhe auf der rechten Seite des durch den Fluss geteilten Bildes und eine Ritterfigur samt Pferd auf dessen linker Seite. Was konnte der Ritter machen? War es sinnvoll, den Fluss weiter entlangzureiten in der Hoffnung, auf eine Brücke zu stoßen, wo er ihn überqueren konnte? (Nein – der Fluss war überall so wild, dass er jede Brücke zum Einsturz brachte.) Sollte er ein Boot suchen oder bauen? (Nein – der Fluss war so stürmisch, dass jedes Boot versank.) Gab es einen Vogel mit magischen Kräften und mächtigen Schwingen, der ihn über den Fluss tragen konnte? (Nein – die Wellen des Flusses waren so hoch, dass sie jeden Vogel erfassten und zum Absturz brachten. Nikos durchgängiges Verneinen spiegelte seine Erfahrung wider, dass all sein Bemühen um mehr Kontakt mit seinem Vater ergebnislos blieb.) Schließlich entschied sich Niko dafür, auf »seinem« Ufer des Flusses ein Haus aus Bauklötzen zu bauen, das nach und nach um einen Garten und eine Landwirtschaft erweitert

1 Alle im Folgenden genannten Vornamen von Kindern/Jugendlichen wurden geändert.

wurde. Was bewog ihn dazu? Es war »irgendwie besser« (statt auf etwas zumindest im Moment Unerreichbares zu hoffen, wendete er sich für ihn Erreichbarem zu), und zudem war »vom Ufer aus der Fluss nur halb so wild«. Am Schluss der Therapiesitzung sprachen wir darüber, welche Auswirkungen es mit sich bringen würde, wenn Niko nicht mehr auf einen engeren Kontakt mit seinem Vater hoffen würde. (Die Figur des Ritters hatte Niko im Verlauf seiner Darstellung vom Fluss/vom Schatz weg hin zu seinem Haus und Garten gedreht.) Er würde dann – so Niko – nicht mehr so traurig sein; und er würde sich dann auch besser mit anderen vertragen.

Nikos kluge Beschreibung – »Vom Ufer aus ist der Fluss nur halb so wild« – beeindruckte mich tief. Eine Position *vom Ufer aus* scheint mit jene zu sein, die Familien und ihre Therapeuten[2] nutzen, um Veränderung anzuregen. Eine *riverside position* (White a. Morgan 2006; Denborough 2008) ist ein Erzählstandort, der zugleich nah genug wie nicht zu nah am »Fluss des Erzählens« problembetroffener Familien ist. Und letztlich ist dieser Erzählstandort auch einer, von dem aus sich über Familientherapie schreiben lässt.

Fragestellungen

Nikos Geschichte gehört zu jenem Geschichten-Schatz, der meine praktische Erfahrung als Familientherapeut ausmacht. Dieser Schatz entstand im Lauf der Jahre in unterschiedlichen beruflichen Kontexten: im Rahmen der Tätigkeit in einem Kinderschutzzentrum, in der Arbeit mit Familien im Rahmen einer Familienberatungsstelle, deren Klientel zu einem Großteil von Jugendämtern zugewiesen wurde, in der Arbeit mit Familien im Kontext der privaten Praxis und im Rahmen einer Therapieambulanz, die mit jener therapeutischen Ausbildungseinrichtung verbunden ist, in der ich Familientherapie lehre.

Obwohl das Arbeiten mit Familie ein wichtiger Bestandteil meines beruflichen Lebens war und ist, habe ich über damit verbundene Fragestellungen weniger geschrieben als über anderes. Ein Grund dafür waren die Fülle und Komplexität der mit Familientherapie verbundenen Fragestellungen: Was sind zentrale Anliegen/Themen von Familienmitgliedern im Rahmen von Familientherapien? Wie kom-

2 Die in diesem Buch zur erleichterten Lektüre verwendete männliche Form schließt selbstverständlich auch die weibliche Form mit ein.

men kindliche/jugendliche Leidenszustände zustande und wodurch werden sie aufrechterhalten? Welches Fallverständnis wird ihnen gerecht? Gibt es mehr als ein passendes Fallverständnis? Welche Art der Beziehungsgestaltung ist in Familientherapien hilfreich? Wie lässt sich im Rahmen familientherapeutischen Erzählens und Handelns positive Reziprozität und funktionale Interaktion von Familienmitgliedern anregen? Für welche Anliegen/Themen eignen sich welches Setting und welche Form der Gesprächsführung? Was ist in der Anfangsphase einer Familientherapie wichtig? Wie unterscheiden sich die Motivationslagen von Kindern/Jugendlichen und Eltern? Wie lassen sich unterschiedliche Problembeschreibungen von Familienmitgliedern konsensualisieren? Wie können sich Familien auf Therapieziele einigen? Was ist eine für Folgegespräche hilfreiche Choreografie? Wie realisiert sich Veränderung in Familientherapien? Wie müssen Interventionen eingebettet sein? Welche Interventionen eignen sich für Kinder, welche für Jugendliche, welche für Eltern? Welches Fallverständnis korrespondiert mit welchem therapeutischen Vorgehen? Wie lässt sich Stagnation und Rückfällen begegnen? Was ist in der Abschlussphase einer Familientherapie bedeutsam?

Ein zweiter Grund dafür bestand in der Suche nach einem Modell, das unterschiedliche Weisen familientherapeutischen Denkens und Handelns zusammenfügen konnte. Systemische Familientherapie ist ein breiter, viele Strömungen umfassender Fluss, die zum Teil nur lose miteinander verbunden sind: Entwicklungsorientierte Familientherapie, strukturelle Familientherapie, strategische Therapie, lösungsfokussierte Therapie, narrative Therapie, hypnosystemische Therapie – sie alle und andere systemische Therapieansätze sind Teil meiner Geschichte; sie alle bilden relevante Aspekte intra- wie interpersoneller Dynamik rund um kindliche/jugendliche Problemstellungen ab; sie alle repräsentieren ein jeweiliges »System von Geglaubtem« (Wittgenstein 1992, S. 150), sie alle haben sich in der praktischen Umsetzung bewährt (Shadish et al. 1997, S. 11).

Der dritte Grund war ein erlebtes Unbehagen mit familientherapeutischer Modellbildung: Wenngleich Familientherapie kindliche/jugendliche Leidenszustände bereits früh als Lösungsversuche interpretierte, lag ihr doch über lange Zeit hinweg ein Denken in Form starker Kausalität zugrunde, das Problemstellungen von Kindern/Jugendlichen vor allem als Folge elterlicher oder familiärer Konfliktdynamiken interpretierte und damit all jene Faktoren, die jenseits dieser Zusammenhänge an ihnen mitweben, unberücksichtigt ließ. Leben und Großwerden bietet sowohl für Kinder/Jugendliche als auch für Eltern schwierige Herausforderungen. Es birgt Unsicherheiten, Erschütterungen und Belastungen. Das Nachdenken über die Kinder bzw. Jugendlichen und ihre Familien, mit denen ich arbeite, führte mich zu einer Frage, die ich mir bislang nicht gestellt hatte: Wie kam es, dass sich ihre Problemstellungen nicht stärker ausprägten, als es der Fall war? Wie kam es, dass ihre Eltern in den meisten Fällen trotz alldem, was sie zu tragen und ertragen hatten, ihnen jene Zuneigung, jenen Halt, jene Zuversicht vermittelten, die dazu beitrugen, dass sie Lösungen für ihre Problemstellungen fanden? So wie Kinder/Jugendliche ihr Bestmögliches versuchen, tun dies in aller Regel auch ihre Eltern (Steiner u. Berg 2016, S. 41). Diese Gedanken regten mich dazu an, sowohl problembetroffene Kinder bzw. Jugendliche als auch ihre Eltern zugleich als »Problemopfer« wie als »Lösungstäter« (Retzer 2006) zu sehen – es sind die Umstände ihres Lebens in Verbindung mit ihren jeweiligen Verwundbarkeiten, die ihre Leidenszustände hervorrufen; und es sind ihr Mut, ihre Entschlossenheit, ihre Fähigkeiten, ihre Vorstellungen von einem guten Leben und ihre Zuneigung zueinander, die Lösungen ermöglichen.

Bestimmungsversuche

»Die eine systemische Therapie« – so Deissler (2000, S. 45) – »gibt es nicht.« Gleiches gilt für Familientherapie. Familientherapie ist ein Überbegriff für höchst unterschiedliche Erzählsituationen: für ambulante, stationäre oder aufsuchende Familientherapie; für Familientherapie, die Leidenszustände von Kindern und Jugendlichen fokussiert, und Familientherapie, die Leidenszustände von Erwachsenen oder von alten Menschen zum Gegenstand hat; für Familientherapie als ausschließlichen Hilfekontext und für Familientherapie als eine Form der Hilfe, die in einen erweiterten Unterstützungsrahmen eingebettet ist, an dem Sozialarbeit, Kinder- und Jugendpsychiatrie, klinische Psychologie, Ergotherapie usf. mitwirken.

Zwar sind Familientherapie und systemische Therapie therapiehistorisch eng miteinander verbunden und wurden über lange Zeit hinweg als Synonyme gedacht (Ochs et al. 1997, S. 35), aber ihre Gleichsetzung ist längst nicht mehr gültig und war es wohl auch nie: Ein Setting der Familientherapie ist – so Schiepek, Eckert u. Kravanja

(2013, S. 13) – längst nicht mehr »essenzielles Bestimmungsstück« systemischer Praxis; zudem gibt und gab es Familientherapie als Therapiesetting immer auch jenseits systemischer Therapieansätze.

Der Wandel systemischer Familientherapie während der letzten Jahrzehnte spiegelt sich in ihrer Definitionsgeschichte wider: Haley (1967, p. 25) verstand sie als gemeinsame Therapie von *identifiziertem Patient* und seiner Familie. Beels und Ferber (1973, p. 172) beschrieben sie als gezielte Veränderung familiärer Interaktionen, deren »Nebenprodukt« in der Veränderung individuellen Verhaltens besteht. Stanton (1988, p. 9) charakterisierte sie als Ansatz, in dem Therapeuten mit unterschiedlichen Kombinationen und Konfigurationen von Menschen arbeiten, Interventionen planen und durchführen, um die Interaktion eines familiären Systems zu verändern, innerhalb derer individuelle Problemphänomene verankert sind. Gurman (1988, p. 125) skizzierte sie als Versuch, nicht nur individuelles Verhalten, sondern das Verhalten aller Familienmitglieder (bzw. aller in einer therapeutischen Sitzung anwesenden Personen) zu beeinflussen. Epstein (1988, p. 120) umschrieb sie als Bemühen, mit Familienmitgliedern Lösungen für Probleme zu finden, die verhindern, dass sie als Individuen wie als Familieneinheit zufriedenstellend funktionieren.

Jene Definition, die aus meiner Sicht die gegenwärtige Familientherapie am prägnantesten charakterisiert, stammt von Schweitzer et al. (2007, S. 4):

> »Familientherapie bezeichnet ganz allgemein einen therapeutischen Rahmen, in dem mit Hilfe der Familienmitglieder gemeinsam nach Lösungen für ein Gesundheits- oder Beziehungsproblem eines oder mehrerer Patienten gesucht wird.«

Diese Beschreibung fokussiert auf Kooperation und pathologisiert weder ein von dem Problem betroffenes Kind oder einen betroffenen Jugendlichen noch sein familiäres oder elterliches System.

Ergebnisse empirischer Wirkforschung

Familientherapie ist einer von vielen Wegen, um kindliche oder jugendliche Leidenszustände aufzulösen oder zu lindern. Kindliche bzw. jugendliche Problemstellungen lösen oder lindern sich innerhalb und außerhalb von Psychotherapie. Dieses »Innerhalb« und »Außerhalb«

erklärt sich mit der *Systemimmanenz von Lösungen* (Grossmann 2014, S. 44):

> »Psychotherapie ist« – so Tallman und Bohart (2001, S. 111) – »ein Sonderfall von Prozessen, die auch außerhalb der Therapie auftreten. Therapie konzentriert oder verdichtet die erfahrungsmäßigen und intellektuellen Kontexte des Alltags. Therapie kann daher als prothetische Bereitstellung von Kontexten, Erfahrungen und Ereignissen verstanden werden, die die Selbstheilungskräfte von KlientInnen herausfordern, unterstützen oder erleichtern.«

Kindliche bzw. jugendliche Leidenszustände lösen oder lindern sich sowohl im Kontext von Einzel- und Gruppentherapie mit Kindern und Jugendlichen als auch im Kontext von Familientherapie.

> »Positive Wirkungen von Psychotherapie werden« – so einst Grawe, Donati u. Bernauer (1994, S. 703) – »in sehr unterschiedlichen Therapiesettings erzielt: ambulant und stationär, mit zeitlich massierten und zeitlich verteilten Behandlungssitzungen, mit Sitzungen in einem speziellen Therapieraum und Sitzungen in einer eigens hergestellten oder aufgesuchten situativen Umgebung und in verschiedenen zwischenmenschlichen Settings. Die Tatsache, dass günstige Veränderungen unter so vielen verschiedenen Bedingungen erzielt werden konnten, zeigt ein großes Spektrum therapeutischer Möglichkeiten auf.«

Grawes Fazit therapeutischer Wirkforschung entspricht de Shazers (1985) Prämisse der *Multiple Keys to Solution* und dem *Dodo-Bird-Verdict* vergleichender Therapieforschung (Luborsky, Singer a. Luborsky 1975; Hubble, Duncan u. Miller 2001a). Das *Dodo-Bird-Verdict* gilt im Übrigen auch für unterschiedliche (systemische wie nicht systemische) familientherapeutische Ansätze:

> »Trotz einiger Befunde, die auf den ersten Blick für bestimmte Konzepte und Orientierungen zu sprechen scheinen, ist bislang keine […] familientherapeutische Richtung der anderen nachweislich überlegen« (Shadish et al. 1997, S. 11).

Die für systemische Therapie zentrale Prämisse des *Fehlens starker Kausalität* (Schiepek 1999) hinsichtlich der Genese und Aufrechterhaltung biopsychosozialer Leidenszustände gilt auch für deren Auflösung bzw. Linderung.

Im Kontext kindlicher und jugendlicher Leidenszustände gibt es gute Gründe für ein einzel- oder gruppentherapeutisches Setting wie auch für ein Kombinieren unterschiedlicher Settings. Und es gibt gute Gründe für ein familientherapeutisches Setting. Kinder bzw. Jugendliche sind in ihren Entscheidungen und Lebensvollzügen von ihren Eltern in hohem Maß abhängig. Bis zu ihrem vierzehnten Lebensjahr ist ihre Autonomie relativ gering – Kinder sind schulpflichtig und strafunmündig. Sie können sich selbst rechtlich nicht vertreten, sie können Therapie nicht selbst finanzieren und im Kontext von Therapie nur begrenzt Entscheidungen treffen. Familientherapie ist eine bei kindlichen oder jugendlichen Problemstellungen naheliegende Therapieform, weil die Gesundheit und das Wohlbefinden von Kindern und Jugendlichen wesentlich durch ihre familiäre Lebenswelt mitbestimmt werden. Familiäres Leben und familiäre Kommunikationen sind für die meisten Kinder und Jugendlichen zentrale Kontexte ihrer Entwicklung. Das System Familie stellt eine entscheidende Umwelt für das psychische wie biologische System von Kindern und Jugendlichen dar (Willke 1982). Es sind die Eltern, die in aller Regel die entscheidenden Bedingungen für ein gutes Leben und Großwerden eines Kindes oder Jugendlichen sicherstellen. Eltern können daher auch in entscheidender Weise zu einer Linderung bzw. Auflösung seiner Leidenszustände beitragen.

Familientherapie trägt – so Grawe, Donati u. Bernauer (1994, S. 574) wie auch Sydow et al. (2006, S. 51) – sowohl zu positiven Veränderungen bei von Problemen betroffenen Kindern und Jugendlichen wie zu einer Verbesserung elterlicher Beziehungen und zu einer Verbesserung des Kommunikationsverhaltens innerhalb von Familien bei. So wie eine Linderung oder Auflösung kindlicher wie jugendlicher Leidenszustände mit einem verbesserten *family functioning* – mit verbesserter Kommunikation, mit vermehrter Unterstützung für Kinder/Jugendliche, mit einem Zeigen und Erleben elterlicher Zuneigung und einer Verringerung elterlicher und familiärer Konflikte – einhergeht, geht eine verbesserte familiäre Funktionsweise mit einer Linderung oder Auflösung kindlicher wie jugendlicher Leidenszustände einher (Kazdin 2004, p. 559; Sexton, Alexander a. Leigh Mease 2004, p. 632).

Aber Familientherapie geht über ein Anregen elterlicher Empathie, positiver Reziprozität und funktionaler Interaktion zwischen Familienmitgliedern hinaus – sie realisiert sich im Anregen und Fördern lösungsassoziierter Weisen kindlichen bzw. jugendlichen wie elterlichen Fühlens, Denkens und Verhaltens. Familien stellen in der Regel das wichtigste Ressourcensystem für Problemlösungen von Kindern dar. Bis zu einem Alter von zehn bis zwölf Jahren ist – so Dührssen (1980, S. 306) – eine Veränderung des »Milieus«, in dem ein Kind lebt, ein »[…] bedeutungsvollerer Faktor als die individuelle Selbständerung«. In diesem Zusammenhang ermöglicht Familientherapie, dass nicht nur die Ressourcen eines Kindes oder eines Jugendlichen (oder im gruppentherapeutischen Setting auch die Ressourcen anderer Kinder/Jugendlicher), sondern auch elterliche bzw. familiäre Ressourcen für Problemlösungen aktiviert werden. Sie ermöglicht parallele und aufeinander abgestimmte Lern- und Entwicklungsprozesse aller Familienmitglieder:

> »Hilfe für die ganze Familie« – so McMahon (2009, p. 116) – »ist wesentlicher als ausschließliche Hilfe für ein Kind« (Übers. K. G.).

Familientherapie ermöglicht es, Veränderungsbeiträge von Familienmitgliedern aufeinander abzustimmen und zu bündeln – sie verteilt so die »Last der Veränderung« (Satir 1973, S. 14) (und auch deren Lust) auf mehrere Familienmitglieder. Und Familientherapie eröffnet sowohl einen Zugang zum *erzählten* als auch zum in der Familie *gelebten Leben* von Kindern und Jugendlichen: Im *Hier und Jetzt* der Interaktion von Familienmitgliedern in Familiengesprächen reaktualisieren sich familiäre Interaktionsmuster rund um gegebene kindliche/jugendliche Leidenszustände. In diesem *Hier und Jetzt* sind diese im guten Fall auch veränderbar.

Therapiegeschichtliche und gesellschaftliche Wandlungen

Seit ihren Anfängen hat systemische Familientherapie eine lange Reise hinter sich. Noch vor zwei Jahrzehnten realisierte sich Familientherapie vorwiegend elternzentriert – in vielen Familientherapien wurden Kinder oder auch Jugendliche nicht inkludiert, in vielen wurden sie nur fallweise in die Therapie mit eingebunden. Zudem erfolgte ihre Einbeziehung häufig unter einem vorrangig diagnostischen, nicht unter einem interventiven Blickwinkel:

> »Wir sind« – so Lund, Zimmermann a. Haddock vor eineinhalb Jahrzehnten (2002, p. 445) – »mit dem Widerspruch konfrontiert, dass ein fundamentales Prinzip der Familientherapie durch seine Vertreter in

> vielen Fällen verletzt wird [...]. Familientherapeuten fokussieren auf Kinder in der Praxis weniger als im Rahmen ihrer theoretischen Überlegungen« (Übers.: K. G.).

Dort, wo Kinder miteinbezogen wurden, barg elternzentrierte Familientherapie das Risiko der Langeweile für Kinder, weil sie das Therapiegespräch kognitiv nicht nachvollziehen und daher auch nicht daran partizipieren konnten (Landreth 2002, p. 41). Familientherapie realisierte sich so letztlich in vielen Fällen als »Elterntherapie bei (körperlicher) Anwesenheit der Kindes« (Rotthaus 2000, S. 7).

Gegenwärtige Familientherapie ist auf das sprachliche Entwicklungsniveau von Kindern abgestimmt (Rotter a. Bush 2000; Sori 2006). Sie ist in ihrer interventiven Methodik abwechslungsreich und handlungsorientiert. Sie ist in ihrer Zielsetzung und Funktion möglichst transparent, um eine aktive Teilnahme von Kindern und Jugendlichen an einer Therapie sicherzustellen. Sie fokussiert in aller Regel auf die Ressourcen von Familienmitgliedern. Sie orientiert sich stärker an den Anliegen und Zielen von Familienmitgliedern statt an normativen Vorstellungen von Familientherapeuten.

Zu ihrem Wandel trug vieles bei: konzeptionelle Entwicklungen; ihre zunehmende empirische Überprüfung (Sydow et al. 2007); ihre Verbindung mit allgemeiner Psychotherapie (Grawe, Donati u. Bernauer 1994; Schiepek, Eckert u. Kravanja 2013); ihre Einbettung in eine konstruktivistische Epistemologie (Ludewig 1993); die Einbindung bindungstheoretischer (Sydow 2008) und traumatherapeutischer Modelle; ihre zunehmend störungsspezifische Differenzierung; die Entwicklung bzw. der Import auf Kinder und Jugendliche bezogener Therapietechniken u. a. All dies mündete letztlich in eine »Kind-orientierte Wende in der Familientherapie« (Brächter 2010, S. 14) bzw. in die Entwicklung eines zunehmend »kinderfreundlichen Therapieansatzes« (Schweitzer u. von Schlippe 2009, S. 237).

Und zu diesem Wandel trug die Veränderung der familiären und sozialen Lebenswelt von Familien mit bei: Gegenwärtiges familiäres Leben ist durch eine Pluralisierung familiärer Lebensformen gekennzeichnet – neben Zwei-Eltern-Familien gibt es zunehmend mehr Ein-Eltern-Familien, Stieffamilien, Patchwork-Familien, Familien mit gleichgeschlechtlichen Eltern und andere Familienformen. Gegenwärtige Familien sind vorrangig Kleinfamilien. In gegenwärtigen Zwei-Eltern-Familien sind zumeist sowohl Mütter wie Väter berufstätig.

Elterliche Beziehungen sind zunehmend gleichwertig gestaltet und durch Aushandlungsprozesse, nicht durch patriarchale Machtverteilung bestimmt. Hierarchisch-arbeitsteilige und geschlechtsspezifische elterliche Rollenkonzepte sind nur mehr eingeschränkt gültig (Hiebinger 2006). Gegenwärtige Familien sind unter anderem durch ein Abflachen familiärer Hierarchie gekennzeichnet – Eltern lassen ihren Kindern mehr Freiheiten, verwenden für die Regulierung kindlichen Verhaltens seltener Strafen und beteiligen ihre Kinder mehr an Entscheidungen. Sie begründen ihre Handlungen und Entscheidungen Kindern gegenüber, besprechen mit ihnen die Funktion von Verhaltensregeln und sind bei Auseinandersetzungen kompromissbereiter. Erziehungsziele postmoderner Familien sind andere und weniger genderspezifisch als jene von modernen/vormodernen Familien – anstelle von Gehorsam, Ordnungsliebe zielt Erziehung verstärkt auf kindliche/jugendliche Autonomie und Individualisierung. Zugleich leben Jugendliche und junge Erwachsene heute in der Regel länger im gemeinsamen Haushalt und sind materiell länger von ihren Eltern abhängig.

Aufbau und Fokus des Textes

Der Aufbau dieses Buches folgt einem von der Theorie zur Praxis verlaufenden Pfad. Der erste Teil (»Von der Theorie ...«, S. 9 ff.) ist theoretischen Grundlagen gewidmet: Im Kontext von Familientherapie bestehen zumeist mehrere gleichzeitige Anliegen – eines davon betrifft eine gegebene kindliche bzw. jugendliche Problemstellung, ein zweites die damit verbundene erlebte Verunsicherung/Hilflosigkeit von Eltern, ein drittes die häufig belastete Interaktion von Familienmitgliedern und/oder die belastete Interaktion zwischen einer Familie und ihren relevanten Umwelten. Jedes dieser Anliegen wird in einzelnen Kapiteln erkundet. Ein weiteres Kapitel ist der Genese und Aufrechterhaltung kindlicher und jugendlicher Leidenszustände gewidmet; es mündet in die Beschreibung und Gegenüberstellung eines kontext-, entwicklungs- und bewältigungsfokussierten Fallverstehens, das jeweils als Grundlage therapeutischen Erzählens und Handelns dienen kann.

Der zweite Teil des Textes (»... zur Praxis«, S. 63 ff.) fokussiert zu Beginn auf die Gestaltung der therapeutischen Beziehung im Familiensetting und auf im *Hier und Jetzt* eines Therapiegesprächs gegebene Optionen, positive Reziprozität bzw. funktionale Interaktion zwischen Familienmitgliedern anzuregen. Das zweite Kapitel widmet sich Gestaltungsmöglichkeiten des therapeutischen Settings und Formen familientherapeutischer Gesprächsführung. Im dritten Kapitel werden die Anfangsphase einer Familientherapie und damit verbundene Herausforderungen skizziert. In diesem Zusammenhang werden zudem Implikationen von unterschiedlichen Motivationslagen von Familienmitgliedern hinsichtlich der Inanspruchnahme von Therapie sowie verschiedene, darauf abgestimmte Möglichkeiten der Beschreibung von Problemen und des Anregens und Stärkens von Veränderungsmotivation erkundet. Das vierte und fünfte Kapitel beschäftigen sich mit dem Mittelteil einer Familientherapie. In diesem Zusammenhang werden eine Choreografie therapeutischer Folgegespräche sowie Überlegungen zum interventiven Handeln skizziert. Die nachfolgenden drei Kapitel widmen sich jeweils einem kontext-, entwicklungs- und bewältigungsfokussierten familientherapeutischen Vorgehen. Das vorletzte Kapitel fokussiert auf die Fragen der Therapieevaluierung sowie auf die Handhabung von Rückfällen und Stagnationserfahrungen. Das letzte Kapitel befasst sich mit der Gestaltung der Abschlussphase einer Familientherapie.

Der vorliegende Text bezieht sich auf die Therapie mit Eltern und Kindern bzw. Jugendlichen, die zumeist zwischen zehn und achtzehn Jahre alt sind und in ihrem Alltag in eine familiäre Lebenswelt eingebettet sind. Er bezieht sich auf ein ambulantes Therapiesetting. Manches, was erzählt wird, lässt sich – so meine Hoffnung – auf einen aufsuchenden oder stationären Therapierahmen übertragen. Anderes bleibt unerzählt – etwa die Herausforderungen, die mit Familientherapie verbunden sind, die sprachliche Barrieren überwinden muss (von Schlippe, El Hachimi u. Jürgens 2004); die Herausforderungen, die sich in der Familientherapie mit Kindern und Jugendlichen stellen, die von einer schweren Krankheit oder Beeinträchtigung betroffen sind (Retzlaff 2010); die Herausforderungen, die sich im Arbeiten mit Familien ergeben, die aus ihrer Heimat geflüchtet sind und nun in der Fremde mit einer vielfach ungewissen Zukunft leben müssen (Irmler 2001).

> »Wir blühen zwar« – so Max Frisch in seinem Tagebuch (1981, S. 117) – »aus eigenen Zweigen, aber aus der Erde von anderen.«

Zu der Erde dieses Textes haben insbesondere die Gedanken von Michael White und David Epston, Steve de Shazer und Insoo Kim Berg, Kurt Ludewig und Günter Schiepek, Wiltrud Brächter, Rüdiger Retzlaff und Harry Merl sowie der Austausch mit Kollegen des Instituts für Familienberatung in Linz und der Lehranstalt für systemische Familientherapie in Wien beigetragen. Mein besonderer Dank gilt Evelyn Niel-Dolzer, Werner Eder und Sigrid Binnenstein für ihre Ideen und Anregungen zu dem vorliegenden Text.

2 Mehrere Anliegen

Anlass des Erstgesprächs mit der dreizehnjährigen Marlene und ihrer Mutter war, dass Marlene mit großer Traurigkeit und Verzweiflung auf das plötzliche und unerwartete Verschwinden ihres Stiefvaters einige Wochen zuvor reagiert und seitdem viel geweint und sich zurückgezogen hatte.

Der Stiefvater (er und die Mutter waren ein Paar, seit Marlene zwei Jahre alt war) hatte sie beide unangekündigt und ohne Erklärung sprichwörtlich »über Nacht« verlassen. Während Marlene von seinem Schritt vollkommen überrascht gewesen war, war er für die Mutter nicht vollkommen unvorhersehbar gekommen. Sie erzählte, dass er sich bereits in den Wochen zuvor zunehmend zurückgezogen und viel Zeit vor dem Computer verbracht hatte, was er ihr gegenüber mit einem ihn sehr fordernden Projekt in seiner Arbeit begründet hatte. Sie aber hatte vermutet, dass er eine Spielsucht entwickelt hatte, über die zu reden er nicht bereit gewesen war. Sie nahm an, er wäre aus Scham darüber verschwunden. Zeitgleich mit seinem Auszug von zu Hause war er – wie die Mutter erfahren hatte – auch nicht mehr in seiner Arbeit erschienen. Weder die Mutter noch die Tochter wussten, wo und wovon er lebte. Telefonate nahm er nicht entgegen, von Marlene oder ihrer Mutter gesendete SMS ließ er unbeantwortet. Durch gemeinsame Bekannte wusste die Mutter, dass ihm nichts zugestoßen war. Seine Eltern und Freunde weigerten sich (offenbar auf seine Anweisung hin), ihr oder Marlene Auskunft zu geben.

Marlene erzählte, dass sie ihren Stiefvater sehr gern hatte. Sie hatte viel mit ihm gespielt, er hatte ihre Freude am Reiten gefördert und sie zweimal pro Woche zum Reitstall gefahren, hatte ihr bei ihren Reitstunden zugesehen, sie hatten sich gut vertragen. Sie mochte seinen Humor und er war stolz auf jeden ihrer Entwicklungsschritte. Umso schlimmer war es, dass er ohne ein Wort gegangen war.

Sie beschrieb, dass sie in einem fort weinen musste. Ihre Schulleistungen hatten sich verschlechtert, weil sie ständig darüber nachdenken musste, warum er fortgegangen war; zum Reiten fehlte ihr die Energie und Motivation. Sie hatte sich von ihren Freundinnen zurückgezogen und verbrachte ihre freie Zeit in ihrem Zimmer, wo sie durch alte Fotoalben blätterte.

Marlenes Mutter beschrieb, dass sie am Anfang Verständnis für Marlenes Verzweiflung gehabt hatte; mittlerweile sei ihr dieses abhanden gekommen – der »Scheißkerl« sei Marlenes Tränen nicht wert. Ihr vehementes Urteilen über den Stiefvater führte zu wiederholtem Streit zwischen ihr und ihrer Tochter, weil diese ihn dann in Schutz nahm. So durchlebte die Mutter ein Gefühl der zunehmenden Ohnmacht, weil sie wahrnahm, wie Marlene litt, ohne dass sie darauf Einfluss nehmen konnte. Diese Erfahrung war letztlich auch der Grund dafür gewesen, dass sie ein Erstgespräch vereinbart hatte.

Marlene fragte mich nach meiner Meinung über die Gründe, die ihn bewogen haben könnten, »einfach so zu verschwinden«. Ich sagte ihr, dass ich es nicht wüsste. Manchmal würden Männer, die im Alter ihres Stiefvaters wären, das Gefühl haben, sie würden etwas, das ihnen wichtig war, verpassen – vielleicht stimmte die Annahme ihrer Mutter, dass ihm das Spielen wichtiger war, vielleicht gab es einen anderen Grund. Ich wünschte ihr, dass er wieder auftauchen oder zumindest mit ihr Kontakt aufnehmen und ihr erklären würde, warum er gegangen war.

Am Ende des Erstgesprächs schlug ich Marlene und ihrer Mutter eine Serie von fünf Gesprächen vor, innerhalb welcher wir darüber nachdenken und reden würden, was Marlene helfen konnte, mit ihrem schlimmen Verlust zurechtzukommen. Aber zuvor wollte ich gerne mit der Mutter ein Gespräch allein führen, in dem ihre Handhabung von Marlenes Not Thema sein sollte. Beide waren mit diesem Vorgehen einverstanden. Zum Abschluss bat ich Marlene und ihre Mutter, bis zum nächsten Mal zu beobachten, ob es Momente gab, in denen es Marlene ein bisschen besser ging – Momente, in denen es leichter war, wo sie an anderes dachte oder sich besser fühlte.

Das Erstgespräch mit Marlene und ihrer Mutter beschäftigte mich, wohl auch weil die Not des Mädchens und jene ihrer Mutter während ihres Erzählens so spürbar gewesen waren. Es verdeutlichte mir, dass Familientherapie mit Kindern und Jugendlichen (fast immer) mehrere Anliegen zum Gegenstand hat, die sich miteinander verschränken – jenes eines kindlichen/jugendlichen Leidenszustands, jenes elterlicher Verunsicherung oder Hilflosigkeit und jenes interaktioneller Problemstellungen. Familientherapie ist der Versuch, sowohl Problemlagen eines Kindes oder Jugendlichen als auch die damit verbundene Hilflosigkeit der elterlichen Bezugspersonen und eine bestehende negative Beziehungsdynamik zwischen ihnen und/oder zwischen ihnen und relevanten sozialen anderen zu lindern oder aufzulösen.

Während des Erstgesprächs mit Marlene und ihrer Mutter überlegte ich, für wen in der Familie was ein Problem darstellte: Für Marlene bestand das Problem in der leidvollen Erfahrung, verlassen worden zu sein (und in geringerem Maß im Nichtreagieren des Stiefvaters auf ihre Kontaktversuche). Zugleich litt sie unter dem Streit mit ihrer Mutter. Dass es ihr schlecht ging, dass sie viel weinte und sich zurückzog, sah sie als Folge ihres Verlusts. Für ihre Mutter bestand das Problem in der aus ihrer Sicht unangemessen starken Reaktion Marlenes und in ihrem eigenen Erleben mütterlicher Ohnmacht.

Die Unterschiedlichkeit der Problemkonstruktionen von Familienmitgliedern ist Teil des familientherapeutischen Alltags: Für viele Kinder oder Jugendliche besteht »das Problem« im Verhalten von Eltern (etwa in Form eines erlebten elterlichen Unverständnisses, von elterlicher Strenge, von mangelnder elterlicher Zuwendung, in Form der mangelnden Präsenz des von der Familie getrennt lebenden Vaters o. a.), im Verhalten von Geschwistern und/oder wichtigen sozialen anderen und/oder ihre Problemkonstruktion bezieht sich auf für sie gegebene Belastungsereignisse (auf Verlusterfahrungen, auf schulischen Leistungsdruck u. a.). Für Eltern hingegen besteht »das Problem« vorrangig im Leidenszustand ihres Kindes. Selbst dort, wo Problemkonstruktionen von Familienmitgliedern übereinstimmen (etwa in ihrem Leiden an häufigem Streit), besteht oft Uneinigkeit darüber, was Ursache und was Folgewirkung ist bzw. welches Problem Vorrang hat.

Während des Gesprächs mit Marlene und ihrer Mutter dachte ich darüber nach, was außer einer »magischen Lösung« der Rückkehr von Marlenes Stiefvater ihre Not wenden könnte (Selbst diese Lösung hätte Marlene nur zum Teil »erlöst«, aber sie lag ohnehin nicht im Einflussbereich der beiden). Es könnte (so meine Überlegung) helfen, wenn Marlene ein neues Problem konstruieren würde – eines, das sich auf sie selbst bzw. auf ihre Art und Weise, wie sie den erlebten Verlust und die Kontaktverweigerung seitens ihres Stiefvaters bewältigte, bezog. Und es würde helfen, wenn Marlenes Mutter ein neues Problem konstruierte – eines, das sich auf ihre Art und Weise bezog, wie sie ihre Tochter bei dieser Bewältigung unterstützte. Dafür konnte ihre erlebte Ohnmacht angesichts von Marlenes Verzweiflung, ihr Nichtwissen darum, auf welche Weise sie Marlene helfen konnte, ein Schlüssel sein. Beide Problemkonstruktionen würden sich (so meine Hoffnung) als nützlich erweisen, weil sie an die Stelle von jeweils vom eigenen Selbst unbeeinflussbaren Problemen Probleme setzten, die ihrem eigenen Einfluss unterlagen. Diese Überlegung war es auch gewesen, die meinen Vorschlag bezüglich des weiteren Settings (zuerst ein elterntherapeutisches Gespräch mit der Mutter, dann weitere Familiengespräche, die darauf fokussierten, was Marlene helfen konnte, mit ihrem schlimmen Verlust zurechtzukommen) und meine Empfehlung am Ende unseres Gesprächs (die Bitte an beide, Unterschiede in Bezug auf Marlenes Bewältigungsverhalten zu beobachten) begründeten.

3 Kindliche bzw. jugendliche Leidenszustände

Das Bestehen eines kindlichen oder jugendlichen Leidenszustands bildet den häufigsten Anlass dafür, dass Familien eine Therapie beginnen, und/oder dafür, dass soziale andere einer Familie Therapie empfehlen oder nahelegen (Grosse Holtforth 2001). Als Leidenszustand lassen sich kindliche und jugendliche Fühl-Denk-Verhaltensmuster lesen, die von Eltern, von bedeutsamen sozialen anderen, zuweilen auch von älteren Kindern oder Jugendlichen selbst als Ist-Soll-Differenz wahrgenommen und bewertet werden und die mit Leidensdruck, Belastung und Einschränkungen für die vom Problem betroffenen Kinder und Jugendlichen selbst und/oder mitbetroffene andere verbunden sind.

Die Prävalenzrate biopsychosozialer Leidenszustände von Kindern und Jugendlichen liegt nach unterschiedlichen Studien zwischen 17 und 27 Prozent (Kazdin 2004, p. 545). Sie ist im Vorschulbereich höher und sinkt mit dem Schuleintritt auf etwa 15 Prozent ab (Miller u. Hahlweg 2000). Die Ko-Morbidität kindlicher Leidenszustände (etwa in Form eines gleichzeitigen Auftretens von Trennungsangst, ADHS und Enuresis) ist hoch – sie liegt zwischen 30 und 50 Prozent (Schmitt u. Weckenmann 2009, S. 83).

Je nach Alter zeigen sich kindliche/jugendliche Leidenszustände in unterschiedlicher Art und Weise: Säuglinge und Kleinstkinder zeigen Bindungs- und Entwicklungsstörungen, die sich in ihrem Beziehungs-, Ess- oder Schlafverhalten widerspiegeln. In der mittleren Kindheit dominieren Störungen des Sozialverhaltens, emotionale Störungen, Schulängste, depressive Reaktionen, psychosomatische Störungen, Zwänge und Tics sowie Lern- und Leistungsprobleme. Zu jugendlichen Leidenszuständen zählen unter anderem dissoziales Verhalten, abhängiges Verhalten, Anpassungsstörungen, suizidale und selbstverletzende Verhaltensweisen, Angststörungen, Phobien, Essstörungen, Zwangsstörungen, depressive sowie psychotische Störungen.

Bei der Mehrzahl kindlicher bzw. jugendlicher Leidenszustände besteht entwicklungsbedingt eine höhere Variation und Fluktuation von Symptomen als bei Erwachsenen. Kindliche und jugendliche Symptomaktualisierungen sind zudem stark von äußeren Bedingungen abhängig bzw. durch diese mitdeterminiert (so zeigt sich ein ausgeprägtes Konkurrieren mit einem Geschwister insbesondere nach dessen Geburt). Viele kindliche oder jugendliche Leidenszustände sind eine vorübergehend verstärkte Ausprägung alltäglicher Entwicklungsvorgänge (viele Kinder durchleben passagere Angst vor Dunkelheit, vor Gewitter, vor Gespenstern oder auch Hunden). Relativ früh zeigt sich ein *gender bias* kindlicher und jugendlicher Leidenszustände – Jungen zeigen deutlich häufiger sog. externalisierende Störungen, Mädchen häufiger sog. internalisierende Störungen wie etwa Angst, Niedergeschlagenheit und psychosomatische Symptome.

Häufige kind- bzw. jugendlichenbezogene Themenstellungen im ambulanten Therapiekontext

Die Prävalenzrate emotionaler Störungen des Kindesalters liegt bei 10 Prozent (Heinemann u. Hopf 2004). Zu emotionalen Störungen zählen eine erhöhte Trennungsangst, eine phobische Störung, soziale Ängstlichkeit sowie eine mit ausgeprägter Geschwisterrivalität verbundene emotionale Störung von Kindern.

Von erhöhter Trennungsangst betroffene Kinder leiden unter einer seitens ihrer Eltern oder anderer Bezugspersonen als unrealistisch und anhaltend eingestuften Besorgnis, ihrer Mutter/ihrem Vater könne etwas zustoßen oder sie könnten durch unglückliche Ereignisse von ihr oder ihm getrennt werden. Dies zieht unter Umständen die Weigerung nach sich, in den Kindergarten oder in die Schule zu gehen. Kinder vermeiden es, ohne Beisein ihrer Bezugsperson außerhalb von zu Hause zu schlafen. Sie haben Angst davor, allein zu Hause zu sein. Sie leiden unter Albträumen, deren Gegenstand die Trennung von ihrer Bezugsperson ist. Sie zeigen somatische Symptome in Form von Übelkeit, Bauchschmerzen, Erbrechen oder Kopfschmerzen, und sie durchleben hohe Verzweiflung oder auch Wut vor oder während einer Trennungserfahrung.

Phobische Störungen von Kindern beziehen sich häufig auf imaginäre Gestalten (Gespenster), auf Tiere (vor allem Hunde), Dunkelheit oder Gewitter. Die Konfrontation mit diesen Auslösern (oder auch ein Darandenken) ist mit Herzklopfen, Schwitzen, Zittern, Atembeschwerden sowie Beklemmungs- und Schwindelgefühlen verbunden. Angstbesetzte Objekte oder Situationen werden, wann immer es möglich ist, vermieden.

Erhöhte soziale Ängstlichkeit von Kindern realisiert sich als Schüchternheit, Befangenheit, Verlegenheit gegenüber fremden (unter Umständen auch gleichaltrigen) Personen. Betroffene Kinder sind über die Angemessenheit ihres (sozialen) Verhaltens besorgt, verhalten sich schweigsam und zurückgezogen und verfügen über wenige Beziehungen außerhalb der Familie oder vermeiden den Kontakt zu anderen.

Im Kontext erhöhter Geschwisterrivalität konkurrieren Kinder mit Geschwistern um die Zuneigung und Aufmerksamkeit von Eltern. Sie durchleben stark negative Gefühle Geschwistern gegenüber, die sich in verbaler oder auch körperlicher Aggression ausdrücken, und/oder sie weigern sich, mit einem Geschwister zu teilen. Vielfach spiegelt sich ihre Belastung in regressiven Symptomen wider – etwa im Verlust der Blasen- und Darmkontrolle, im Wunsch, wieder gefüttert zu werden, in Einschlafstörungen oder Wutausbrüchen.

Die Schulangst eines Kindes oder Jugendlichen kann in ein schulverweigerndes Verhalten münden, das vielfach in der Sorge um nicht erfüllbare Leistungsanforderungen und/oder in der Angst vor negativen sozialen Kontakten begründet ist. Schulverweigerndes Verhalten findet sich vorwiegend bei 14- bis 16-jährigen Schülern, die eine Haupt- oder Sonderschule besuchen. Die Prävalenzrate liegt bei etwa 10 Prozent (Jans u. Warnke 2004).

Ko-morbide Zusammenhänge von Angststörungen bestehen unter anderem mit mutistischem Verhalten, mit Störungen des Sozialverhaltens und Zwangssymptomen (Schmitt u. Weckenmann 2009, S. 83). Angststörungen von Jugendlichen gehen zudem oft mit einer depressiven Symptomatik einher – mit rascher oder anhaltender Gereiztheit, Wertlosigkeitsgefühlen, Hoffnungslosigkeit, Freudlosigkeit, Interessenverlust, Schlaf- und Appetitstörungen, selbstverletzendem Verhalten und Suizidgedanken – oder dieser voraus. Beide Fühl-Denk-Verhaltensmuster verstärken einander wechselseitig.

Die Prävalenz selbstverletzenden Verhaltens von Jugendlichen liegt bei etwa einem Prozent, Mädchen sind deutlich häufiger betroffen als Jungen (Ackermann 2002). Der Beginn der Symptomatik liegt zumeist zwischen dem zwölften und dem fünfzehnten Lebensjahr. Selbstverletzendes Verhalten kann Teil einer umfassenderen Symptomatik sein, aber auch für sich alleine bestehen (Sachsse 2002). Es realisiert sich im Aufschneiden, Aufkratzen oder Aufritzen der Haut insbesondere an den Armen und Beinen mittels einer Rasierklinge, eines Messers, einer Schere bzw. durch Scherben und/oder in anderen gegen den eigenen Körper gerichteten Formen der Gewaltanwendung (etwa im Abbeißen der Fingerkuppen, im Zerkauen der Innenseite von Wangen oder Lippen, im Ausdrücken von Zigaretten auf dem eigenen Körper, im Verbrennen der Hände über einer Kerze, im Einnehmen von Reinigungsmitteln u. a.).

Weibliche Jugendliche sind im Hinblick auf Suizidversuche stärker gefährdet als männliche, während Letztere härtere Suizidversuche und mehr tatsächliche Suizide realisieren. Eine besondere Gefährdung besteht für Jugendliche, die von ADHS betroffen sind, exzessiv Alkohol konsumieren, die Schule verweigern, Verlust- oder Trennungserlebnisse in ihrer Biografie aufweisen und/oder über einen Migrationshintergrund verfügen (Donath et al. 2014).

Störungen des Sozialverhaltens umschreiben als dissozial, aggressiv oder oppositionell attribuierte Verhaltensweisen. Problembetroffene Kinder durchleben häufige und schwere Wutausbrüche, weigern sich, von Eltern, Kindergärtnern oder Lehrern gegebene Anweisungen oder Regeln zu befolgen und geraten häufig in Streit mit anderen. Manche Kinder zeigen sich grausam gegenüber anderen Personen oder Tieren, zerstören Gegenstände, zündeln, stehlen und/oder lügen, schwänzen die Schule und/oder laufen von zu Hause weg. Aggressives Verhalten kann auf den familiären Kontext beschränkt sein oder generalisiert auftreten. Es beeinträchtigt die Beziehungen eines Kindes zu Gleichaltrigen wie zu Erwachsenen. Jungen sind etwa viermal häufiger betroffen als Mädchen. Eine Verbindung besteht insbesondere zu Aufmerksamkeitsdefizit- und Hyperaktivitätsstörungen bzw. bei Jugendlichen zu schlechten Schulleistungen, Schulabbruch oder zu einer abgebrochenen Berufsausbildung sowie zu Substanzmittelmissbrauch. Bei Jugendlichen sind insbesondere diejenigen betroffen, die eine gesellschaftliche Randstellung einnehmen und die aggressives Verhalten unter anderem dazu nützen, realen oder symbolischen Status unter Peers zu gewinnen (Beelmann u. Raabe 2007).

Die Prävalenzrate von Aufmerksamkeitsdefizit- und Hyperaktivitätsstörungen von Kindern und Jugendlichen liegt zwischen 3 bis 7 Prozent. Jungen sind deutlich häufiger betroffen als Mädchen. Bei mehr als der Hälfte der betroffenen Kinder oder Jugendlichen besteht die Symptomatik in der Adoleszenz fort (Willcutt 2012). Mit zunehmendem Alter von Kindern und Jugendlichen tritt die Hyperaktivität zumeist in den Hintergrund. Betroffene Kinder oder Jugendliche zeigen sich häufig unaufmerksam gegenüber Details oder machen Sorgfältigkeitsfehler bei Schularbeiten und sonstigen Arbeiten und Aktivitäten. Sie sind oft nicht in der Lage, ihre Aufmerksamkeit bei Aufgaben und beim Spielen längere Zeit aufrechtzuerhalten. Sie hören häufig scheinbar nicht, was ihnen gesagt wird, können den Erklärungen von Eltern oder Lehrern nicht folgen und so Aufgaben nicht oder nur teilweise erfüllen. Betroffenen Kindern und Jugendlichen fällt es schwer, sich zu strukturieren, sie vermeiden ungeliebte Arbeiten bzw. Hausaufgaben, verlieren häufig Gegenstände (Hefte, Bleistifte, Bücher usf.) und/oder werden leicht durch externe Stimuli abgelenkt. Bei (zusätzlicher) Hyperaktivität ist ihr Verhalten durch ihre motorische Unruhe (»Getriebenheit«) geprägt – sie verlassen etwa im Klassenzimmer unaufgefordert ihren Platz, zappeln oder laufen und klettern während des Unterrichts herum. Im Kontext Schule und in anderen sozialen Situationen fällt es ihnen schwer zu warten, bis sie an der Reihe sind; sie unterbrechen und stören andere oder mischen sich in deren Gespräch oder Spiel ein.

Sog. Anpassungsstörungen sind in ihrem zeitlichen Auftreten an eine gegebene Belastungserfahrung gebunden. Sie betreffen Mädchen bzw. weibliche Jugendliche häufiger als Jungen bzw. männliche Jugendliche. Betroffene Kinder oder Jugendliche zeigen eine hohe emotionale Belastung, durchleben Angst und Trauer, zeigen ein verändertes Sozialverhalten, durchleben ein Gefühl der Leere, kreisen in ihren Gedanken vorrangig um die Belastungserfahrung.

Eine vorwiegend mädchenspezifische Thematik von Familientherapie bilden Essstörungen. Im Kontext einer *Anorexie* führen Jugendliche durch Hungern und durch genaues Überwachen ihrer Ernährung absichtlich einen Gewichtsverlust herbei, wobei sie zumeist gleichzeitig ihren Kalorienverbrauch durch intensive körperliche Aktivität erhöhen. Auch bei bereits starkem Untergewicht nehmen sich betroffene Jugendliche als übergewichtig wahr. Bei einer schwerwiegenden Ausprägung führt Anorexie zu Unterernährung und zu Störungen oder einem Ausbleiben des Menstruationszyklus sowie langfristig zu Muskelschwund, Osteoporose, Unfruchtbarkeit und erhöhter Mortalität (Russinger 1995).

Im Kontext einer *Bulimia nervosa* sind betroffene Jugendliche meist normalgewichtig, leiden aber unter einer starken Befürchtung von Gewichtszunahme. Dieser Gefahr wirken sie durch (an Essen bzw. Essattacken anknüpfendes) Erbrechen, zuweilen durch exzessiven

Sport, durch das Einnehmen von Abführmitteln oder durch Einläufe entgegen. Der so generierte Mangelzustand wie auch als Stress erlebte Zustände werden durch Essattacken kompensiert, bei welchen Betroffene große Mengen Nahrung auf einmal zu sich nehmen. Das Wechselspiel von Überessen und Erbrechen wird zumeist kurzfristig als entspannend erlebt. Bulimisches Verhalten bewirkt langfristig Störungen im Elektrolyt-Stoffwechsel und führt häufig zu Entzündungen der Speiseröhre, zu Zahnschäden und zu Mangelerscheinungen (Gröne 2003).

Im Kontext einer *Binge-Eating-Störung* sind Essattacken eng mit erlebten Heißhungergefühlen verwoben, ohne dass es zu anschließendem Erbrechen kommt. Das Essen erfolgt sehr hastig bzw. schnell, zumeist aus Scham in der Abwesenheit anderer. Die Essanfälle werden als belastend erlebt und sind nachträglich mit Gefühlen des Ekels und der Verzweiflung verbunden.

Ein häufiges Thema von Familientherapie mit männlichen Jugendlichen ist substanzgebundenes (Alkohol, Cannabis und andere psychotrope Substanzen) oder substanzungebundenes abhängiges Verhalten. Die häufigste Form substanzungebundenen abhängigen Verhaltens ist jene des exzessiven Computer- und Videospielens, häufig in Form von Online-Spielen, an welchen viele Spieler zur selben Zeit beteiligt sind. Zeichen von Abhängigkeit sind unter anderem die intensive Fokussierung auf das Spielen, das exzessive Spielverhalten, das Auftreten von Entzugssymptomen bzw. von *craving*, der Verlust des Interesses an anderen Tätigkeiten sowie der Versuch, das Spielen zu verheimlichen (Wölfling, Thalemann u. Grüsser-Sinopoli 2008).

Die Prävalenz von Traumafolgestörungen von Kindern und Jugendlichen liegt nach unterschiedlichen Studien zwischen 2 und 13 Prozent (Simons u. Herpertz-Dahlmann 2008). Zu unmittelbaren Reaktionen zählen Übererregung, nächtliches Aufwachen, Schlafstörungen, Hyperaktivität, Aggression, abrupter Stimmungswechsel, Intrusionserfahrungen bzw. Flashbacks, Angst und Albträume. Längerfristige Symptome sind vielfältig, was mit der Variationsbreite traumatischer Situationen einerseits, mit der Variationsbreite individueller Verarbeitung traumatischer Erfahrung durch Kinder und Jugendliche andererseits in Verbindung steht (Fischer u. Riedesser 1999, S. 41). Alle oben beschriebenen Problemstellungen können auch in Zusammenhang mit einer traumatischen Erfahrung von Kindern oder Jugendlichen stehen.

4 Elterliche Verunsicherung und Hilflosigkeit sowie elterliche Kooperationsprobleme

Was Marlenes Mutter neben ihrer Sorge um Marlene zur Vereinbarung eines Erstgesprächs motivierte, war ihre erlebte Ohnmacht angesichts des Leids ihrer Tochter.

Elterliche Verunsicherung, elterliche Hilflosigkeit und elterliche Kooperationsprobleme bilden neben dem Bestehen eines kindlichen bzw. jugendlichen Problems den Hintergrund dafür, dass Eltern eine Familientherapie initiieren:

> »In der Tat sind es« – so Pleyer (2003, S. 468) – »nicht in erster Linie die sog. kindlichen Verhaltensauffälligkeiten, die einen Therapiebedarf begründen, auch nicht etwa das Vorliegen einer kinderpsychiatrischen Diagnose. Die Motive für eine Behandlungsanfrage liegen nach unserer Beobachtung vielmehr im Befindlichkeitserleben der Erziehungsverantwortlichen und in der Einstellung gegenüber einer Therapie. Die Erwartung, dass Therapie überhaupt ein geeignetes Mittel zur Lösung ihrer Probleme sein kann, insbesondere dass sie potenter ist als die vertrauten Erziehungsmethoden, das ist die eine Bedingung. Die andere liegt in der Überzeugung, dass die eigenen Energien nicht mehr ausreichen. Kinder werden uns in aller Regel dann vorgestellt, wenn sich Eltern mit ihren eigenen Änderungsversuchen als endgültig gescheitert erleben. Sie kommen in der Regel erst dann, wenn sie psychisch oder körperlich nachhaltig erschöpft erscheinen bzw. wenn sie einem inneren oder äußeren Druck nicht mehr standhalten. Sie präsentieren sich in einem hochambivalenten Zustand. Einerseits ist da das vage Gefühl, versagt zu haben. Gleichzeitig haben sie die unbestimmte Gewissheit, alles getan bzw. irgendwie alles richtig gemacht zu haben.«

Elterliche Verunsicherung umschreibt das elterliche Erleben eingeschränkter Wirksamkeit hinsichtlich des Leidenszustands eines Kindes oder Jugendlichen. Elterliche Verunsicherung zeigt sich in der Unsicherheit hinsichtlich ihrer Reaktion auf kindliche und jugendliche Problemstellungen und häufig in einem Pendeln zwischen Verständnis und Strenge bzw. in einer Inkohärenz elterlicher Lösungsversuche. Parentale Hilflosigkeit hingegen bezeichnet ein Erleben fehlender oder mangelnder elterlicher Kompetenz, die sich auf (nahezu) alle Lebensbereiche eines Kindes bzw. Jugendlichen bezieht. Sie spiegelt einen Verlust elterlicher Selbstwirksamkeit wider, sie ist – so Pleyer (ebd., S. 469) – »mehr (...) als eine vorübergehende Ratlosigkeit in schwierigen Erziehungssituationen.« Sie ist Folge eines nachhaltig erlebten Scheiterns. Sie ist verbunden mit affektiver Distanzierung zu einem von einem Problem betroffenen Kind, mit einem Durchleben von Ohnmacht und Schuldgefühlen sowie einem »parentalen Selbstwertverlust«.

Parentale Hilflosigkeit bedingt, dass Eltern Signale eines Kindes oder Jugendlichen fehlinterpretieren, von ihm geäußerte Bedürfnisse nicht wahrnehmen oder als gegen sie gerichtet lesen (so werden etwa Verhaltensweisen des Kindes, die sich als Wunsch nach elterlicher Nähe lesen lassen, von Eltern als »kindliche Unterdrückungsversuche« interpretiert. Signalisiert ein Kind den Wunsch, »in Ruhe gelassen zu werden«, wird dies als Zurückweisung gewertet). Im Kontext von Konfliktsituationen nehmen Eltern ihrem Kind gegenüber eine unterlegene Position ein, sobald sie mit Widerstand konfrontiert sind. Sie vermeiden es, Forderungen zu stellen, oder ziehen diese rasch zurück, sobald sie mit kindlichem oder jugendlichem Widerstand konfrontiert sind. Sie weichen aus, wo sie gefordert wären, Position zu beziehen, und sie vermeiden es, Entscheidungen zu treffen. Sie flüchten vor Auseinandersetzungen, unterwerfen sich den Ansprüchen ihres Kindes, reagieren passiv oder begeben sich selbst in eine kindhafte Position und signalisieren eigene Ratlosigkeit und Überforderung (ebd., S. 468). Sie tendieren zu einer Abgabe von Betreuungs- oder Entscheidungsverantwortung an Außenstehende (etwa an medizinische, psychologische, therapeutische Experten), unter anderem weil sie der Überzeugung sind, dass diese besser an ihr Kind »herankommen«, es besser zu lenken vermögen oder sich besser mit ihrem Kind verstehen als sie selbst.

Quellen parentaler Hilflosigkeit

Elterliche Hilflosigkeit speist sich aus mehreren Quellen. Eine sog. primäre parentale Hilflosigkeit liegt – so Pleyer (ebd., S. 474) – dann vor, wenn Eltern durch belastende bzw. traumatische Erfahrungen in der eigenen Kindheit mit bestimmten Verhaltensaspekten ihres Kindes nicht zurechtkommen und in ihren Bewältigungsmöglichkeiten überfordert sind.

Eine sekundäre parentale Hilflosigkeit hingegen wird aus Erfahrungen elterlicher Überforderung genährt, die es Eltern erschweren, ein Kind oder einen Jugendlichen in seinem So-Sein anzunehmen. Sie entsteht gehäuft im Kontext von Pflege- und Adoptivelternschaft, im Kontext einer autistischen Störung oder einer körperlichen, geistigen oder sensorischen Beeinträchtigung eines Kindes bzw. Jugendlichen, im Kontext einer kindlichen/jugendlichen Entwicklungsverzögerung und im Rahmen ungewollter Schwangerschaft. Und sie entsteht vor dem Hintergrund eines schwierigen, belastenden Verhaltens von Kindern und Jugendlichen – elterliches Kompetenzerleben ist ebenso wie elterliches Beziehungs- und Erziehungsverhalten reziprok in die Eltern-Kind-Beziehung eingebettet.

Elterliche Hilflosigkeit oder Verunsicherung sind nicht nur Reaktionen auf eigene biografische Erfahrungen von Eltern, auf überfordernde Lebensumstände sowie auf gegebene kindliche bzw. jugendliche Problemlagen, sie verweisen zugleich auf soziokulturelle und sozioökonomische Kontexte, welchen Eltern in der Gegenwart ausgesetzt sind und die sie individuell bewältigen müssen (Keupp 2009, S. 9). Über Jahrhunderte hinweg war das Aufwachsen von Kindern durch eine Prämisse der (nahezu) uneingeschränkten elterlichen Dominanz geprägt, im Rahmen derer Eltern kindliches und jugendliches Verhalten vorrangig oder ausschließlich durch Strenge, häufige oder harte Strafen oder deren Androhung und Ankündigung regulierten (Ariès 2007; Stierlin 1977). Parentale Dominanz implizierte, dass Gefühle, Bedürfnisse und Wünsche von Kindern und Jugendlichen (weitgehend) ignoriert wurden und dass sie bei ihren Streben nach Autonomie schnell an Grenzen stießen (Satir 1973, S. 13). Die Anerkennung, die ein Kind bzw. ein Jugendlicher von seinen Eltern erfuhr, war weitgehend davon abhängig, wie verlässlich elterliche Erwartungen erfüllt wurden (Brandl-Nebehay 1998, S. 27). Im Kontext der kritischen Reflexion elterlichen Erziehungshandelns und der Beziehungsgestaltung wurde elterliche Dominanz als Form »schwarzer Pädagogik« (Miller 1983) insbesondere seit den 1970er-Jahren zunehmend infrage gestellt und problematisiert.

Im Kontext der gegenwärtigen Pluralität von Erziehungsvorstellungen fällt es Eltern zunehmend schwer, in ihren Identitätsentwürfen »auf kulturell abgesicherte biografische Schnittmuster zurückzugreifen« (Keupp 2009, S. 9). Die Erfahrung einer parentalen Entbettung *(disembedding)* (Giddens 1995) verlangt Eltern heute ein Suchen nach ihrer je individuellen Form von Elternschaft ab:

> »Nur noch in Restbeständen existieren Lebenswelten mit geschlossener weltanschaulich-religiöser Sinngebung, klaren Autoritätsverhältnissen und Pflichtkatalogen« (Keupp 2009, S. 12).

Eltern haben so ihre ehemals gegebenen »festen Behausungen« (ebd., S. 12) verloren. Postmodernes (Familien-)Leben – so auch Habermas (1998, S. 126) – entlässt Eltern »… in die Ambivalenz wachsender Optionsspielräume«. Es eröffnet Eltern einerseits mehr Freiheit in ihrem Handeln, andererseits birgt es ein größeres Risiko der Verunsicherung und Hilflosigkeit.

Elterliche Kooperationsprobleme

Kindliche und jugendliche Leidenszustände sind häufig mit Kooperationsproblemen von zusammen wie getrennt lebenden Eltern verwoben. Elterliche Spannung rund um Erziehungswerte, -stile und -praktiken, rund um elterliche Gerechtigkeitsbalance (Stierlin 1997) wie auch rund um mit kindlichen oder jugendlichen Schwierigkeiten verbundene Problemlösungsansätze stellt für ein Kind bzw. einen Jugendlichen in vielen Fällen eine Quelle der Alltagsbelastung dar, wie umgekehrt kindliche und jugendliche Problemstellungen eine Quelle von elterlichem Stress bilden. Dies gilt insbesondere für die Alltagsbelastung von Müttern (Grossmann 2016).

Elterlicher Stress bzw. ein damit verbundenes Erleben von Verunsicherung oder Hilflosigkeit ist vielfach mit der Hoffnung auf stärkere Präsenz und auf ein stärkeres Engagement des jeweils anderen Elternteils verknüpft. Zudem richten sich Stressbewältigungsstrategien des Klagens und Anklagens von Eltern häufig auch deshalb gegen den jeweils anderen Elternteil, weil sie ein ohnehin schon als belastet erlebtes Kind nicht noch stärker belasten wollen. Anhaltende parentale Kooperationsprobleme beeinträchtigen bei zusammenlebenden Paaren im Lauf der Zeit zumeist auch deren partnerschaftliche Beziehung und münden vielfach in Kreisläufe negativer Reziprozität.

5 Interaktionelle Problemstellungen

Zum zweiten Therapiegespräch kam Marlenes Mutter allein. Thema unseres Dialogs war ihr Reagieren auf Marlenes Verzweiflung, das sie im Erstgespräch als ursprünglich verständnisvoll und als mit der Zeit zunehmend »ungeduldig« beschrieben hatte. Ihr Ungeduldigsein führte zu wiederholtem Streit zwischen ihr und ihrer Tochter, wenn diese den Stiefvater in Schutz nahm.

In diesem Gespräch erzählte sie, auf welche Weise und warum sich ihre Haltung Marlenes Trauern gegenüber gewandelt hatte. Dann bat ich sie, die relative Gewichtung ihrer *verständnisvollen* und ihrer *ungeduldigen Seite* Marlenes Trauer und Verzweiflung gegenüber mittels zweier Stühle darzustellen, die sie rund um einen Stuhl positionierte, der ihr Selbst repräsentierte. Wir erkundeten, welche Auswirkungen es auf sie selbst, auf Marlene und auf ihre gemeinsame Beziehung barg, wenn die eine oder die andere Seite mehr in den Vordergrund rückte. Nach und nach wurde deutlich, dass eine »Rückkehr« zu einer verständnisvollen Haltung Marlene in der Bewältigung ihres Verlusts mehr unterstützen und ihre gemeinsame Beziehung entspannen würde. Abschließend überlegten wir, welche ihrer Fähigkeiten sie bei dieser »Rückkehr« am meisten unterstützen konnten. Eine dieser Fähigkeiten war ihr »weites Herz«. Mit der Anregung, für dieses weite Herz ein passendes Symbol zu suchen und dieses an einer für sie passenden Stelle in der Wohnung zu platzieren, endete das Gespräch.

Neben kindlichen bzw. jugendlichen Leidenszuständen und der elterlichen Erfahrung von Hilflosigkeit oder Verunsicherung bilden (damit verbundene) interaktionelle Problemstellungen zwischen Familienmitgliedern oder auch zwischen Familienmitgliedern und wichtigen sozialen anderen eine häufige Themenstellung von Familientherapie.

Konflikte zwischen Familienmitgliedern sind Teil jedweden familiären Lebens. Familien sind jenseits ihrer biologischen und sozioökonomischen Funktion Kontexte, im Rahmen derer Familienmitglieder ihren jeweiligen Bedarf nach Bindung, Selbstwirksamkeit und Kohärenz – nach Liebe, Macht und Sinn (Merl 1998) – im guten Fall einigermaßen verlässlich abdecken können. Fügen sich die Bedürfnisse der einzelnen Familienmitglieder nicht ineinander oder stehen sie einander im Weg, so sind Frustration und Enttäuschung und damit verbundene Spannungen unvermeidlich.

Zum familiären Leben gehört, dass Familienmitglieder spezifische Rollen und Funktionen realisieren, die mit unterschiedlichen Aufgaben, Rechten, Pflichten, Verantwortungen und Freiheiten bzw. Autonomieräumen verbundenen sind. Wie Familienmitglieder ihre Rollen gestalten, wird u. a. durch Werte und soziokulturelle Normen, durch Gender, durch Medien und gesellschaftliche Diskurse geprägt. Rollen sind weitgehend dichotom und reziprok konstruiert (Mutterrolle – Vaterrolle; Mutterrolle – Tochterrolle; Rolle des älteren Kindes – Rolle des jüngeren Kindes usf.). Rollen ändern sich mit dem Älterwerden von Kindern, mit den sich ändernden Bedürfnissen von Familienmitgliedern und mit den Phasen, die Familien im Kontext ihres Lebenszyklus durchlaufen. Mit Minuchin (1983) lässt sich Familie als System verstehen, das aus mehreren, einander partiell überschneidenden Einheiten oder Subsystemen besteht. Als Subsysteme lassen sich einzelne Familienmitglieder, aber auch dyadische (etwa ein Eltern-Subsystem), triadische (etwa das Subsystem der drei weiblichen Mitglieder einer Familie) und sonstige Konstellationen lesen. Subsysteme erfüllen für ihre Mitglieder verschiedene Funktionen, sie interagieren miteinander und beeinflussen einander. Grenzen zwischen diesen Subsystemen sind je nach familiärem Werte- und Regelsystem unterschiedlich durchlässig. Gleiches gilt für die Grenze des Systems »Familie« seiner Umwelt gegenüber, die einerseits die relative Autonomie und Intimität einer Familie gewährleistet bzw. ihre Identität als Familie und die Identität ihrer Mitglieder markiert und andererseits den für familiäres Leben notwendigen Austausch mit ihrer Umwelt ermöglichen soll. Nach Minuchin (ebd., S. 74) ist vor allem die »Klarheit« intra- wie extrafamiliärer Grenzen essenziell für ein »angemessenes« Funktionieren von Familien. Abweichungen von dieser »Klarheit« können in zwei Richtungen zeigen – Grenzen können unangemessen »diffus« (ein Charakteristikum sog. »verstrickter Familien«) oder »starr« sein (ein Charakteristikum sog. »losgelöster Familien«). Die wichtigste intrafamiliäre Grenzziehung ist jene zwischen elterlichem und kindlichem Subsystem, unter anderem weil sie auf das Bestehen einer »funktionalen familiären Hierarchie« verweist (ebd., S. 71). Aber wo es Grenzen gibt, werden diese auch überschritten – Kinder überschreiten die Grenze eines elterlichen Subsystems, Eltern jene eines kindlichen Subsystems; Außenstehende überschreiten die Grenze von Familiensystemen u. a. Konflikte sind unter anderem Ausdruck des Bemühens, Grenzverletzungen zu korrigieren und Rollen und Funktionen wechselseitig neu zu definieren.

Eltern-Kind-Interaktionen sind ihrem Wesen nach hierarchische Interaktionen. Funktionale Eltern-Kind-Interaktionen sind dadurch bestimmt, dass Eltern die Verantwortung für ihre Kinder tragen, dass Eltern ihre Kinder altersentsprechend beschützen, für sie sorgen und ihr Verhalten regulieren.

> »Die Eltern-Kind-Beziehung« – so Thoma (2007, S. 25) – »ist von Anfang an definiert durch Ungleichheit der Macht- und Wissensverhältnisse, der Aufgaben und Funktionen. Eltern haben dabei für [...] Schutz und Aufsicht, für Pflege und Versorgung sowie für die [...] Förderung des Kindes zu sorgen. Diese Aufgaben und somit die Qualität der innerfamiliären Beziehungsgestaltung unterliegen ebenso wie die Bedarfslage aller Beteiligten einer Veränderung in der Zeit. Gilt als Ziel der elterlichen Erziehung das Erreichen von Selbstständigkeit und Eigenverantwortlichkeit auf Seiten des Kindes, so stehen Eltern damit vor der Aufgabe, ihre (Fremd-)Verantwortlichkeit in einem Prozess des steten Abschätzens und Ausprobierens in die Eigenverantwortlichkeit des Kindes zu übertragen.«

Kindliches Leben beginnt so mit einer gleichsam vollständigen Verantwortung von Eltern und endet mit dem Erreichen der Volljährigkeit idealtypisch mit einer vollständigen Eigenverantwortung von Kindern (de Waal u. Thoma 2003, S. 34).

Konflikthafte Interaktionen sind in vielen Fällen sowohl ein auslösender Kontext wie eine Folge kindlicher oder jugendlicher Leidenszustände – elterliche Regeln, Anweisungen, Ermahnungen und Sanktionen dienen dazu, Kinder bzw. Jugendliche zu erwünschten Verhaltensweisen zu motivieren und unerwünschtes Verhalten zu hemmen. In vielen Fällen bilden die sich rund um einen kindlichen und jugendlichen Leidenszustand anlagernden Kommunikationen eine weitere Problemstellung, die in ihrer Bedeutung das, was ihren Anlass bildete, in den Schatten stellt, oder diese Kommunikationen fungieren im Kontext der Selbstorganisation kindlicher bzw. jugendlicher Leidenszustände als (Mit-)Auslöser gegebener kindlicher und jugendlicher Leidenszustände.

Die im Kontext von Familiengesprächen am häufigsten genannte interaktionelle Problematik ist jene von symmetrisch eskalierenden

Konflikten zwischen einem Kind oder Jugendlichen und seinen Eltern bzw. einem Elternteil. Gemeinsames Leben gestaltet sich unter Umständen nahezu durchgängig in Form negativer Reziprozität – in Form von wechselseitig aneinander gerichteten Anschuldigungen, Vorwürfen, Rechtfertigungen, Anklagen, die zuweilen mit Drohungen, mit Entwertung und Demütigung, mit (wechselseitiger) Bestrafung oder auch mit dem Ausüben (einseitiger oder wechselseitiger) physischer Gewalt einhergehen. Häufig münden Phasen der Eskalation in Phasen wechselseitiger Distanzierung – Eltern und Kinder ziehen sich voneinander zurück, verfallen in »eisiges Schweigen«, verweigern gemeinsame Kommunikation oder praktizieren gezielte Formen der »Exkommunikation« (etwa um dem jeweils anderen das Unrechte seines Tuns vor Augen zu führen oder ihn dafür zu bestrafen).

Familiäres Leben kann auch durch andere interaktionelle Problemstellungen beeinträchtigt sein – durch eine überstarke Bindung zwischen einem Kind bzw. Jugendlichen und einem Elternteil; durch die Einbeziehung eines Kindes oder Jugendlichen in einen elterlichen Konflikt u. a.

Bei manchen Familien aktualisiert sich der mit dem Bestehen eines kindlichen resp. jugendlichen Leidenszustands verbundene Stress nicht vorrangig in einer intrafamiliären Konfliktdynamik, sondern in einer konflikthaften Beziehung der Familie, z. B. von Eltern mit Teilen der sie umgebenden Lebenswelt (mit der Schule/einzelnen Lehrern, mit dem Jugendamt u. a.). Der hier realisierte Konflikt kann die intrafamiliäre Spannung reduzieren, zugleich können Familien auch von sowohl internaler wie auch externaler Konfliktdynamik betroffen sein.

6 Zur Genese und Aufrechterhaltung kindlicher bzw. jugendlicher Leidenszustände

Im zweiten Familiengespräch wirkte Marlene gelöster. Nach wie vor hatte ihr Stiefvater keinen Kontakt zu ihr oder auch ihrer Mutter aufgenommen, aber in den letzten Tagen hatte sie aufgehört, ihn anzurufen oder ihm eine SMS zu schicken. Das hatte die positive Auswirkung, dass sie ihre Zeit nicht mehr in ständigem Hoffen auf einen Rückruf oder eine Nachricht von ihm verbrachte. Wir unterhielten uns über die Anregung, die ich ihr und ihrer Mutter am Ende des Erstgesprächs mitgegeben hatte (sie sollte gezielt Augenblicke beobachten, in welchen es ihr besser ging). Tatsächlich hatte es solche Momente gegeben, etwa wenn sie mit einer Freundin telefoniert hatte, was sie im Lauf der letzten beiden Wochen mehrmals getan hatte. Wir verweilten lange bei diesen »Augenblicken«: Wie hatten diese sich gezeigt? Wer außer ihr selbst und ihrer Mutter hatte diese wahrgenommen? Wodurch waren sie entstanden? Welche Auswirkungen hatten sie? Und mit welchen Fähigkeiten von Marlene standen sie in Verbindung?

Dann wendete sich unser Gespräch der Thematik ihres intensiven Weinens zu. Erinnern und Weinen waren wichtig, damit sie ihren schlimmen Verlust bewältigen konnte, aber es erschien Marlene und ihrer Mutter wichtig, dass sie diesem Weinen nicht ausgeliefert war, sondern selbst entscheiden konnte, wann und für wie lange sie sich ihrem schmerzvollen Verlust zuwendete. Wir besprachen, dass es ihr möglicherweise helfen würde, wenn sie die Zeit des Erinnerns und Weinens begrenzen würde – wenn sie ihre Erinnerungen an den Stiefvater in einer Art innerer Schatztruhe bewahren würde, die nicht die ganze Zeit offen stünde, sondern die sich nur zu jenen Zeitpunkten, die Marlene selbst festlegte, öffnen würde.

Ich schlug ihr eine Imaginationsübung vor, in der sie sich ihre Schatztruhe ausmalte – eine alte Holztruhe (ähnlich der, die sich in ihrem Reitstall befand) mit eisernen Beschlägen und einem Vorhängeschloss, zu dem nur sie selbst den Schlüssel besaß (der wiederum auf einem alten Lederband aufgefädelt war, das sie um den Hals tragen konnte). Dann bat ich sie, sich vorzustellen, sie könnte ihre Erinnerungen an den Stiefvater aus dieser Truhe nehmen, sie nacheinander betrachten – die schönen Tage mit ihm, aber auch die Traurigkeit über sein plötzliches Verschwinden – und sie dann anschließend wieder in die Truhe legen und diese verschließen. Was ermöglichte ihr das vorübergehende Verschließen ihrer Truhe? Wann fand sich in ihrem Tagesablauf eine gute Zeit dafür, diese zu öffnen und ihren Inhalt zu betrachten? (Die Zeit vor dem Abendessen, wenn es draußen schon dämmrig war.) Wie viel Zeit wollte sie diesem Betrachten einräumen? (Eine Stunde.) Sollte ihre Mutter sie daran erinnern, wenn sie es vergaß? (Marlene verneinte.) Mit der Vereinbarung, das besprochene Ritual bis zu unserem nächsten gemeinsamen Gespräch auszuprobieren, verabschiedeten wir uns voneinander.

Im vorhergehenden elterntherapeutischen Gespräch hatte mich Marlenes Mutter nach einer Erklärung für Marlenes »übermäßiges Trauern« gefragt. Die Frage nach der Ursache, die dem Leidenszustand ihres Kindes zugrunde liegen könnte, bewegt nahezu alle Eltern. Zuweilen fragen sie danach zu Beginn eines Erstgesprächs, zuweilen ist ihre Frage in die Klärung von Problemzusammenhängen eingebettet, zuweilen stellen sie diese (wie in Marlenes Fall) in elterntherapeutischen Gesprächen, in welchen ihr Kind nicht anwesend ist. An der elterlichen Frage nach der »Ursache« weben mehrere Motive mit – es geht um ein Auflösen von Unsicherheit, um ein (besseres) Verstehen von Bedingungen und Dynamiken, die der Problematik ihres Kindes zugrunde liegen; um ein Verifizieren der eigenen Erklärungen; um die Hoffnung, dass ein Verstehen der Ursache(n) Möglichkeiten elterlicher Einflussnahme und Wirksamkeit eröffnet, die zum Zeitpunkt eines Therapiebeginns oft als nicht gegeben erlebt werden; um die Frage elterlicher Schuld (um die Befürchtung, dass diese durch den Therapeuten bestätigt wird, oder um die Hoffnung, von ihr »freigesprochen« zu werden); um die Verortung von Schuld bei etwas oder jemand anderem (der Schule, dem getrennt lebenden Elternteil, beim Kind/Jugendlichen selbst).

Die Unsicherheit, der Eltern von problembetroffenen Kindern ausgesetzt sind, betrifft in verkleinertem Maßstab auch Therapeuten. Ihre Unsicherheit ist kleiner, weil ihre persönliche Distanz zu einem vom Problem betroffenen Kind bzw. Jugendlichen und zu dessen Leidenszustand größer ist; weil die Frage einer persönlichen Mitschuld an einem Leidenszustand sie nicht betrifft und weil sie im Gegensatz zu Eltern über einen wichtigen Verbündeten verfügen – über eine klinische Theorie, die es ihnen erlaubt, erzählte Problemerfahrung in eine kohärente Geschichte zu fassen. Aber zugleich hebt dieser Verbündete die auch für Therapeuten gegebene Unsicherheit nie zur Gänze auf.

Klinische Theorien

Mit Ludewig et al. (2000, S. 120) lässt sich Familientherapie als »wissenschaftlich fundierte Praxeologie« lesen, die sich zwar wissenschaftlich fundierten Wissens bzw. klinischer Theorien bedient, aber mit Wissenschaft nicht gleichzusetzen ist.

Eine klinische Theorie ist eine verdichtete und abstrahierte Beschreibung jener Elemente und Zusammenhänge, die einen Leidenszustand konstituieren (Grossmann 2005, S. 37). Es gibt vier Kriterien, die eine klinische Theorie zu einer therapeutisch relevanten Theorie machen – ihre Einfachheit; ihre Umsetzbarkeit in praktisches Handeln; ihre Anschlussfähigkeit für Familienmitglieder und ihre im guten Fall entlastende Funktion für vom Problem betroffene Kinder und Jugendliche sowie mitbetroffene Eltern.

Eine hilfreiche klinische Theorie kann erklären, wie eine Störung entsteht und wie sie aufrechterhalten wird (Sachse 1995, S. 84) und ist dabei »einfach und verständlich« (Haley 1981, S. 18), indem sie ohnehin gegebene Komplexität nicht noch erhöht. Eine hilfreiche Theorie ist handlungsanleitend (Sydow 2008, S. 272) – sie gibt Anhaltspunkte dafür, »was man tun kann« (Haley 1981, S. 18) bzw. »durch welche therapeutischen Maßnahmen eine Störung gemildert oder beseitigt werden kann« (Sachse 1995, S. 84). Eine hilfreiche Theorie ist für Eltern wie Kinder und Jugendliche anschlussfähig – sie ist eine, die im guten Fall als gemeinsamer Verständnisrahmen für eine Therapie fungieren kann. Und eine hilfreiche Theorie ist eine, die Kinder bzw. Jugendliche und ihre Eltern entlastet und bei ihnen »Hoffnung und Erwartungen auf Genesung und Normalität« weckt (Haley 1981, S. 18). Diese Entlastung ist überall dort sinnvoll, wo kein schuldhaftes Verhalten von Eltern in Form von Verwahrlosung oder physischer, psychischer und/oder sexueller Gewalt besteht.

Therapeuten bewegen sich nie in einem theorie- wie erfahrungsfreien Raum: Welche Variablen und welche Zusammenhänge sie im Kontext ihres Fallverstehens fokussieren, welche sie als bedeutsam gewichten, welche sie marginalisieren oder unbeachtet lassen, ist immer durch ihren Standort als Erzähler mitbedingt. So betrachtet sind klinische Theorien immer auch Ausdruck eines therapeutischen *story-making* und Widerspiegelung theoretischer und epistemologischer (Vor-)Annahmen.

Eine kurze Geschichte familientherapeutischer Modellbildung

Familientherapeutische Modellbildung rund um die Genese und Aufrechterhaltung kindlicher und jugendlicher Leidenszustände war in ihrer Anfangszeit von einer Prämisse der »starken Kausalität« geprägt: Sie wurden (vorrangig) als Folge elterlicher Problemstellungen gedacht – eine Verknüpfung, die später als *systemdeterminierte Problembetrachtung* attribuiert wurde (Goolishian u. Anderson 1988, S. 200). Dieser Prämisse folgte etwa Satirs »entwicklungsorientiertes Verständnis« (1973), die kindliche und jugendliche Leidenszustände einerseits als Folge dysfunktionaler Familien-Regeln und -Muster interpretierte, andererseits als Versuch eines Kindes oder eines Jugendlichen, mithilfe eines symptomatischen Verhaltens eine »gestörte« familiäre Homöostase bzw. eine elterliche Konfliktdynamik aufzulösen. Satir las sie als Bemühen eines Kindes bzw. eines Jugendlichen, die »[...] Probleme und Schmerzen seiner Eltern zu lindern und aufzufangen« (ebd., S. 13).

In ähnlicher Weise betrachtete Minuchin kindliche/jugendliche Leidenszustände als Folge dysfunktionaler familiärer Strukturen und dysfunktionaler familiärer »Transaktionsmuster«. Wie Stierlin (1977) verknüpft er das Auftreten kindlicher und jugendlicher Problemstellungen mit einer mangelnden Bereitschaft oder Fähigkeit von Eltern, klare intrafamiliäre Grenzen zwischen sich und ihren Kindern zu etablieren (Brandl-Nebehay 1998, S. 27).

Haley (1981) interpretierte kindliche/jugendliche Problementwicklungen als Versuch, ein vom »Auseinanderfallen« bedrohtes familiäres System zu stabilisieren:

> »Eine Möglichkeit, wie ein junger Mensch eine Familie stabilisieren kann, besteht darin, ein Problem zu entwickeln, das ihn stark behindert und zum Versager macht, sodass er weiterhin die Eltern braucht.«

Welche Ausformungen auch immer kindliches oder jugendliches Verhalten nahm, seine zentrale Funktion bestand darin, die Auflösung einer Familie zu verhindern:

> »Wie seltsam, gewalttätig und extrem das Verhalten auch sein mag, seine Funktion richtet sich auf die Stabilisierung der Organisation« (ebd., S. 55).

Was war der Gewinn und was der Preis eines systemdeterminierten Verständnisses kindlicher/jugendlicher Leidenszustände? Der Gewinn bestand in der Entpathologisierung von problembetroffenen Kindern und Jugendlichen und in der Einübung kontextuellen Denkens. Der Preis war jener der Pathologisierung familiärer bzw. elterlicher Systeme.

Nach meinen Anfangsjahren als Familientherapeut durchlebte ich eine Zeit zunehmender Ratlosigkeit: Wie ich Familien und ihre Interaktionen wahrnahm und erlebte, passte nicht zu den Beschreibungen und Modellen, die ich gelernt hatte. Viele der Eltern, mit denen ich Gespräche führte, waren engagierte, besorgte, zuweilen verzweifelte Eltern, die trotz ihrer Belastung darum bemüht waren, ihren Kindern Anerkennung, Fürsorge und Halt zu vermitteln. Ihre familiären Regeln und Kommunikationen waren in vielen Fällen ähnliche wie jene in Familien, in welchen Kinder oder Jugendliche nicht von Leidenszuständen betroffen waren. In vielen Fällen schienen mir familiäre wie elterliche Konflikte eher eine Folge denn eine Ursache der mit kindlicher/jugendlicher Problematik einhergehenden Belastung zu sein. Wie viele Kollegen erlebte ich die von de Shazer (1985, p. 7) angeregte Entkoppelung störungs- und lösungstheoretischer Annahmen als Entlastung:

> »Man muss nicht notwendigerweise über ein detailliertes Wissen zu der Beschwerde verfügen. Man muss nicht darüber Bescheid wissen, wie ein Problem aufrecht erhalten wird, um eine Lösung anzuregen [...]« (Übers.: K. G.).

Therapeutisch relevant war ausschließlich eine »Theorie der Lösung« (de Shazer 1989, S. 17). Und Lösungen waren – so de Shazer in Anlehnung an Erickson – in Familiensystemen ohnehin grundsätzlich vorhanden: Sie mussten nicht von außen implementiert werden, sondern »nur« aufgefunden oder entdeckt bzw. rekonstruiert werden (Grossmann 1998). Im Kontext der lösungsfokussierten Wende der systemischen Therapie ließ sich Familientherapie nun als »gemeinsame Unternehmung« verstehen, im Kontext derer Familien und Therapeuten »Sprachspiele« produzierten, die dazu dienten, einen bislang seitens der Familie »nichterkannten Unterschied zu einem Unterschied zu machen, der einen Unterschied macht« (de Shazer 1989, S. 28).

Während lösungsfokussierte Familientherapie ihr Augenmerk auf Ausnahmen, Ziele und Lösungen richtete (Eberling u. Hargens 1996; Vogt-Hillmann u. Burr 1996; Berg 1998; Berg u. Reuss 1999; de Jong u. Berg 2008; Steiner u. Berg 2016), legten White und Epston (1998) ihr Augenmerk auf dominante und alternative Geschichten bzw. auf Akte der Bedeutungsgebung, in welche kindliche und jugendliche Leidenszustände eingebettet waren. Die Dekonstruktion von ein Problem einbettenden Erzählungen und Diskursen, die Trennung von »Problem« und »Person« mittels externalisierender Praktiken, der Fokus auf Ressourcen, Werte und Fähigkeiten von Kindern und Jugendlichen – all dies bereicherte familientherapeutisches Denken und Handeln in entscheidender Weise.

Verdichtet wurde die neue Sichtweise von Familientherapie in dem von Goolishian und Anderson (1988) formulierten Konzept des *problemdeterminierten Systems,* gemäß dem kindliche und jugendliche Leidenszustände durch jene Bedeutungsgebungen, die sich rund um ein Problem anlagern, sowie durch die damit verbundenen Interaktionen von Familienmitgliedern konstituiert werden. Aus dieser Perspektive verfügte eine von einem Problem betroffene Familie nicht über eine »pathologische Familiendynamik«, vielmehr waren Familienmitglieder (und weitere wichtige soziale andere) an das Problem aufrechterhaltenden Kommunikationen beteiligt (Schweitzer et al. 2007, S. 8). Probleme als Verursacher von Problemen – das verwies auf Selbstorganisationsprozesse, auf ein Infragestellen starker Kausalität, das ließ Eltern ebenso als vom Problem Betroffene erscheinen wie Kinder und Jugendliche. Ludewig (2002a, S. 71) fasste diese Entwicklung wie folgt zusammen:

> »Die Familie wurde nicht weiter beschuldigt, psychische Beeinträchtigung zu erzeugen, sondern sie wurde als Netz intensiver menschlicher Beziehungen gesehen, die eben aus diesem Grund geeignet ist, Probleme zu konsolidieren und dauerhaft zu reproduzieren […]. Andererseits lässt sich im Hinblick auf Therapie feststellen, dass Familien, ebenso wie sie Probleme stabilisieren und reproduzieren können, in der Regel auch über die notwendigen Ressourcen verfügen, um die Probleme erfolgreich durch Alternativen zu ersetzen.«

Heute glaube ich, dass es problemdeterminierte wie systemdeterminierte Leidenszustände von Kindern und Jugendlichen gibt. Kindliche bzw. jugendliche Problemstellungen sind zuweilen die Folge von Gewalt oder anderen (hoch) belastenden Erfahrungen, auch wenn diese nicht in Form »starker Kausalität« wirken: Kinder und Jugendliche verarbeiten vergleichbare traumatische oder belastende Erfahrungen in unterschiedlicher Weise; Geschwister, die vergleichbaren belastenden familiären Lebenssituationen ausgesetzt sind, nehmen durchaus unterschiedliche Entwicklungswege. In den meisten Fällen allerdings wird kindlichen bzw. jugendlichen Leidenszuständen eine problemdeterminierte Sichtweise mehr gerecht. Und es gibt Kontexte von Leidenszuständen, die ein Sowohl-als-auch des Verstehens nahelegen. Eltern wie Kinder – so Rotthaus (2002, S. 528) – sind

> »sowohl Subjekt als auch Objekt [...], sowohl Täter als auch Opfer – wenn auch in je nach Situation sehr unterschiedlicher Gewichtung! –, sowohl aktives als auch passives Element des übergeordneten Interaktionssystems.«

Frühe Familientherapie folgte einer realistischen Epistemologie – sie dachte ihre Modelle als Abbilder familiärer Realität bzw. als Annäherung an diese, soweit der Blick von Familientherapeuten durch Training, Supervision, Selbstreflexion geschult und dadurch »unverzerrt« war. Mit der epistemologischen Wende der Familientherapie Anfang der 1980er-Jahre verstanden sich Therapeuten nicht länger als außenstehende Beobachter von Familiensystemen, sondern als »Teil des Systems«, innerhalb dessen sie sich erzählend und handelnd bewegten. Die damit initiierte Verknüpfung zwischen systemischer Familientherapie und konstruktivistischer Epistemologie ist heute nicht mehr unwidersprochen. Schiepek, Eckert u. Kravanja (2013, S. 9–10) formulieren dies wie folgt:

> »Es ist unsere [...] Überzeugung, dass man Psychotherapeutinnen und Psychotherapeuten nicht irgendein erkenntnistheoretisches Glaubensbekenntnis abverlangen sollte, zumal bis heute unentscheidbar bleibt (und dies vielleicht auch bleiben wird), ob die erkennbare Welt das Resultat eines Konstruktionsprozesses ist oder ob Konstruktionsprozesse eben in einer realen Welt ablaufen [...]. Ob und wie man sich zu [...] erkenntnistheoretischen Grundsatzfragen positioniert, gehört in den Bereich der philosophischen Fachdiskurse oder der persönlichen Meinungsfreiheit und Glaubensbekenntnisse, sicher aber nicht in die Definition einer Therapierichtung.«

Eine konstruktivistische Epistemologie kann sich nicht selbst begründen, sie ist eine Glaubensannahme. Dennoch ist sie ein hilfreiches Fundament systemisch-familientherapeutischer Praxis – sie passt zu Prämissen der Selbstorganisation und Autonomie von Systemen; sie passt zu einem Verständnis von Therapie als kooperatives Unternehmen, in dem sich Familien und Therapeuten auf gleicher Augenhöhe befinden; sie schützt Kinder und Jugendliche wie Eltern vor autoritären therapeutischen Wahrheiten; sie stellt die Anschlussfähigkeit und Passungsfähigkeit therapeutischen Handelns in den Mittelpunkt; sie fügt sich in eine Prämisse des »Respekts« (Ludewig 2002b, S. 124) und fördert eine Gleichwertigkeit der Stimmen aller Mitglieder des Therapiesystems (White 1997, p. 131).

Über Fallverstehen

Therapeutisches Handeln bedarf einer klinischen Theorie (von Sydow 2008), die ein *missing link* zwischen theoretischen Grundannahmen und der Epistemologie einerseits, therapeutischem Tun andererseits überbrückt. Klinische Theorien oder Modelle sind Konstrukte bzw. (abstrahierte) Erzählungen, die das Zustandekommen und die Aufrechterhaltung von Leidenszuständen erklären. Für welche Erzählung aus dem Multiversum möglicher Erzählungen sich Therapeuten entscheiden, ist nicht durch (klinische) Phänomene bestimmt, weil diese – wie die Geschichte der Psychotherapie zeigt – in vielfältiger Weise lesbar sind. Erzählungen/Modellbildungen und damit verbundene Weisen des Fallverstehens sind immer auch Ausdruck ihrer Wahl und spiegeln ihr »System von Geglaubtem« (Wittgenstein 1992, S. 150) wider. Ihre Wahl mag durch den Bezug auf eine kohärente Theorie, auf klinische Erfahrung, auf Ergebnisse empirischer Forschung sowie durch den Verweis auf den Wissensstand psychotherapeutischer Bezugswissenschaften – auf klinische Psychologie, Neurobiologie u. a. – gut begründet erscheinen, aber sie könnte immer auch eine andere sein. Für familientherapeutisches Handeln ist eine Position *bescheidenen Expertentums* (Weingarten 1999, S. 32) hilfreich. Eine konstruktivistische Fundierung familientherapeutischen Handelns schützt Therapeuten vor der Gefahr, die Erzählungen, die sie wählen und aus denen sie ihr Handeln ableiten, für die einzig möglichen zu halten.

Bescheidenes Expertentum gründet in der Annahme, dass es – so Wirsching (2002, S. 164) –

> »keine abgeschlossene, zum Zeitpunkt einer Beobachtung einer Familie vollständig erfassbare Wirklichkeit der Familie gibt«.

Vielmehr generieren Therapeuten ständig Hypothesen,

> »die es ermöglichen sollen, die Vorgänge in der Familie zu verstehen und hilfreich zu intervenieren. Die dadurch induzierten Veränderungen müssen im zirkulären (hermeneutischen) Prozess durch neue Hypothesen und darauf folgende Interventionen überprüft werden. Therapie ist so ein anhaltender spiralförmiger Prozess von Hypothesenbildung, Verstehen und Verändern« (ebd., S. 164).

Ähnlich formuliert es Schwing (2014, S. 156): Therapeuten orientieren sich an

> »diagnostischen Hypothesen, die als Konstruktionen im Arbeitsprozess gesehen und zur Handlungsorientierung genutzt werden [...] und im Verlauf einer Therapie falsifiziert, erweitert oder differenziert [werden].«

In ein therapeutisches Fallverständnis fließen theoriegeleitete Sichtweisen und Einschätzungen ein – es

> »formiert sich aus den explizit berichteten Problembeschreibungen [...], berücksichtigt aber auch das ›Nicht-Gesagte‹ oder das implizit Vermittelte« (Wagner u. Russinger 2016, S. 117–118).

Dieses implizit Vermittelte erschließt sich aus einem Beobachten der »äußeren Kommunikationen« wie aus einem Vermuten über die »inneren Kommunikationen« von Familienmitgliedern (Kuttenreiter u. Thomanetz 2010, S. 26).

Drei unterschiedliche Weisen des Fallverstehens

Wie entstehen kindliche/jugendliche Leidenszustände und was trägt zu ihrer Aufrechterhaltung mit bei? In meinem Arbeiten mit Familien verwende ich drei unterschiedliche Weisen des Fallverstehens (und Kombinationen dieses Verstehens) bzw. drei zentrale »diagnostische Hypothesen« (und Kombinationen dieser Hypothesen), die als Fundament meines Erzählens und Handelns fungieren.

In einem kontextfokussierten Fallverstehen lässt sich der Leidenszustand eines Kindes oder Jugendlichen als Folge jener ihm zeitlich vorausgehenden und ihm nachfolgenden Bedingungen lesen, in welche er eingebettet ist. Ein Leidenszustand entsteht zumeist dort, wo sich alltägliche Belastungen, innere Stressoren und/oder Konflikte problembetroffener Kinder und Jugendlicher, nicht hilfreiche Lösungsversuche und verengende Narrative auf unglückliche Weise miteinander verschränken.

In einem entwicklungsfokussierten Fallverstehen lässt sich ein gegebener Leidenszustand als Folge einer verlangsamten Entwicklung eines Kindes oder Jugendlichen interpretieren. Diese führt dazu, dass ihm jene Fähigkeiten, die für ein Lösen gegebener Entwicklungsaufgaben benötigt werden, (noch) nicht (hinreichend) zur Verfügung stehen und das Kind oder der Jugendliche so auf nicht seinem Alter entsprechende Lösungsstrategien zurückgreift.

In einem bewältigungsfokussierten Fallverstehen verweist der Leidenszustand eines Kindes oder Jugendlichen auf die noch nicht abgeschlossene Verarbeitung einer vergangenen hochbelastenden Erfahrung.

Die Entscheidung für ein bestimmtes Fallverständnis ergibt sich zumeist nicht aus der Art und Weise einer gegebenen kindlichen/jugendlichen Problematik, sondern aus ihrem Zusammenhang: Ist das Auftreten eines Problems in aktuelle *daily hassles* und in fehlende oder dysfunktionale Lösungsversuche eingebettet, bietet sich ein kontextfokussiertes Fallverständnis an. Besteht ein kindlicher/jugendlicher Leidenszustand bereits über lange Zeit hinweg und verweist das Erzählen problembetroffener Kinder bzw. Jugendlicher und ihrer Eltern auf keine (oder marginale) Problemausnahmen oder -unterschiede, liegt ein entwicklungsfokussiertes Fallverständnis nahe. Zeigt sich in der Geschichte eines Kindes oder Jugendlichen eine traumatische oder andere hoch belastende Erfahrung und ist diese zeitlich mit dem Auftreten des Problems (zumindest lose) verbunden, liegt ein bewältigungsfokussiertes Fallverständnis nahe.

Darüber hinaus gibt es Konstellationen, in welchen ein Sowohl-als-auch von zwei bzw. auch aller drei Formen des Fallverstehens angemessen und hilfreich ist. Die Entscheidung für ein spezifisches Fallverständnis wie auch für eine spezifische Verschränkung des Fallverstehens birgt eine orientierende Funktion – sie fungiert im weiteren Verlauf einer Therapie letztlich als rahmengebende Basis der Zusammenarbeit von Therapeut und Familie.

Erschwert wird die Entscheidung für ein spezifisches Fallverständnis unter anderem dadurch, dass das, was Kinder und Jugendliche belastet, nicht immer offen zutage liegt. In vielen Fällen wird es von Kindern bzw. Jugendlichen oder auch von ihren Eltern im Erstgespräch im Zusammenhang mit Fragen nach dem Lebenskontext, nach dem Überweisungs- oder Zugangskontext zur Therapie oder nach Problemzusammenhängen unmittelbar miterzählt. In anderen Fällen wird Belastendes nur angedeutet, in wieder anderen bleibt es unerzählt, etwa weil es noch unerkannt, noch nicht in Worte zu fassen ist oder noch kein hinreichendes Vertrauen in den Therapeuten/das therapeutische System besteht.

Bei kleineren Kindern erschließt sich Belastendes oft nicht im Kontext verbaler Beschreibung, sondern im Spiel, im Zeichnen oder anderen Symbolisierungen (Retzlaff 2008). Spielen und Zeichnen sind die zentralen Formen kindlichen Erzählens, die Zugänge zum »gefühlten Teil« kindlicher Belastungserfahrung eröffnen:

> »Das Spiel kann« – so Brächter (2014, S. 311–312) – »[...] Themen eröffnen, die der familiären Kommunikation bisher nicht zugänglich waren. Innere Fragen, mit denen Kinder befasst sind, lassen sich an ihrem symptomatischen Verhalten nicht ablesen. Schulangst kann mit dem Wunsch einhergehen, die eigene Mutter nicht allein zu lassen, Unkonzentriertheit mit der Sorge um einen süchtig trinkenden Vater, Mutismus mit der Unmöglichkeit, über Gewalt in der Ehe der Eltern zu sprechen [...].«

Spielen eröffnet Kindern die Möglichkeit, ihre Anliegen anders als durch Worte auszudrücken. Spielen gibt einen Hinweis darauf,

> »... welche Rolle ein Symptom im Bezugssystem des Kindes einnimmt und welche Beziehungsbedürfnisse es zum Ausdruck bringt« (ebd., S. 312).

So hilfreich Spielen und Zeichnen als Zugänge zu einem Erkennen von Belastungsfaktoren sind, so mehrdeutig sind sie. Im Spiel wie im Zeichnen Symbolisiertes verweist auf aktuelle Erfahrungen von Kindern (auf einen am Vormittag erlebten Vorfall in der Schule, auf eine am Tag zuvor gesehene Fernsehsendung); auf alltägliche Erfahrungen innerhalb des kindlichen Umfelds (die Zubettgeh-Situation); auf vergangene Belastungserfahrungen und vergangene *Highlights;* es verweist auf Phänomene der sozialen Umwelt (Objektstufe) und auf Phänomene, die dem Selbst eines Kindes zurechenbar sind (Subjektstufe). Spielerische und gestalterische Produktionen von Kindern bedürfen so immer auch sprachlicher Beschreibung durch Kinder wie Eltern, um mögliche Belastungserfahrungen einzugrenzen und zu konkretisieren.

Zuweilen erschließt sich alltägliche oder biografische Belastung erst im Verlauf einer Therapie, etwa weil sie mit Schuld und Scham behaftet ist. Sie tritt zutage wie die Schichten eines Eisbergs, dessen Masse zu Beginn seiner Reise ins Meer zum überwiegenden Teil unter der Wasseroberfläche liegt – ist seine oberste Schicht verbalisiert und haben ein Kind oder ein Jugendlicher und seine Familie Vertrauen zu einem Therapeuten gefasst, so rückt eine nächste Schicht nach.

Zur Selbstorganisation kindlicher und jugendlicher Leidenszustände

Allen drei Formen des Fallverstehens ist gemeinsam, dass sie kindliche/jugendliche Leidenszustände als Bewältigungsversuche rund um gegebene Belastung bzw. Überforderung interpretieren.

Jede subjektiv als erfolgreich erlebte Form der Bewältigung einer Belastungserfahrung ist mit der Aktivierung des neuronalen Belohnungssystems bzw. mit einer Ausschüttung von Dopamin, Opioiden, Endorphinen und Encephalinen gekoppelt (das gilt für ein körperliches Abreagieren von Anspannung ebenso wie für intentional herbeigeführtes Überessen und anschließendes Erbrechen, für depressives Rückzugsverhalten und angstbedingtes Vermeidungsverhalten ebenso wie für exzessives Computerspielen). Diese Koppelung legt nahe, dass die von einem Kind/Jugendlichen utilisierte Form des Copings – so es nicht aktiv gehemmt wird – im Laufe der Zeit wiederholt und damit zugleich mehr und mehr gebahnt wird. Bei einem Wiederauftreten von Belastung wird das gebahnte Verhaltensmuster dadurch schnell und leicht reaktiviert – es kommt zu einer »Ordnungsbildung« (Schiepek, Eckert u. Kravanja 2013; Rufer 2012). So werden Coping-Strategien im Lauf der Zeit zu »Attraktoren, die immer weitere Kreise ziehen« (Haken u. Schiepek 2010, S. 111).

Driften Kinder oder Jugendliche in problematische Entwicklungen, so evozieren sie damit elterlichen Stress, der im ungünstigen Fall zu elterlicher Verunsicherung oder Hilflosigkeit, zu einer Beeinträchtigung der elterlichen Kooperation sowie zu einer konflikthaften und problemfokussierenden Interaktion zwischen Eltern und problembetroffenen Kindern und Jugendlichen führt. Negative familiäre Reziprozität ist so nicht nur ein häufiger Antezedent kindlicher/jugendlicher Problemstellungen, sie ist zugleich ihre häufige Folge. Hier lagern sich immer mehr problemassoziierte Kommunikationen und Geschichten rund um ein gegebenes Problem an, die zu seiner Chronifizierung beitragen (Pleyer 2003). Oftmals entsteht ein »Teufelskreis« (Perrez 2012, S. 133), innerhalb dessen der Anfang/die »erste Ursache« eines Problems nicht mehr auszumachen ist.

Welche konkrete Form der Leidenszustand eines Kindes oder Jugendlichen annimmt, ist wesentlich durch Alter, Geschlecht, soziokulturelle Kontexte, durch Modelle und anderes bestimmt. Glücklicherweise bergen viele symptomatische Verhaltensweisen von Kindern und Jugendlichen – aggressives Ausagieren, selbstverletzendes Verhalten, bulimisches Verhalten u. a. – kurz- wie langfristige Schattenseiten: Sie sind mit unmittelbaren wie mittelbaren negativen körperlichen, psychischen und/oder sozialen Auswirkungen und mit einem Erleben von eingeschränkter Autonomie, Selbstwirksamkeit und Autorenschaft in Bezug auf das eigene Leben verbunden. All dies motiviert Kinder und Jugendliche im guten Fall dazu, im Lauf ihres Großwerdens funktionalere bzw. altersentsprechende Bewältigungsalternativen zu suchen und zu entwickeln.

Über die Verwundbarkeit von Kindern und Jugendlichen

Nicht alle Kinder, die vergleichbaren Erfahrungen der Belastung, der Überforderung oder auch Traumatisierung ausgesetzt sind, verarbeiten diese in symptomatischer Art und Weise. Kinder und Jugendliche sind in unterschiedlichem Maß verwundbar (Tedeschi, Park a. Calhoun 1998). An ihrer Verwundbarkeit wie auch an ihrer Resilienz weben eine Vielzahl von Faktoren mit – genetische wie psychische und sozioökonomische, biografische wie aktuelle.

Die Verwundbarkeit für biopsychosoziale Leidenszustände erhöht sich dort, wo Kinder prä-, peri- oder postnatale Schädigungen erleiden; sie erhöht sich im Kontext spezifischer genetischer Variationen (Perrez 2012, S. 134) sowie im Kontext einer frühen unsicheren Bindungserfahrung. Frühe Erfahrungen unsicherer Bindung hinterlassen eine tiefe Spur im kindlichen neuronalen System. Sie münden unter anderem in überschießende Stressreaktionen schon bei geringer emotionaler Belastung. Sie erschweren es Kindern und Jugendlichen, eigene Affekte zu modulieren und zu regulieren (Grawe 2004, S. 442). Eine sichere Bindungserfahrung hingegen verbessert die kindliche Bewältigung von Stresssituationen, die mit Angst, Schmerz und anderen negativen Emotionen verbunden sind:

> »Wenn ein Kind mit Angst oder Schmerzen im Schoß oder Arm seiner Mutter Zuflucht gefunden hat, wird eine ganze neuronale Kaskade aktiviert, zu der die Ausschüttung von Oxytocin und Opiaten gehört. Dieses durch eine gute Bindungsbeziehung gebahnte Reaktionsmuster hemmt schlagartig das zuvor aktivierte Muster von Angst oder anderen negativen Emotionen« (ebd., S. 193).

Erfahrungen früher sicherer Bindung stehen mit der Fähigkeit von Bezugspersonen in Zusammenhang, ihre Kommunikation den Bedürfnissen und der Aufnahmefähigkeit von Säuglingen oder Kleinkindern anzupassen. Im Kontext sicherer Bindung können Säuglinge all ihre Gefühle ausdrücken, ohne einen Verlust der Beziehung zu ihrer zentralen Bezugsperson befürchten zu müssen. Im Kontext unsicher-vermeidender oder -ambivalenter Bindung hingegen ist ein Zeigen negativer Gefühle risikobehaftet, weil es diese Beziehung gefährden kann. In einer unsicher-desorganisierten Bindung werden die Gefühle eines Säuglings durch seine Bezugsperson verzerrt gespiegelt oder inadäquat beantwortet. Diese fehlende Abstimmung der Bezugsperson(en) erschwert es betroffenen Kindern, einen validen Bezug zu ihren eigenen Affekten zu entwickeln. Inadäquate Affektspiegelung und Affektregulierung durch zentrale Bezugspersonen beeinträchtigt die weitere Selbstregulation von Säuglingen, Kindern und Erwachsenen:

> »Der unsicher-vermeidende Bindungsstil wirkt sich auf die Affekte eher dämpfend aus, sodass man ihn als Überregulierung verstehen kann; der unsicher-ambivalente Stil wirkt tendenziell verstärkend und kann daher als Unterregulierung des Affekts betrachtet werden. Der sichere Bindungsstil schlägt sich in einer offenen und flexiblen Art der Regulierung nieder« (Fonagy et al. 2002, S. 98).

Etwa 70 Prozent aller Kinder erfahren (gleich, wo sie zur Welt kommen) eine sichere, etwa 30 Prozent eine unsichere Bindungserfahrung (Zimbardo u. Gerrig 2004, S. 474). Frühe Bindungserfahrungen sind Prädiktoren des späteren Verhaltens und der späteren Bindungsmuster von Kindern, Jugendlichen wie Erwachsenen – Kinder mit sicherer Bindungserfahrung sind im Alter von 8 bis 9 Jahren in ihrem sozialen wie schulischen Verhalten signifikant besser angepasst, sie sind beliebter und weniger ängstlich als Kinder mit unsicheren Bindungserfahrungen (Bohlin, Hegakull a. Rydell, 2000). Ähnliche Unterschiede bestehen für Jugendliche. Frühe Bindungserfahrungen stellen Prototypen kindlicher bzw. jugendlicher Selbst- und Welterfahrung dar (Ainsworth et al. 1978) und werden in einem »inneren Arbeitsmodell der Bindung« repräsentiert und präserviert (Bowlby 1969). Dieses Arbeitsmodell birgt eine zumeist hohe zeitliche Stabilität und bestimmt den Selbst- wie Weltbezug von Kindern und Jugendlichen in entscheidender Weise mit. Langzeitstudien zu Bindungserfahrungen zeigen, dass Eltern mit positiven Bindungserfahrungen eher in der Lage sind, Signale ihres Kindes adäquat und verlässlich wahrzunehmen. Sie sind auch eher bereit, auf diese prompt und angemessen zu reagieren. Eigenes positives Bindungserleben von Eltern setzt sich zumeist in einem unterstützenden Erziehungsverhalten ihrem Kind gegenüber fort. Jene Eltern, deren Beziehung zueinander durch gegenseitiges Vertrauen und Nähe geprägt ist, sind eher in der Lage, unterstützend auf die Verhaltenssignale und Bedürfnisse ihres Kindes zu reagieren, als Eltern, die ihre Beziehung als unsicher und angstbeladen erleben. Insgesamt zeigt sich – so Schneewind (2012, S. 110) – ein

> »deutlicher Zusammenhang zwischen den Bindungsrepräsentationen junger Eltern mit ihren eigenen Eltern, dem Ausmaß an elterlicher Feinfühligkeit im Umgang mit ihren Kleinkindern und dem kindlichen Bindungsverhalten«.

Die Verwundbarkeit von Kindern und Jugendlichen erhöht sich insbesondere im Kontext früher Verlust- oder Deprivationserfahrungen (etwa in Form einer längeren Trennung von der primären Bezugsperson im ersten Lebensjahr). Frühe traumatische Erfahrungen beeinflussen die Affektmodulation von Kindern und Jugendlichen nachhaltig – ein Affekt der Angst kann bei Betroffenen leichter in Panik, negative Stimmung leichter in Depression umschlagen (van der Kolk 1987).

Und die Verwundbarkeit von Kindern und Jugendlichen erhöht sich, wenn sie in armen Lebensverhältnissen aufwachsen. Kinder in armen Familien sind signifikant häufiger von biopsychosozialen Leidenszuständen betroffen (Schenk 2010; Stemberger 2009). Familiäre Armut wird zumeist intergenerational weitergegeben und ist in vielen Fällen dauerhaft (Leisering 1995; Schindler 2009). Ihre offensichtlichsten Auswirkungen betreffen Einschränkungen beim Konsum von Familien sowie bei den Ausgaben für Kleidung, Ernährung und Gesundheit. Armut impliziert ein Leben in beengten Wohnverhältnissen. Vor allem Ein-Eltern-Familien sind als Folge ihrer materiellen Schlechterstellung dazu gezwungen, in schlechtere Wohnungen bzw. in Wohnviertel mit ungenügender Infrastruktur – mit geringerem Anschluss an öffentlichen Verkehr, weniger Kinderspielplätzen u. a. – zu ziehen (Niepel 1994). Aber Armut geht weiter über finanzielle Aspekte hinaus und betrifft alle Familienmitglieder – für Eltern besteht ein erhöhtes Mortalitätsrisiko und eine erhöhte Gefahr von Erkrankungen des Bewegungsapparates, des Stoffwechsels und des Herz-Kreislauf-Systems (Schenk 2010, S. 8). Armutsbetroffene Eltern leiden vermehrt unter psychosomatischen Beschwerden, unter Depression und depressiven Verstimmungen, unter Kopfschmerzen, Angst, Nervosität, Müdigkeit und Kraftlosigkeit. Sie weisen signifikant mehr Krankenhausaufenthalte aufgrund affektiver Störungen auf. Und Armut verleitet Eltern dazu, ihre persönlichen Entscheidungen als irrelevant und ihre gegebenen Lebensumstände als unabänderlich wahrzunehmen – sie ist so ein förderlicher Rahmen für ein Erleben parentaler Hilflosigkeit. Besonders armutsgefährdet sind Familien, in welchen Eltern arbeitslos sind – elterliche Arbeitslosigkeit führt häufig zu einer Erosion familiärer und anderer sozialer Beziehungen (Schindler 2009; Kieselbach u. Beelmann 2006). Arme Familien zerbrechen leichter. Kinder und Jugendliche aus armen Familien sind häufiger und intensiver elterlichen Konflikten, Gewalt, elterlichem Suchtverhalten, Vernachlässigung und Misshandlung ausgesetzt.

Verarmen Eltern, führt dies relativ unmittelbar zu einer deutlichen Zunahme körperlicher Erkrankungen wie auch biopsychosozialer Leidenszustände von Kindern und Jugendlichen. Nachgewiesen ist dies für Hyperaktivität, für emotionale Störungen im Kindesalter, für Schulleistungsprobleme, für delinquentes Verhalten sowie für jugendlichem Drogen- und Alkoholkonsum sowie affektive und depressive Störungen (Cozzarelli, Wilkinson a. Targler 2001). Armut ist eine mächtige Akteurin, die das Leben von Kindern und Jugendlichen in entscheidender Weise mitbestimmt, dabei aber selbst im Hintergrund bleibt. Therapeuten bewegen sich in einem Mikrokosmos inter- und intrapersonaler Kommunikationen von Familienmitgliedern. Psychotherapie/Familientherapie ist kein Instrument gegen Armut: Sie behandelt zwar ihre Auswirkungen mit, aber sie vermag ihr letztlich nichts entgegenzusetzen.

Auch im Kontext der Ungerechtigkeit des Lebens gilt eine Prämisse des Fehlens starker Kausalität. Kindliche bzw. Jugendliche Entwicklungswege sind in hohem Maß davon mitdeterminiert, ob und in welchem Maß gegebene Belastungen durch protektive individuelle, familiäre und soziale Faktoren ausgeglichen werden (Werner a. Smith 1992; Retzlaff 2010, S. 17).

7 Ein kontextfokussiertes Fallverstehen

> »Was feststeht,« – so einst Wittgenstein (1992, S. 150) – »wird von dem, was darum herumliegt, festgehalten.«

Diese Sichtweise spiegelt sich in einem kontextfokussierten Fallverständnis wider – kindliche und jugendliche Leidenszustände werden durch die um sie herum bestehenden Bedingungen bzw. durch *building blocks of complaints* (de Shazer 1985, p. 29) mit aufrechterhalten. Zu diesen Bausteinen zählen unter anderem die einer Problemaktualisierung vorausgehende wie nachfolgende Interaktion mit wichtigen sozialen anderen, das affektive Befinden problembetroffener Kinder und Jugendlicher sowie mit dem Problem verbundene Bedeutungsgebungen:

> »Jedes dieser Elemente scheint mit allen anderen Elementen in der Konstruktion der Beschwerde verbunden, und zwar indem sie einander wechselseitig definieren« (ebd., p. 28; Übers.: K. G.).

Wie lässt sich die Komplexität problemrelevanter Bedingungen aus dem Blickwinkel klinisch-psychologischer Forschung verdichten? Es sind vor allem vier einbettende Bedingungen, die zu einer Problemgenese und -aufrechterhaltung beitragen: alltägliche Belastungen, innere Stressoren und Konflikte problembetroffener Kinder und Jugendlicher, mit dem Problem assoziierte Reaktionen und Lösungsversuche und all jene Narrative, die mit dem Bestehen des Problems verbunden sind.

Alltägliche Belastungen

Kindliche bzw. jugendliche Leidenszustände aktualisieren sich mit erhöhter Wahrscheinlichkeit vor dem Hintergrund verdichteter und über längere Zeit gegebener alltäglicher Belastung. Kinder und Jugendliche sind *daily hassles* gegenüber wehrloser als Erwachsene und stärker als diese durch sie beeinträchtigt, weil ihre Coping-Strategien noch geringer ausgeprägt und differenziert sind (Beyer u. Lohaus 2007, S. 14).

Großwerden birgt für Kinder und ihre familiären Bezugssysteme die Konfrontation mit immer neuen Entwicklungsherausforderungen. Großwerden gleicht so einer Reise, in der ein kindlicher Held gleich Nils Holgersson eine Vielzahl immer wieder neuer Aufgaben meistern, Hindernisse überwinden, seine Vorstellungen von der Welt und von sich selbst entwickeln, differenzieren und adaptieren muss (Zimbardo u. Gerrig 2004, S. 441).

Kindliche und Jugendliche Entwicklung folgt einem phasenhaften Verlauf. Nach Erikson (1966) ist jede psychosoziale Entwicklungsphase durch eine zentrale Thematik bestimmt, deren gelungene oder nicht gelungene Bewältigung nachhaltige Auswirkungen auf die weitere Entwicklung der kindlichen bzw. jugendlichen Identität birgt. In ähnlicher Weise gilt dies auch für familiäre Systeme (Carter a. McGoldrick 2006). Biopsychosoziale Leidenszustände aktualisieren sich insbesondere im Kontext von Übergängen im Familienlebenszyklus, weil hier gegebene Identitäten, Rollen und Regeln entscheidend transformiert werden und so familiäres Leben durch vermehrten Stress, verstärkte Unsicherheit und Labilisierung geprägt ist; und sie aktualisieren sich rund um normative Stressoren – rund um den Eintritt in den Kindergarten und in die Schule sowie den Übergang auf eine weiterführende Schule oder den Eintritt in eine Lehre (Lohaus et al. 2004). Mit jedem dieser Übergänge sind neue Aufgabenstellungen verbunden.

Zu *daily hassles* zählen zudem wiederkehrende Erfahrungen schulischer Überforderung in Zusammenhang mit Schularbeiten und Hausaufgaben, Streitigkeiten mit Freunden sowie ein hohes Maß an Zusatzaktivitäten im Freizeitbereich und daraus resultierender Zeitmangel (Hurrelmann 2004).

Heekerens und Perrez (2011, S. 1160) unterscheiden bei intrafamiliären *daily hassles* Belastungen, die mit einzelnen Familienmitgliedern, Belastungen, die mit einem familiären Subsystem (wie etwa anhaltende Geschwisterkonflikte; vgl. Schneewind 2012, S. 110), sowie Belastungen, die mit der Gesamtfamilie verbunden sind. Zu ersteren zählen insbesondere eine psychische oder körperliche Erkrankung, Delinquenz und Alkohol- oder Drogenabhängigkeit eines Elternteils (Perrez 2012; Werner a. Smith 1992; Röser 2010). Häufig sind unterschiedliche Belastungen miteinander verwoben – trinkt ein Vater exzessiv und verhält er sich vor diesem Hintergrund jähzornig und unvorhersagbar, geht dies in der Regel mit Partnerschaftsproblemen, elterlichen Kooperationsproblemen und negativer familiärer Interaktion einher (Klein 2006). Insbesondere eine chronisch konflikthafte und angespannte Interaktion von Eltern kann Hintergrund der Entwicklung dysfunktionaler familiärer Interaktionsmuster sein.

Spezifische familiäre Interaktionsmuster erlauben keine Voraussage hinsichtlich spezifischer Leidenszustände von Kindern oder Jugendlichen (Pleyer 2003; Retzlaff 2008, S. 20).

> »Nicht Homogenität, sondern Heterogenität bestimmt« – so auch Schweitzer und von Schlippe (2009, S. 21) – »das Bild der Familiendynamiken bei [...] einzelnen Störungen.«

Der Zusammenhang zwischen dysfunktionaler familiärer Interaktion und gegebenen kindlichen Problemstellungen von Kindern und Jugendlichen realisiert sich – so auch Schiepek (1999) – in Vorgängen der *Konvergenz* wie *Divergenz*.

Parentifizierung

Im Rahmen eines interaktionellen Musters der Parentifizierung fungiert ein Kind bzw. Jugendlicher als Substitut für einen erwachsenen Partner, der physisch oder psychisch nicht oder wenig präsent ist. Eltern muten hier ihrem Kind all jene Sorgen zu, die sie im guten Fall mit einem Partner austauschen können. Parentifizierung lässt sich mit Richter (1962, S. 73) auch als eine »Generationsumkehr« lesen: Hier werden seitens eines Elternteils oder von beiden Eltern eigentlich an die eigenen Eltern adressierte Wünsche und Erwartungen – etwa ein Bedürfnis nach Zuwendung, nach Gehörtwerden und Bestätigung – an ein Kind oder einen Jugendlichen herangetragen, der so dazu eingeladen wird, als Vater bzw. Mutter eines Elternteils oder beider Eltern zu fungieren. So wird ein Kind oder Jugendlicher »beauftragt«, die »Probleme und Schmerzen seiner Eltern zu lindern und aufzufangen« (Satir 1973, S. 13). Ältere Kinder und Jugendliche können an dieser »Beauftragung« aktiv mitwirken, indem sie sich die Sorge für die Gesundheit und das Wohlbefinden eines Elternteils zur Aufgabe machen.

Generationsübergreifende Koalition/Triangulation

Im Kontext einer generationsübergreifenden Koalition wird ein Kind oder Jugendlicher seitens eines Elternteils als Verbündeter in einen elterlichen oder partnerschaftlichen Konflikt mit einbezogen (Minuchin, Rosman u. Baker 1981, S. 46). Die Initiative zu einer Koalition kann sowohl von einem Elternteil als auch von einem Kind bzw. Jugendlichen ausgehen – ein Elternteil versucht, aus ihm einen »Parteigänger« für seine Sache zu machen; oder das Kind/der Jugendliche bezieht aktiv Partei (zumeist in der Absicht, einen Elternteil vor dem anderen zu schützen oder diesen im Konflikt zu stärken), ohne dass der Elternteil, der unterstützt wird, dies unterbindet.

Im Rahmen einer sog. Triangulation besteht kein festes generations-übergreifendes Bündnis, vielmehr – so Satir (1973, S. 42) – nützen beide Eltern ein Kind oder einen Jugendlichen »als Boten, über den man mit dem Partner kommunizieren kann«, bzw. »als Friedensstifter dem Partner gegenüber«.

Kommunikative Inkohärenz und Mehrdeutigkeit

Elterliche Inkohärenz kann sich darin realisieren, dass Eltern diametral entgegengesetzte Erziehungsstile praktizieren, wobei die seitens eines Elternteils aufgestellten Regeln oder Konsequenzen durch den anderen Elternteil entwertet und aufgehoben werden. Elterliche Inkohärenz verwirklicht sich zum anderen darin, dass Eltern in einer für Kinder und Jugendliche nicht vorhersagbaren Weise zwischen unterschiedlichen Erziehungs- und Interaktionsstilen »pendeln« und ihr Handeln so für ein Kind bzw. einen Jugendlichen unvorhersagbar ist (Gammer 2007, S. 121).

Elterliche Mehrdeutigkeit äußert sich in einer Diffusität elterlicher Kommunikation und/oder in einem Verwirklichen sog. »Doppelbindungen«, im Kontext derer verbal und nonverbal Vermitteltes einander widersprechen (Selvini Palazzoli et al. 1988, S. 131).

Überfürsorge/Verstrickung

Im Kontext elterlicher Überfürsorge binden Eltern ein Kind oder einen Jugendlichen emotional eng an sich, sie überwachen und kontrollieren in hohem Maß. Sie deklarieren unter Umständen, sich für ihr Kind zu »opfern«. Sie sorgen dafür, dass dessen Schritte der Autonomisierung mit Schuldgefühlen behaftet sind, indem sie diese als negative Form der Distanzierung oder als »Liebesverlust« interpretieren. Elterliche Überfürsorge ist – so Minuchin, Rosman und Baker (1981, S. 44) – zuweilen mit einer alle Familienmitglieder betreffenden »Verstrickung« assoziiert:

> »Jeder mischt sich in die Gedanken und Gefühle aller anderen ein [...]. Diese Verstrickung aller mit allen ist auch der Grund für die mangeln-

de Differenzierung untereinander und sogar gegenüber der eigenen Person.«

Überfürsorge/Verstrickung zeigen bewirkt, dass sich

»[...] in einer hochgradig verstrickten, mit sich selbst beschäftigten Familie [...] Veränderungen, die in einem der Familienmitglieder oder in der Beziehung zwischen zwei Mitgliedern eingetreten sind, auf das ganze System auswirken. Ein Konflikt zwischen zwei Personen kann eine Kette wechselnder Allianzen innerhalb der ganzen Familie in Gang setzen, wenn weitere Mitglieder hineingezogen werden« (ebd., S. 3).

Innere Stressoren und Konflikte von Kindern oder Jugendlichen

In vielen Fällen ist das Bestehen kindlicher und jugendlicher Leidenszustände mit hohen selbstgesteckten Leistungs- und Perfektionsansprüchen eines Kindes oder Jugendlichen an sich selbst verknüpft. Zu inneren Stressoren zählen zudem gegebene Konflikte/Ambivalenzen von Kindern und Jugendlichen – etwa der Wunsch nach einem gleichzeitigen Wahren der Loyalität Eltern gegenüber und die Sehnsucht nach eigener Autonomie.

Reaktionen und Lösungsversuche

Kindliche bzw. jugendliche Leidenszustände werden durch auf sie folgende dysfunktionale Reaktionen von Kindern oder Jugendlichen wie auch durch das auf sie folgende Verhalten von Eltern oder weiteren wichtigen sozialen anderen mit aufrechterhalten:

»Die Interaktion zwischen den Mitgliedern eines sozialen Systems« – so einst Weakland (1983, p. 2; Übers.: K. G.) – »kann als die vorrangige Determinante fortlaufenden Verhaltens betrachtet werden.«

Elterliche wie selbstbezügliche kindliche und jugendliche Reaktionen auf Problemstellungen stellen »Lösungsversuche« dar. Auch wenn viele dieser Reaktionen kurzfristig funktional erscheinen und mit Problemstellungen verbundenen Stress vorübergehend reduzieren, bergen sie letztlich keine dauerhafte problemlösende Wirkung. Vielmehr tragen sie dazu bei, dass sich die für ein Kind oder einen Jugendlichen gegebene Belastung noch erhöht, was häufig in eine erneute Symptomaktualisierung mündet.

Elterliche Reaktionen und Lösungsversuche

Der Leidenszustand eines Kindes oder eines Jugendlichen stellt für Eltern ein belastendes Ereignis dar, das entsprechend dem jeweiligen parentalen Verarbeitungsstil mit oft ausschließlichen und einseitigen Lösungsversuchen beantwortet wird.

Vielfach etablieren sich rund um einen kindlichen oder jugendlichen Leidenszustand »kommunikative Mitgliedschaften« in Form von elterlichem Anklagen und Strafen, verbunden mit Schuldzuweisungen und Abwertungen (Walter 1998, S. 95). Zumeist hemmt dies kindliches/jugendliches Problemverhalten nur kurzfristig. Die damit verbundene Kränkung beeinträchtigt nicht nur die Beziehung zwischen einem Kind oder Jugendlichen und seinen Eltern, sie wird häufig auch zum Ausgangspunkt der Aktualisierung erneuten Problemverhaltens. Zuweilen – wie etwa im Kontext elterlicher Misshandlung als Antwort auf ein oppositionelles Verhalten eines Kindes – wird der Lösungsversuch »zum größeren der zwei Übel« (Watzlawick, Weakland u. Fisch 1979, S. 52).

Eine häufig mit elterlicher Hilflosigkeit verbundener Lösungsversuch ist jener elterlichen Nachgebens – Eltern appellieren hier zwar an ein Kind oder einen Jugendlichen, problematische Verhaltensmuster zu hemmen, sie ziehen ihre Ansprüche und Forderungen aber bei gegebenem Widerstand rasch wieder zurück.

Konfliktvermeidende Eltern nehmen Problemaktualisierungen unkommentiert hin und sind darum bemüht, keine Spannungs- oder Konfliktsituationen mit ihrem Kind entstehen zu lassen. Elterliche Hinnahme und Konfliktvermeidung korrespondieren unter Umständen mit einem »Verleugnen einer Schwierigkeit« (ebd., S. 67) – das problematische Verhalten eines Kindes wird von Eltern bagatellisiert oder als gerechtfertigte Reaktion (und nicht als »Problem«) attribuiert. Zu einseitigen Lösungsversuchen zählen insbesondere auch Lösungsversuche des ausschließlichen Beschützens eines Kindes bzw. eines Jugendlichen vor angstbesetzten Entwicklungsherausforderungen. Eltern ermutigen ihre Kinder so dazu, diese zu vermeiden, was wesentlich zu einer Chronifizierung von Ängsten beitragen kann.

Selbstbezügliche Reaktionen/Lösungsversuche von Kindern und Jugendlichen

Bei kleineren Kindern werden symptomatische Fühl-Denk-Verhaltensmuster unter anderem dadurch aufrechterhalten, dass sie diese nicht problematisieren. Ältere Kinder oder Jugendliche erhalten problematische Fühl-Denk-Verhaltensmuster unter anderem dadurch aufrecht, dass sie diese als situationsadäquat, als funktional oder als berechtigt interpretieren. Weil kein oder ein geringer Leidensdruck besteht, werden auch keine Lösungsversuche realisiert. Zu dysfunktionalen kindlichen bzw. jugendlichen Lösungsversuchen zählt insbesondere der Versuch, Entwicklungsherausforderungen bzw. angstbesetzte Situationen zu vermeiden. Die damit einhergehende Belohnung mit Vermeidung trägt langfristig zu einer Chronifizierung ängstlichen Fühlens, Denkens und Verhaltens bei.

Verengende Narrative

Biopsychosoziale Leidenszustände von Kindern und Jugendlichen sind unter anderem in jene Narrative eingebettet, die von Problemen betroffene Kinder und Jugendliche rund um sich selbst, ihre Lebenswelt und gegebene Probleme erzählen, in jene Narrative, die Eltern rund um ihr Kind, sich selbst und dessen Problemstellungen.

Menschen sind narrative Lebewesen, die ihre Erfahrungen sich selbst, mit anderen und mit ihrer Lebenswelt in Form von Geschichten ordnen. Welche Geschichten ein Kind oder Jugendlicher rund um das eigene Selbst, rund um seine Familie, rund um einen gegebenen Leidenszustand entwickelt, ist mitentscheidend für sein Fühlen, Denken und Handeln, für die Art und Weise, wie er seine Welt und seine Beziehungen gestaltet, wie und welche Lösungen er hinsichtlich gegebener Problemstellungen realisiert u. a. Gleiches gilt für Eltern – ihre Narrative rund um ihr Kind, rund das eigene elterliche Selbst und rund um gegebene kindliche bzw. jugendliche Problemstellungen determiniert ihr Handeln mit.

Elterliche Narrative

Kindliche und jugendliche Leidenszustände sind in vielen Fällen in verengende elterliche Narrative eingebettet, die diese mit aufrechterhalten (Reich u. Cierpka 2003, S. 414).

Eine Form der Verengung ist ein *Narrativ der Idealisierung,* im Kontext dessen ein von einem Problem betroffenes Kind bzw. ein Jugendlicher als »perfekt« bzw. ideal konstruiert wird. In der Folge werden die von ihm gezeigten problematischen Verhaltensweisen entweder nicht wahrgenommen oder zu Qualitäten und Stärken umgedeutet. Vor diesem Hintergrund unterlassen Eltern Problemlösungsversuche oder ermutigen das Kind sogar dazu, problematisches Verhalten zu aktualisieren (etwa weil sie sein aggressives Verhalten gegenüber sozialen anderen als berechtigte Form der »Notwehr« lesen).

In einem *Narrativ der Dämonisierung* wird ein Kind bzw. ein Jugendlicher (nahezu) ausschließlich in seinen Schattenseiten und Fehlern wahrgenommen – es erscheint als ausschließlich anstrengend, störend, überfordernd, vereinnahmend, kraftraubend u. a. Gegebene Symptomatik wird hier als Ausdruck (böswilliger) kindlicher oder jugendlicher Absicht interpretiert. Dieses Narrativ determiniert elterliche Lösungsversuche des Anklagens und Strafens oder auch der parentalen Resignation und Konfliktvermeidung mit.

Im Kontext eines *Narrativs der Gefährdung* wird ein Kind resp. Jugendlicher als bedroht durch eine negativ eingestellte oder böswillige extrafamiliäre soziale Umwelt – durch Schule, Kindergarten, Mitglieder der elterlichen Herkunftsfamilie, den getrennt lebenden Elternteil, Peers – wahrgenommen und in diesem Zusammenhang als schwach und verletzlich konstruiert. Gemäß seinem Status als »Opfer« muss es vor seiner (schulischen oder anderen) Umwelt geschützt werden. Es wird so zu einem Vermeiden von mit Angst verbundenen Herausforderungen ermutigt.

Viele Eltern, die von kindlichen bzw. jugendlichen Problemstellungen mit betroffen sind, bewegt die Frage nach ihrer persönlichen Mitverantwortung daran und von damit verbundener Schuld. Im Kontext eines dominanten mutterzentrierten gesellschaftlichen Diskurses wie auch vor dem Hintergrund der Realität, dass die Erziehung und Betreuung von Kindern vor allem durch Mütter geleistet werden, findet sich ein *Narrativ der elterlichen Schuld* häufiger bei Müttern als bei Vätern. Ein Narrativ mütterlicher Schuld wird nicht zuletzt durch genderspezifische Sozialisation gefördert – Frauen/Mütter beschäftigen sich in der Regel stärker als Männer/Väter mit kindlichen Problemstellungen und verorten deren Ursachen eher bei sich als in gegebenen äußeren Umständen bzw. im Fehlverhalten sozialer anderer. Männer/Väter attribuieren sich selbst seltener als fehlerhaft oder unzulänglich (Nolen-Hoeksema 1990) und neigen so weniger zu Selbstbeschuldigung (Fleck u. Rumpold-Seitlinger 2012, S. 137). Narrative elterlicher/mütterlicher Schuld an Leidenszuständen eines Kindes/Jugendlichen sind unter anderem die Folge dominanter gesellschaftlicher Diskurse: Diese Diskurse erzeugen und reproduzieren all jene hohen normativen Erwartungen, die im Kontext der starken Emotionalisierung der Eltern-Kind-Beziehung und einer gesellschaftlichen Logik der Individualisierung gegenwärtig an Eltern/Mütter gestellt werden. Im Kontext dieser Diskurse werden kindliche bzw. jugendliche Leidenszustände auf elterliches Versagen oder elterliche Defizite zurückgeführt. Sie lassen sich mit Watzlawick, Weakland u. Fisch (1979, S. 52) als »schreckliche Vereinfachungen« lesen, die Gefühle der Scham und eine negative Konstruktion des elterlichen Selbst nach sich ziehen. Ein Narrativ der elterlichen Schuld befördert zumeist die Aufrechterhaltung eines kindlichen bzw. jugendlichen Leidenszustands, indem es Eltern lähmt und verunsichert und ihnen das Einnehmen einer elterlichen Rolle erschwert.

Selbstbezügliche Narrative von Kindern und Jugendlichen

Kinder werden in Geschichten hineingeboren – Eltern, die ein Kind erwarten, imaginieren ihr Leben mit dem Kind, imaginieren die gemeinsame Zukunft, imaginieren ihre zukünftige Elternschaft und in der Zukunft liegende Beziehungsereignisse; und sie imaginieren ihr Kind in Form einer »wunsch-« oder auch »angstbesetzten Bedrohungs-Imagination« (Boothe 2009, S. 30). Je nach dem Bild, das sich Eltern von ihrem Kind, von seiner Zukunft und von ihrem Zusammenleben mit ihm machen, erwartet ein ungeborenes Kind ein gutes oder schwieriges Willkommen:

> »Das Kind der Fantasie ist eine narrative Produktion. Sein imaginiertes Leben stellt sich dar als stilles, oft auch mit anderen geteiltes Geschichtenpanorama […]. Eltern hüllen den Neuankömmling in Geschichten ein, sodass er bereits in einer Reihe von Geschichten steht, wenn er zur Welt kommt« (ebd., S. 30).

Im Lauf der ersten Lebensjahre gesellen sich zu den frühen Erzählungen über ein Kind zunehmend sog. »Du-Erzählungen« – narrative Angebote an ein Kind, in welchen Erwachsene dieses mit einbeziehen und ihm eine zunehmend aktive Rolle zuweisen:

> »Das Kind selbst kann noch nicht erzählen, aber es wird zur Figur in der Erzählpraxis – der Du-Narration – der Erwachsenen« (ebd., S. 31).

Auf diese Phase folgt eine Phase »erzählender Ko-Produktion« – etwa in Form des gemeinsamen Erinnerns von Erlebtem, bis ein Kind schließlich eigene Geschichten erzählt und zumeist mit Beginn des dritten Lebensjahres seine eigene narrative Regieführung übernimmt und zunehmend mehr zum Autor seines Lebens wird. Die Art und Weise, in der Kinder und Jugendliche diese Autorenschaft realisieren, birgt Auswirkungen auf ihr Befinden wie auch ihr selbstbezügliches Lösungshandeln – attribuieren sich problembetroffene Kinder und Jugendliche als fehlerhaft, unzulänglich, wertlos und nicht liebenswert oder schreiben sie sich selbst geringe oder fehlende Selbstwirksamkeit zu, trägt dies wesentlich zur einer Verfestigung ihrer Leidenszustände mit bei.

8 Ein entwicklungsfokussiertes Fallverstehen

Im Rahmen eines entwicklungsfokussierten Fallverstehens werden kindliche bzw. jugendliche Leidenszustände

> »als noch nicht ausgebildete Fähigkeiten angesehen. Kinder können diese Schwierigkeiten überwinden, indem sie die damit korrespondierenden Fähigkeiten lernen« (Furman 2015, S. 15).

Leidenszustände sind vor diesem Hintergrund Ausdruck davon, dass manche Kinder bzw. Jugendliche sich bestimmte Fähigkeiten später als andere aneignen und für das Bewältigen von Entwicklungsaufgaben und -herausforderungen auf nicht altersadäquate Verhaltensweisen zurückgreifen (ebd., S. 14). Kindliche und jugendliche Leidenszustände lassen sich so mit Erickson und Rossi (1981, S. 400) als »Wachstumsschmerzen« im Kontext erschwerter oder verzögerter Entwicklungsprozesse lesen.

Kindliche und jugendliche Entwicklung lässt sich mit Keller und Chasiotis (2008) als das Bearbeiten und Lösen jener universellen Entwicklungsaufgaben interpretieren, die sich im Laufe menschlicher Evolution als überlebenswichtig erwiesen haben. Unterschiedliche Altersstufen sind mit unterschiedlichen Entwicklungsaufgaben verknüpft: Zu den Entwicklungsaufgaben der ersten drei Lebensjahre zählen unter anderem der Aufbau der Bindung zu nahen Bezugspersonen, das Erlernen des aufrechten Gangs, der Sprache u. a. Im Kontext all dieser Aufgabenstellungen bestehen große Unterschiede hinsichtlich der Zeitpunkte, zu welchen Kinder sie »lösen« – manche Kinder machen ihre ersten freien Schritte mit 9 Monaten, manche mit 19 Monaten. Zeitliche Variabilität besteht für alle Entwicklungsbereiche (Largo 2006); und Variabilität besteht hinsichtlich der Art und Weise, wie Kinder und Jugendliche Entwicklungsaufgaben lösen – sie müssen nicht notwendigerweise eine spezifische Reihenfolge von verschiedenen Vorläuferfähigkeiten durchlaufen, um etwa zum freien Gehen zu gelangen, vielmehr beschreiten sie in ihrer motorischen, sprachlichen, affektiven, kognitiven wie auch psychosozialen Entwicklung hochindividuelle Wege (Michaelis 2006; Szagun 2008). Beide Formen der Variabilität gründen einerseits in den unterschiedlichen soziokulturellen Lernwelten von Kindern und Jugendlichen, andererseits in genetisch determinierten Unterschieden. Zuweilen wirken (minimale) prä-, peri- und postnatale cerebrale Schädigungen an gegebenen Entwicklungspfaden von Kindern und Jugendlichen mit.

Jene Wachstumsschmerzen von Kindern oder Jugendlichen, die zumeist den Gegenstand von Familientherapie bilden, beziehen sich zumeist auf ihre Fähigkeit, eigene Emotionen zu regulieren; ihre Fähigkeit, Stress zu verarbeiten bzw. zu ertragen; ihre Fähigkeit, eigenes Verhalten zu steuern; auf das Erlernen spezifischer sozialer Kompetenzen und das Erlernen realitätsgerechter Selbstwahrnehmung.

Die Fähigkeit, eigene Emotionen zu regulieren, lässt sich mit Eisenberg und Spinrad (2004, p. 278; Übers.: K. G.) lesen als altersgemäßen

> »Vorgang des Initiierens, Vermeidens, Hemmens, Aufrechterhaltens und Modulierens [...] von Gefühlszuständen, damit verbundenen physiologischen Prozessen, damit verbundenen Zielen und damit verbundenen Verhaltensweisen«.

Stresstoleranz umschreibt die Fähigkeit eines Kindes bzw. Jugendlichen, Belastung oder Frustration situations- und altersentsprechend zu ertragen und zu verarbeiten. Die Fähigkeit, eigenes Verhalten zu regulieren, aktualisiert sich darin, dass ein Kind oder Jugendlicher seinem Alter entsprechend sozial unerwünschte Handlungen hemmen und sozial angemessene Verhaltensweisen zunehmend ohne externale Kontrolle realisieren kann (Kochanska u. Aksan 2006). Zu zentralen sozialen Fähigkeiten zählen das Teilen- und das Nachgebenkönnen; das Wahrnehmen der Folgen eigenen Handelns für soziale andere; das Wahren der Grenzen anderer; das Befolgen von Verhaltensregeln gemäß sozialer Standards; das Für-sich-selbst-Eintreten; das Verteidigen eigener Grenzen u. a. (Hinsch u. Pfingsten 2007). Die Fähigkeit realitätsgemäßer Selbstwahrnehmung und Selbstannahme aktualisiert sich darin, dass Kinder bzw. Jugendliche wissen, was sie gut und was sie noch nicht so gut können; was sie an sich selbst mögen; worauf sie bei sich selbst stolz sind u. a. (Bohus u. Wolf 2009; Linehan 1996).

In einem entwicklungsfokussierten Verständnis bewertet ein Therapeut das Problem als Ausdruck eines »Nichtkönnens« von Kindern resp. Jugendlichen: Er sucht – so Grawe, Donati u. Bernauer (1994, S. 750) –

> »weder nach geheimen Motiven für diese Probleme, noch unterstellt er ihnen eine andere Bedeutung. Er nimmt die Probleme als [...] Schwierigkeiten [...], die ein Kind/Jugendlicher überwinden möchte, [...] aber ohne Hilfe nicht überwinden kann«.

Fokus der Therapie ist, wie ein Kind bzw. Jugendlicher erwünschte Fähigkeiten erwerben kann und Eltern es dabei in funktionaler Weise unterstützen können.

9 Ein bewältigungsfokussiertes Fallverstehen

In einem bewältigungsfokussierten Fallverstehen lassen sich Leidenszustände als Bewältigungsversuche von Kindern und Jugendlichen in Bezug auf vergangene oder aktuelle hochbelastende kritische Lebensereignisse oder traumatische Erfahrungen lesen.

Kritische Lebensereignisse umfassen all jene Erfahrungen im Leben eines Kindes oder Jugendlichen bzw. von Familien, die mit einschneidenden und negativ erlebten Veränderungen in ihrem Lebensalltag verbunden sind. Hierzu zählen insbesondere eine aktuelle Scheidung/Trennung der Eltern und eine damit verbundene Veränderung der kindlichen/jugendlichen Lebenswelt sowie aktuelle Erfahrungen des Mobbings/Bullying durch Schulkollegen oder andere Peers (Olweus 2006).

Trennung/Scheidung von Eltern

Nach Kaslow und Schwartz (1987) stellen Trennungen/Scheidungen (kritische) Übergangsprozesse dar, im Rahmen derer eine sog. »Überlegungsperiode« von Eltern in eine zum Teil hocheskalative »Prozessperiode« und eine nachfolgende »Periode der Wiederherstellung des Gleichgewichts« mündet. Textor (1989) unterscheidet zwischen einer durch ein hohes Konfliktniveau geprägten »Vorscheidungsphase«, in der Eltern ihre emotionale Scheidung vollziehen, einer »Scheidungsphase«, in der sich Eltern/Familien zumeist räumlich trennen, sowie einer »Nachscheidungsphase«, in der es zu einer Restabilisierung im Kontext der nun unterschiedlichen Lebenswelten der Eltern und mitbetroffenen Kinder kommt. Jede dieser Phasen birgt spezifische Auswirkungen für Kinder und Jugendliche: In der Vorscheidungs- bzw. Scheidungsphase reagieren Kinder/Jugendliche unter Umständen mit symptomatischen Fühl-Denk-Verhaltensmustern auf die bevorstehende Veränderung ihrer Lebenswelt und die erhöhte familiäre Konfliktspannung. Im Kontext der Nachscheidungsphase löst sich kindliche bzw. jugendliche Symptomatik zumeist binnen zwei Jahren wieder auf.

Eine unmittelbare Reaktion vieler Kinder/Jugendlicher auf die Mitteilung der Trennungsabsicht bzw. auf den Auszug eines Elternteils ist jene von Schock, Schmerz, Trauer, Angst und/oder Wut. Kleine Kinder können die Gründe und die Bedeutung der Scheidung bzw. Trennung ihrer Eltern und die damit für sie verbundenen Veränderungen kognitiv noch nicht erfassen. Vorschulkinder durchleben Verwirrung und Angst bzw. die Sorge, auch seitens des bleibenden Elternteils verlassen zu werden. Im Kontext egozentrischen Denkens kann die Trennung/Scheidung damit gleichgesetzt werden, nicht mehr geliebt zu werden; oder die Logik egozentrischen Denkens führt dazu, dass Kinder ihr eigenes Verhalten als Ursache einer elterlichen Trennung interpretieren. Sie reagieren unter Umständen in Form von Trennungsangst und damit verbundenem Einnässen, Einkoten oder mit Schlafstörungen. Bei Schulkindern dominieren Gefühle und Erfahrungen der Unsicherheit und Ohnmacht – unter Umständen versuchen sie, ihre Eltern wieder zu versöhnen; oder sie bemühen sich, einen oder beide Elternteile zu trösten. Um die ohnehin belasteten Eltern nicht noch stärker zu belasten, vermeiden es manche Kinder, eigene mit der Trennung verbundene Gefühle und Probleme zu verbalisieren und/oder sie durchleiden starke Loyalitätskonflikte. Jugendliche reagieren auf die elterliche Mitteilung bzw. den Auszug eines Elternteils in der Regel mit verstärkter Ablösung und Autonomisierung – anders als jüngeren Kindern stehen ihnen mehr salutogenetische Faktoren (Antonovsky 1997) und soziale Ressourcen (etwa in ihrem Peersystem) zur Verfügung. Im Kontext elterlicher Scheidung bzw. Trennung reagieren Jungen häufiger mit einer externalisierenden, Mädchen mit einer internalisierenden Symptomatik (Wallerstein u. Blakeslee 1989).

So wie Marlene und Niko durchleben etwa ein Drittel aller Kinder und Jugendlichen eine elterliche Trennung bzw. Scheidung (bei Lebensgemeinschaften liegt das Risiko, dass Eltern ihre Beziehung lösen, um etwa die Hälfte höher als bei ehelichen Gemeinschaften). Eine elterliche Trennung oder Scheidung birgt in vielen Fällen nicht nur die Erfahrung des Verlusts, sie birgt zuweilen auch die Erfahrung einschneidender Veränderungen der kindlichen bzw. jugendlichen Lebenswelt – die Eingewöhnung in einen neuen Kindergarten, eine neue Schule, einen neuen Hort; einen Wohnortwechsel; das Auflösen von Freundschaften und anderer sozialer Bezüge; den verringerten Kontakt zu Großeltern u. a. Zuweilen sind Eltern nach einer Trennung und Scheidung nur bedingt »erreichbar« – sie sind selbst belastet und durchleben Ungewissheit in Bezug auf ihre weitere Zukunft. Der Kontakt mit jenem Elternteil, der auszieht, wird vielfach loser und brüchiger. Die sozioökonomische Lage vieler Familien ist nach einer Trennung/Scheidung prekär – das Einkommen von Ein-Eltern-Haushalten liegt öfter unter der Armutsgrenze, sie leben häufiger von der Sozialhilfe und sind auf Unterhalts- und Mietzuschüsse angewiesen. Alleinerziehende Eltern leiden im Vergleich zu Eltern, die Kinder zusammen großziehen, etwa doppelt so häufig an psychischen Erkrankungen, an Schmerzzuständen, Überforderungsgefühlen, Ängsten und Depression (Cairney et al. 2003). Alleinerziehende Mütter zwischen 25 und 45 Jahren, die über eine geringe Schulbildung und niedrigen sozioökonomischen Status verfügen, sind jene Personengruppe, die am stärksten vom Risiko eines psychischen Leidenszustands betroffen ist (Möller-Leimkühler 2005). Ihre hohe psychische und psychosomatische Belastung resultiert nicht zuletzt aus einer Verschränkung von wirtschaftlicher Unsicherheit und struktureller Überforderung im Kontext ihrer Alleinerzieherinnen-Rolle.

In der Nachscheidungsphase verbessert sich in der Regel der Kontakt zwischen beiden Elternteilen. Im guten Fall entwickeln Kinder und Jugendliche wie Eltern ein neues, ihrer veränderten Lebenssituation angepasstes Identitätskonzept und bauen neue soziale Bezüge auf. Drei Viertel aller Kinder oder Jugendlichen, die von eine Trennung bzw. Scheidung ihrer Eltern betroffen sind, gelingt es, mittel- bis langfristig eine Trennung/Scheidung gut zu bewältigen. Bei etwa zwei Dritteln kommt es zu vorübergehenden Auffälligkeiten, bei einem Drittel – in der Regel bei jenen Kindern oder Jugendlichen, die zusätzlichen Belastungen ausgesetzt sind bzw. bei welchen auch nach der Scheidung/Trennung ein hohes Konfliktniveau zwischen Eltern besteht – korreliert eine Trennungs- oder Scheidungserfahrung mit dem Fortbestehen problematischer Verhaltensweisen (Hetherington u. Kelly 2003, S. 16). Die hier gegebenen Auswirkungen einer elterlichen Trennung/Scheidung gleichen jenen, die sich auch bei Kindern und Jugendlichen zeigen, deren Familienleben durch ein hohes elterliches Konfliktniveau geprägt ist (ebd., S. 17).

Mobbing/Bullying

Für viele Kinder und Jugendliche stellen Erfahrungen des Mobbings oder Bullying zentrale Belastungsereignisse dar. Nach Jäger, Fischer und Riebel (2007) ist mehr als die Hälfte aller Schüler ein- oder mehrmals von Mobbing durch Mitschüler betroffen. *Mobbing* zielt darauf ab, den sozialen Status eines Kindes oder Jugendlichen zu beschädigen und seine Beziehungen zu Mitschülern/Peers einzuschränken. Gefährdet sind vor allem Kinder und Jugendliche, die kleiner oder schwächer, übergewichtig, ängstlich oder schüchtern sind oder sehr behütet aufwachsen. *Direktes Mobbing* kommt häufiger in den unteren Klassenstufen vor, während in den höheren Klassen zunehmend sog. *Cybermobbing* praktiziert wird. Sowohl bei direktem Mobbing als auch bei Cybermobbing sind Jungen bzw. männliche Jugendliche häufiger Opfer als Mädchen oder weibliche Jugendliche (ebd., S. 3).

Eine spezielle Form des Mobbings stellt das Bullying – die verbale oder physische Misshandlung, Demütigung, Exklusion, rituelle Erniedrigung – von Mitschülern dar. Bullying setzt voraus, dass zwischen einem Opfer und einem Täter (oder einer Gruppe von Tätern) körperliche und/oder psychische Ungleichheit besteht. Nach Renold (2004, p. 249) ist etwa ein Drittel aller Jungen einem *gender-based bullying* durch männliche wie auch weibliche Peers ausgesetzt.

Traumatische Erfahrungen

Traumatische Ereignisse sind existenziell bedrohliche und unvorhersehbare Ereignisse. Hierzu zählen der Tod eines Elternteils, das Erleiden einer schweren Krankheit, das Erleiden eines Unfalls, das Miterleben von Gewalt, das Erleiden von Misshandlung, sexuellem Missbrauch, Vernachlässigung u. a. Jungen und Mädchen erleiden tendenziell unterschiedliche Traumata und bewältigen diese zumeist auf unterschiedliche Art und Weise. Kinder und Jugendliche aus armen Lebensverhältnissen sind häufiger und intensiver von traumatischen Erfahrungen betroffen (Arens 2006, S. 58; Krausz et al. 2013).

Zu traumatischen Erfahrungen zählen Monotraumata wie komplexe/multiple Traumata. Monotraumata sind für Kinder und Jugendliche, sofern sie nicht sehr früh erfolgten, relativ gut erinnerbar und zumeist binnen ein bis zwei Jahren bewältigbar.

Komplexe/wiederholte Traumatisierungen etwa in Form von Misshandlung, sexuellem Missbrauch oder Vernachlässigung gehen mit einer erhöhten Symptombelastung einher – damit sie heilen, braucht es längere Zeit. Traumaassoziierte Reaktionen treten zuweilen verzögert erst nach Monaten oder Jahren auf:

> »Bedingt durch eine Wiederholung von Komponenten der traumatischen Situation, durch Lebenskrisen oder ›Passagen‹ im Lebenszyklus kann ein bis dahin latentes Traumaschema stimuliert werden und zur Symptomproduktion beitragen« (Fischer u. Riedesser 1999, S. 45).

Eine traumatische Erfahrung übersteigt die unmittelbaren Bewältigungsmöglichkeiten betroffener Kinder und Jugendlicher, sie eröffnet ihnen weder die Möglichkeit von Kampf noch von Flucht *(no fight, no flight)* und ist mit überwältigenden Gefühlen von Hilflosigkeit und Ohnmacht verbunden. Im Kontext traumatischer Erfahrung durchleben Kinder und Jugendliche nach einer anfänglichen Erstarrung *(freeze)* ein Überwältigt- und Überschwemmtwerden durch negative Emotionen. Sie erleben ein Eindringen traumaassoziierter Gedanken, Bilder, Körpersensationen, Stimmen *(flashbacks)*. Manche traumabetroffene Kinder bzw. Jugendliche »versteinern« – sie durchleben depressive Verstimmung und/oder erleben sich als unfähig, (positive) Gefühle zu empfinden – und/oder sie erleiden wiederkehrende Erfahrungen der Dissoziation. Manche Kinder bzw. Jugendliche erleben nach einer schweren Traumatisierung den eigenen Körper oder Teile desselben als tot oder abgestorben (in ihren Zeichnungen stellen sie den eigenen Körper als fragmentiert, entgrenzt oder auch in Teile aufgespalten dar). Traumatisierung beeinträchtigt/beschädigt das Kohärenzgefühl von Kindern und Jugendlichen – ihr Gefühl, dass das Leben verstehbar ist; ihre Überzeugung, dass sie ihr Leben gestalten und handhaben können; ihre Annahme, dass das Leben vorhersagbar ist; ihren Glauben, dass es sich lohnt, sich für ein gutes Leben zu engagieren. Sie konstruieren ihre Lebenswelt als unsicher, bedrohlich und unkontrollierbar und ziehen sich vor ihr zurück; und sie entwickeln in vielen Fällen zwar kurzfristig wirksame, aber mittel- und langfristig dysfunktionale Coping-Strategien.

Körperliche Misshandlung umfasst die körperliche Verletzung von Kindern durch Eltern oder andere Erziehungsberechtigte in Form von Schlägen und Stößen, durch Zufügen von Verbrennungen u. a. Misshandlung mündet bei Vorschul- und Schulkindern in massive Angst, sie führt zu Rückständen in der kognitiven Leistung und sprachlichen Entwicklung, zu geringer Ausdauer und Belastbarkeit in Leistungssituationen und zu sozial auffälligem Verhalten (Engfer 2005, S. 5). Körperliche Misshandlung ist zumeist ein Höhe- und Endpunkt eskalierender Konfliktsituationen, in welchen Eltern aus Wut und Ohnmacht ein Kind schlagen; und sie sind Lösungsversuche in Zusammenhang mit jenen Verhaltensproblemen – Aggression, Ungehorsam, Schreien –, die sie selbst mithervorbringen. Das Risiko von Misshandlung erhöht sich vor allem dort, wo ein Kind von einer Entwicklungsstörung oder -verzögerung betroffen ist, wo Eltern selbst Gewalt erfahren haben, und dort, wo Familien von Armut und Arbeitslosigkeit betroffen sind (Hopf 2005, S. 153).

Jungen bzw. männliche Jugendliche sind häufiger als Mädchen bzw. weibliche Jugendliche körperlicher Misshandlung ausgesetzt, Mädchen/weibliche Jugendliche hingegen erleiden häufiger sexuelle Gewalt (Boney-McCoy a. Finkelhor 1995). Sexueller Missbrauch bezeichnet die Beteiligung von Kindern an sexuellen Handlungen, denen diese nicht eigenverantwortlich zustimmen können. Als Kriterium für eine sexuell missbräuchliche Handlung gilt eine Altersdifferenz zwischen Opfer und Täter von mindestens fünf Jahren. Sexuelle Missbrauchshandlungen sind häufig mit exzessivem Alkohol- und/oder Drogenkonsum von Tätern verbunden. Von sexuellem Missbrauch betroffene Kinder und Jugendliche zeigen eine erhöhte Symptombelastung in den Bereichen Angst, Depression und Aggression. Sie leiden unter Bauchschmerzen ohne körperlichen Befund, unter Ess- oder Schlafstörungen, Bettnässen oder Einkoten. Viele zeigen ein unangemessenes Sexualverhalten – intensive Neugierde an Sexualität, offenes Masturbieren, exhibitionistisches Verhalten und/oder unangemessenes sexualisiertes Verhalten im Kontakt mit Peers oder Erwachsenen. Von Missbrauch betroffene Jugendliche realisieren häufig selbstschädigendes Verhalten, durchleiden Angst und Depression, durchleben intensive Schuld- und Schamgefühle, zeigen eine erhöhte Suizidneigung, konsumieren verstärkt Alkohol, Medikamente und Drogen, laufen weg oder realisieren unter Umständen promiskuitives Verhalten. Die Intensität kindlicher bzw. jugendlicher Symptombelastung korrespondiert mit der zeitlichen Nähe zum Missbrauchsereignis, mit dessen Intensität und Bedrohlichkeit, mit der Enge der Beziehung zwischen Täter und Opfer, mit dem Fehlen von familiärer Unterstützung bei der Bewältigung und bei der eventuellen Veröffentlichung der Missbrauchserfahrung, mit der Langwierigkeit eines eventuellen Gerichtsverfahrens sowie mit Revictimisierungs-Erfahrungen betroffener Kinder und Jugendlicher (Egle, Hoffmann u. Joraschky 2005).

Vernachlässigung umschreibt die fehlende oder nicht hinreichende Beachtung grundlegender Bedürfnisse eines Kindes nach Nahrung, Sauberkeit, Betreuung und medizinischer Versorgung (Dornes 2014,

S. 71). Sie impliziert immer auch ein Vorenthalten emotionaler Zuwendung – Eltern sind psychisch nicht präsent, zeigen kein oder wenig Interesse an seinen Gedanken und Gefühlen, gehen nicht auf seine Bedürfnisse ein, realisieren keine oder sehr wenig Zuwendung, Wärme und Bestätigung. Neben körperlichen Folgewirkungen generiert Vernachlässigung schwerwiegende emotionale Störungen bei Kindern, Jugendlichen und späteren Erwachsenen (Bowlby 1969). Vernachlässigendes elterliches Verhalten ist vor allem in familiäre Armut eingebettet und insbesondere mit einer psychischen Erkrankung, einer geistigen Behinderung und/oder exzessivem Alkohol- oder Drogenkonsum von Eltern verbunden.

10 Ein verschränktes Fallverständnis

Die Verschränkung eines kontext- und entwicklungsfokussierten Fallverständnisses bietet sich dort an, wo eine kindliche oder jugendliche Symptomatik zwar in einer Entwicklungsverlangsamung begründet ist, sich jedoch rund um diese im Lauf der Zeit zugleich dysfunktionale familiäre Muster und Lösungsversuche etablieren.

> Im Rahmen der Anfangsphase der Therapie mit dem 15-jährigen Hannes, seinen Eltern und seiner zwei Jahre älteren Schwester wurde deutlich, dass Hannes' sozial auffälliges Verhalten und insbesondere seine Wutausbrüche schon von früh an bestanden und sein soziales Leben wie auch das Leben seiner Familie tief geprägt hatten. Unter anderem hatten diese dazu geführt, dass die mitbetroffenen Familienmitglieder versuchten, Hannes »jeden Wunsch von den Lippen abzulesen«, um eine Eskalation zu vermeiden. Hannes hatte sich dadurch eine bestimmende Position im Familienverband verschafft. Die Hinnahme seiner Wutausbrüche und die Unterordnung seiner Eltern und seiner Schwester waren auch darin begründet, dass sie mit einer »Katastrophe« rechneten, wenn sie seinen Bedürfnissen oder Wünschen Widerstand leisten würden. Im Kontext der Klärung dieser familiären Dynamik wurde deutlich, dass die Familientherapie sich auf zwei Ziele konzentrieren würde: auf Hannes' Einüben der Fähigkeit, aggressive Impulse zu kontrollieren, sowie auf eine Transformation der elterlichen Lösungsstrategie der Hinnahme und Konfliktvermeidung.

Ein verschränktes Fallverständnis bietet sich auch dort an, wo sich rund um das kindliche bzw. jugendliche Bewältigen einer hochbelastenden oder traumatischen Erfahrung dysfunktionale familiäre Interaktionsmuster, nicht hilfreiche elterliche und selbstbezügliche Lösungsversuche und/oder verengende Narrative etablieren, die zu einer Chronifizierung des Leidenszustands eines Kindes bzw. Jugendlichen beitragen. Dies kann im Kontext einer durch eine Mobbingerfahrung in der Schule begründeten Schulangst der Fall sein, die ein schulvermeidendes Verhalten nach sich zieht. In vielen Fällen bettet sich dieses in ein überfürsorgliches familiäres Interaktionsmuster ein, in das Unterlassen produktiver Lösungsversuche seitens des Kindes bzw. Jugendlichen und in eine elterliche Lösungsstrategie der Hinnahme und Konfliktvermeidung sowie in ein elterliches *Narrativ der Gefährdung/Opferschaft* des Kindes oder Jugendlichen.

Ein sowohl kontext- wie bewältigungsfokussiertes Fallverständnis lag im Rahmen der Therapie mit einer fünf Mitglieder umfassenden Familie nahe: Die Mutter von zwei jugendlichen Söhnen und einer Tochter – dem sechzehnjährigen Markus, dem achtzehnjährigen Johannes und der neunzehnjährigen Tanja – hatte auf Anraten ihrer Einzeltherapeutin, die sie nach einem stationären Aufenthalt aufgrund mehrerer Suizidversuche aufsuchte, die Familientherapie initiiert. Sie nahm wahr, wie sehr ihr Söhne durch ihre Suizidversuche belastet waren, und sie hoffte, ihnen im Rahmen einer Familientherapie die Sicherheit zu vermitteln, dass sie sich »für das Leben entschieden« hatte und keinen erneuten Suizidversuch unternehmen würde. Am Erstgespräch nahmen die Mutter, der Vater und die drei Kinder teil.

Im Erstgespräch mit der Familie wurde deutlich, dass die mütterlichen Suizidversuche sowohl Markus wie auch Johannes sehr verunsichert hatten, aber beide glaubten ihrer Mutter, dass sie vorhatte, am Leben zu bleiben. Aktuell belastender war für sie die zwischen ihren Eltern bestehende Spannung und die seit Längerem bestehende Unsicherheit, ob die Eltern ihre Ehe fortführen oder sich trennen würden (die Spannung zwischen den Eltern war auch mit ein Hintergrund der Suizidversuche der Mutter gewesen). Die Belastung der beiden Jugendlichen wurde im zweiten Familiengespräch in einer Darstellung der aktuellen Familiensituation mithilfe des Familienbretts, bei welcher die Tochter Tanja als Regisseurin fungierte, konkretisiert – sie positionierte jene Figuren, die ihre beiden Brüder abbildeten, zwischen den weit voneinander entfernten ihre Eltern repräsentierenden Figuren, und konnotierte ihre Brüder als »letztes Verbindungsglied« und als »Vermittler« zwischen diesen. Sowohl die Eltern wie auch ihre Brüder stimmten ihrer Beschreibung zu. Die elterliche Spannung und die Frage, wie die Eltern ihre Söhne von ihrem Konflikt entlasten konnten, wurde zum Gegenstand mehrerer nun folgender elterntherapeutischer Gespräche. Hier entschieden sich die Eltern, getrennte Wege zu gehen. Erst im Anschluss an diese Entscheidung fanden weitere Familiengespräche statt, die rund um die Frage kreisten, wie Markus und Johannes ihre Erschütterung durch die Suizidversuche bewältigen und wie ihre Eltern und ihre Schwester sie dabei unterstützen konnten.

11 Zur Zielsetzung von Therapie

Zu Anfang des vierten Familiengesprächs erzählten Marlene und ihre Mutter von einer deutlichen Verbesserung in Marlenes Befinden. Sie waren sich einig darüber, dass es Marlene Schritt für Schritt gelang, mit ihrem plötzlichen und schlimmen Verlust zurande zu kommen. Ich schlug Marlene und ihrer Mutter eine Zeitlinien-Übung vor, um zu klären, welchen Schritt des Bewältigens Marlene als Nächstes unternehmen konnte. Marlene legte ein Seil quer durch den Therapieraum, dessen Anfang wir als jenen Zeitpunkt bestimmten, zu dem ihr Stiefvater verschwunden war, und dessen Ende wir als jenen noch in der Zukunft liegenden Zeitpunkt markierten, an dem sie in der Lage sein würde, ihren Verlust anzunehmen und wieder ein gutes und glückliches Leben zu führen.

Wo auf diesem Weg des Bewältigens sah sie sich heute? Sie markierte eine etwa dreißig Zentimeter vom Seilanfang entfernte Stelle mit einer Muschel. Wir redeten darüber, was ihr alles dabei geholfen hatte, den bisherigen Weg zurückzulegen (dass sie und ihre Mutter weniger stritten; die Besuche bei ihren Großeltern; die Gespräche mit ihrer Freundin; ein Buch über Pferdezucht, das sie fesselte; das Nicht-mehr-Anrufen bei ihrem Stiefvater und das Nicht-mehr-SMS-Schreiben). Was dachte sie sich als nächsten Schritt auf der dargestellten Linie? Sie legte eine weitere Muschel in zwanzig Zentimeter Entfernung zur ersten und beschrieb die damit verbundenen Unterschiede. Was alles würde ihr bei diesem nächsten Schritt helfen? Ein Mehr desselben, was bisher schon geholfen hatte, und das Wiederaufnehmen ihrer Reitstunden sowie ein Brief, den sie ihrem Stiefvater schreiben würde, in dem sie ihre Enttäuschung in Worte fassen könnte – sie würde ihn zu unserem nächsten Gespräch mitnehmen, ihn ihrer Mutter und mir vorlesen und ihn anschließend verbrennen.

Nach dem Therapiegespräch ging mir ein Song von Paul McCartney – *Hey Jude* – durch den Kopf (Lennon u. McCartney 1970). McCartney schrieb ihn für John Lennons Sohn Julian, als er Lennons Exfrau Cynthia und Julian nach deren Scheidung von John besuchte, weil er um die Belastung des Jungen wusste (Miles 1999, S. 579):

> »Wir waren seit wer weiß wie lang befreundet, und ich dachte, es müsse verdammt hart sein, wenn man praktisch über Nacht zur persona non

> grata wird und einfach so aus dem Leben der anderen verschwindet. Ich beschloss, die beiden zu besuchen. [...] Ich war daran gewöhnt, während der Fahrt nach Kenwood zu komponieren, denn normalerweise fuhr ich ja dorthin, um mit John an irgendwelchen Songs zu arbeiten. Ich begann mit den Worten ›Hey Jules‹ – damit war Julian gemeint – ›don't make it bad, take a sad song and make it better‹. Ich wollte damit sagen: Hey Julian, lass dir diese schreckliche Geschichte nicht zu sehr zu Herzen gehen! Ich wusste, dass ihm schwere Zeiten bevorstanden.«

Die erste Zeile des Songs endet mit den Worten *take a sad song and make it better.* Setzt man einen kindlichen bzw. jugendlichen Leidenszustand (und den damit verbundenen Leidenszustand von Eltern sowie damit verbundene familiäre Problemstellungen) einem *sad song* gleich, so scheint mir das Weiterkomponieren dieses Lieds bzw. sein Weitererzählen zu einem besseren Ende hin eine gute Beschreibung dessen zu sein, was Familientherapie versucht.

II ... zur Praxis

1 Einen Rahmen für gemeinsames Erzählen schaffen

Familientherapie lässt sich mit Freeman, Epston a. Lobovits (2000, S. 65) als Vorgang der »Ko-Konstruktion heilender Narrative« denken. Dieses Ko-Konstruieren birgt eine inhaltliche und eine relationale Dimension. Damit Familientherapie eine problemauflösende oder -lindernde Wirkung entfaltet, bedarf es eines relationalen Rahmens kooperativen Erzählens – einer positiven Beziehung zwischen einem Therapeuten und allen teilnehmenden Familienmitgliedern, einer positiven Reziprozität zwischen den an Therapiegesprächen teilnehmenden Familienmitgliedern und zuweilen einer positiven Interaktion zwischen einer Familie bzw. den Eltern und wichtigen sozialen anderen.

1.1 Das Schaffen einer positiven Therapiebeziehung

Familientherapie ist in ihrem *outcome* wesentlich durch die Qualität der therapeutischen Beziehung bestimmt (Hubble, Duncan u. Miller 2001a). Therapeuten tragen dazu bei, indem sie sowohl Bestätigung und Würdigung als auch Anregung realisieren (Ludewig 2002b, S. 47) bzw. indem sie Anregung in einen Kontext von Bestätigung und Sicherheit einbetten.

> »Konkret gehören hierzu alle Maßnahmen zur Schaffung struktureller Sicherheit (Setting, Behandlungsablauf, Verstehbarkeit und subjektiv erlebte Transparenz des Vorgehens), die Beziehungsqualität und das Vertrauen zum Therapeuten (seine Kompetenz, Glaubwürdigkeit, emotionale Standfestigkeit) und nicht zuletzt die Unterstützung und Sicherheit, die ein Klient aus sich selbst heraus erhält […]. Mit Bezug zur Bindungstheorie könnte man sagen, dass exploratives Verhalten einen emotional ›sicheren Ort‹ braucht, von dem man ausgehen und zu dem man zurückkehren kann« (Schiepek, Eckert u. Kravanja 2013, S. 35).

Je belasteter Familienmitglieder sind, desto mehr Bestätigung und Sicherheit müssen sie im Kontext der therapeutischen Beziehung erfahren und desto dosierter muss sich therapeutische Anregung gestalten.

Therapeutische Bestätigung und Würdigung realisiert sich in einem Aktualisieren von Empathie und Wertschätzung; in einer hohen Ressourcenorientierung; in einer expliziten Kooperations- sowie Ziel- und Auftragsorientierung; im Achten auf familiäre Rollen und familiäre Hierarchie; in einem Wahren sozialer Neutralität; in einem mittleren Grad an Führung und in einem Bemühen um gleichwertiges Expertentum.

Bestätigung und Würdigung durch Therapeuten ist am Beginn einer Familientherapie die Basis dafür, dass Familien eine längerfristige therapeutische Arbeitsbeziehung eingehen; sie reduziert im Fortgang einer Therapie das Risiko eines Therapieabbruchs (Kazdin 2004, p. 550); sie schränkt den mit Therapie verbundenen Stress von Familienmitgliedern ein; sie deckt Grundbedürfnisse von Familienmitgliedern nach Anerkennung und Verstandenwerden ab (Merl 1998); sie ist die Grundlage dafür, dass therapeutische Anregungen aufgegriffen werden und im Kontext von Therapie Lernvorgänge stattfinden; sie stellt zuweilen eine »korrigierende Beziehungserfahrung« (Grawe 2004, S. 214) für Familienmitglieder dar und trägt in Form eines Entschleunigens dort, wo familiäre Interaktion durch hohe Spannung oder negative Reziprozität geprägt ist, zu einer Beruhigung mit bei.

Stufen Familienmitglieder Therapeuten als empathisch und wertschätzend ein, korreliert dies signifikant positiv mit dem Ergebnis einer Therapie. Ein eingeschränktes oder fehlendes Aktualisieren von therapeutischer Empathie hingegen mündet häufig in Therapieabbrüche und/oder in eine geringe Wirksamkeit von Therapie. Therapeutische Empathie verwirklicht sich in therapeutischem Paraphrasieren; in einem Aufgreifen von seitens der Familienmitglieder verwendeten Metaphern und Schlüsselwörtern; in einem wortwörtlichen Wiederholen einzelner Äußerungen von Familienmitgliedern; in einem Verbalisieren vermuteter emotionaler Erlebnisinhalte; in einem partiellen para- und nonverbalen Synchronisieren der Therapeuten mit gestischen, mimischen, motorischen und paraverbalen Verhaltensweisen von Familienmitgliedern.

Wertschätzung realisiert sich in einem Würdigen der Not, in der sich Kinder bzw. Jugendliche und ihre Eltern befinden; in einem Würdigen gegebener Therapiebereitschaft und Offenheit; in einem Wertschätzen der bisherigen Lösungsversuche der Familie; in einem Anerkennen möglicherweise gegebener Ambivalenzen; in therapeutischer Präsenz sowie in einem geduldigen, langsamen und kleinräumigen therapeutischen Vorgehen.

Therapeutische Ressourcenorientierung verwirklicht sich in der Aufmerksamkeit von Therapeuten für personale wie soziale, materielle wie immaterielle Ressourcen von Familienmitgliedern; für ihre Fähigkeiten, Ziele und Werte; für Problemausnahmen und Unterschiede; für das, was (trotz alledem) gelingt; für bereits realisierte Lösungsschritte und Veränderungen. Das Wahrnehmen und Thematisieren von Ressourcen von Familien und einzelnen Familienmitgliedern durch Therapeuten ist mit entscheidend für das positive Ergebnis einzelner Therapiesitzungen wie auch für das gesamte Therapieergebnis (Grawe 2004, S. 390).

> »Es ist die Mobilisierung der Ressourcen von KlientInnen« – so Tallman und Bohart (2001, S. 122) –, »welche therapeutisch wirkt, nicht die Anwendung einer Technik auf ein Problem [...].«

Ein wesentlicher Teil dieser Wirkung besteht darin, dass im Familiensetting gegebene Ressourcen in Gegenwart der anderen Familienmitglieder thematisiert werden, was im guten Fall zu einer veränderten Sicht der Familienmitglieder auf sich selbst und aufeinander mit beiträgt.

Familientherapie ist – so de Shazer (1992, S. 92) – eine auf »Konsens und Kooperation aufgebaute Unternehmung«, die sich an Zielen und Aufträgen von Familien orientiert. Hilfreiche Familientherapeuten suchen gemeinsam mit Familien jene Probleme zu lösen, die diese tatsächlich lösen möchten.

Ein positives therapeutisches Arbeitsbündnis impliziert das Beachten familiärer Rollen und familiärer Hierarchie. Es impliziert fortwährende Entscheidungen darüber, welche Familienmitglieder bei welchen Themen adressiert werden (und welche nicht); es impliziert, dass elternbezogene Problemlagen und Thematiken in der Abwesenheit von Kindern bzw. in elterntherapeutischen Gesprächen besprochen werden.

Soziale Neutralität und Allparteilichkeit umschreibt, dass ein Therapeut darum bemüht ist, mit allen Familienmitgliedern positive Kooperation aufzubauen und zu wahren. Vor diesem Hintergrund gilt seine Aufmerksamkeit und Empathie allen am Gespräch teilnehmenden Familienmitgliedern in gleichem Maß. Er legt nahe, dass die

Sichtweisen abwesender Familienmitglieder unter anderem durch zirkuläres Fragen mitberücksichtigt werden und sie so eine Stimme im Therapiegespräch erhalten. Soziale Neutralität impliziert zudem, dass ein Therapeut dem Leid von Eltern gleiche Wertschätzung zollt wie jenem eines Kindes oder Jugendlichen (Omer u. von Schlippe 2002, S. 86).

Hilfreiche Familientherapie realisiert sich in einem mittleren Grad an Führung, in der therapeutisches *pacing* und *leading* einander abwechseln (Schiepek, Eckert u. Kravanja 2013, S. 19; Haken u. Schiepek 2010, S. 525). Führung verwirklicht sich in einer gezielten Lenkung der Interaktion und der Aufmerksamkeit von Familienmitgliedern:

> »Wir sind« – so White (2000, S. 97; Übers.: K. G.) – »sicherlich direktiv in der Weise, dass wir mit beeinflussen, was innerhalb einer therapeutischen Konversation aufgegriffen wird. Aber wir sind nicht direktiv im Sinne der Autorenschaft für die in den Konversationen von Klienten aktualisierten Erzählungen. Unsere Direktivität bezieht sich auf Entdeckungen. Wir schaffen Kontexte, innerhalb derer Menschen dazu eingeladen werden, spezifische Entdeckungen zu machen.«

Führung schließt sowohl Regelsetzungen wie auch ein *limit-setting* durch den Therapeuten mit ein, wenn Familienmitglieder auf eine Art und Weise interagieren, die ihre Zusammenarbeit als Familie oder die Zusammenarbeit des Therapiesystems beeinträchtigt. Regelsetzungen sind insbesondere dort von Bedeutung, wo Familienmitglieder gleichzeitig reden, einander ins Wort fallen, einander unterbrechen, Beiträge von anderen entwerten oder übergehen u. a. Regelsetzungen dienen dem Schutz aller Familienmitglieder und des Therapiesystems. Sie schließen direkte Anweisungen und Verhaltensregulierungen mit ein, etwa wenn ein Kind Gegenstände im Therapieraum zerstört oder sich in Gefahr bringt und seine Eltern sich passiv verhalten (Retzlaff 2008, S. 38).

Die Beziehung zwischen Familie und Therapeuten verwirklicht sich als Zusammenarbeit von zugleich unterschiedlichen wie gleichrangigen Experten: Familienmitglieder sind Experten für zu entwickelnde inhaltliche Lösungen, Familientherapeuten Experten für einen konstruktiven Prozess der Lösungssuche. Sie bewegen sich als Kooperationspartner auf gleicher Augenhöhe.

Die Qualität der Therapiebeziehung wird nicht einseitig durch die Therapeuten determiniert – die Familienmitglieder bestimmen unter anderem durch die Art und Weise ihrer Kooperation, durch ihr Engagement, durch ihre Offenheit, durch die Bestätigung, die sie den Therapeuten vermitteln, die Qualität der therapeutischen Beziehung entscheidend mit (Orlinsky, Ronnestad a. Willutzki 2004, S. 324). Wie Familienmitglieder einem Therapeuten begegnen und mit ihm zusammenarbeiten, wird wesentlich durch den Zugangs- bzw. Überweisungskontext einer Therapie, durch ihre mit Therapie verbundenen Erwartungen (Sexton, Alexander a. Leigh Mease 2004, p. 632) wie auch durch ihre interaktionellen Vorerfahrungen mitbestimmt (Grawe 2004, S. 620; Brandl-Nebehay 1995, S. 150): Familienmitglieder, die über unsicherere Bindungserfahrung verfügen, begegnen einem Therapeuten eher mit Misstrauen und/oder fürchten, von ihm abgewertet oder abgelehnt zu werden. Familienmitglieder mit einer sicheren Bindungserfahrung hingegen tendieren dazu, den Therapeuten als interessiert und akzeptierend wahrzunehmen (Bachelor u. Horvath 2001, S. 166).

1.2 Das Anregen positiver Reziprozität und funktionaler familiärer Interaktion

Familientherapeutische Gespräche sind dort hilfreich, wo Familienmitglieder positive Reziprozität realisieren – wo sie einander wertschätzend begegnen und anklagende, entwertende, zurückweisende oder demütigende Formen der Kommunikation unterlassen (Sexton, Alexander a. Leigh Mease 2004, p. 632).

Positive Reziprozität zwischen Familienmitgliedern lässt sich auf mehrerlei Art und Weise unterstützen – indem Therapeuten Wertschätzung gegenüber Familienmitgliedern realisieren und sie so auch für deren Interagieren nahelegen; indem sie ein Aktualisieren positiver Reziprozität zwischen Familienmitgliedern im *Hier und Jetzt* eines Therapiegesprächs anerkennen und fördern; indem sie negative Reziprozität im *Hier und Jetzt* unterbrechen und Familienmitglieder konfrontieren und indem sie positive wie negative Reziprozität zu expliziten Sinnthemen von Familiengesprächen machen und sie gemeinsam mit Familienmitgliedern erkunden.

Positive Reziprozität ist Teil eines allgemeinen funktionalen familiären Interaktionsverhaltens. Funktionales elterliches Verhalten zeigt sich darin, dass Eltern ihre elterliche Rolle wahren; dass sie altersentsprechende Forderungen an ihr Kind stellen und diesem Grenzen setzen: dass sie sein Verhalten in altersadäquater Weise regulieren (Eisenberg a. Spinrad 2004); dass sie dessen Eigenständigkeit fördern und fordern (Schneewind 2012, S. 109) bzw. ihm altersentsprechende Eigenverantwortung zutrauen, diese zulassen und zumuten (Thoma 2007); dass sie restriktive Formen der Kontrolle vermeiden; dass sie ihr Kind dabei unterstützen, selbstständige Problemlösungen zu finden und dass sie dann verfügbar sind, wenn ein Kind eine belastende Situation nicht selbstständig bewältigen kann (Davidov a. Grusec 2006). Funktional elterliches Verhalten fördert kindliche und jugendliche Eigenverantwortlichkeit und Gemeinschaftsfähigkeit (Schneewind 2012, S. 109), das Entwickeln eines positiven und realitätsbezogenen Selbstbilds und den Erwerb altersentsprechender sozialer und praktischer alltagsbezogener Fähigkeiten. Kinder und Jugendliche tragen zu funktionaler familiärer Interaktion mit bei, indem sie familiäre Rollenunterschiede anerkennen, ihre persönlichen Grenzen wahren und ihre Eigenständigkeit altersadäquat verwirklichen.

Welche dysfunktionalen Interaktionen realisieren Eltern in Familientherapien? Sie beziehen ein Kind in einen elterlichen Konflikt mit ein; sie kommunizieren miteinander über ihr Kind; sie unterlassen regulierende Reaktionen auf eine Äußerung oder ein Verhalten eines Kindes dort, wo sie erforderlich wären (etwa indem sie abwertendes oder aggressives Verhalten eines Kindes resp. Jugendlichen ihnen gegenüber hinnehmen bzw. es unkommentiert lassen); sie greifen in die kindliche Autonomie oder auch in die Autonomie des anderen Elternteils ein (etwa indem sie in Form eines elterlichen »Gedankenlesens« Fragen des Therapeuten, die an ein Kind/einen Jugendlichen/den anderen Elternteil gerichtet sind, an dessen Stelle beantworten); sie versuchen, von ihrem Kind Bestätigung zu erhalten u. a.

Welche dysfunktionalen Interaktionen realisieren Kinder oder Jugendliche in Familientherapien? Sie beachten Anweisungen ihrer Eltern nicht; sie unterbrechen ihr Erzählen; sie entwerten sie; sie nehmen ihnen gegenüber eine elterliche Position ein; sie vermitteln zwischen ihren Eltern u. a.

12.1 Das Hier und Jetzt verändern

Im *Hier und Jetzt* eines Familiengesprächs aktualisierte negative Reziprozität oder dysfunktionale Interaktion spiegelt in der Regel entsprechende Interaktion im familiären Alltag wider. Da wie dort belastet sie Familienmitglieder, da wie dort erschwert sie erwünschte Veränderung, da wie dort verhindert sie lösungsbezogene Lernvorgänge. Um positive Reziprozität und funktionale Interaktion zu stärken und Interaktion zu hemmen, müssen Therapeuten Verantwortung für die gemeinsame Kommunikation übernehmen (Minuchin 1983, S. 36). Retzlaff (2008, S. 23) beschreibt dies wie folgt:

> »Bestimmte Affektlagen und Aktivierungszustände wirken lähmend, hemmen den Zugang zu Lösungsideen, eigenen Kompetenzen und kreativem Potenzial. Als Therapeut versuche ich, die vorherrschende Affektlage der Familie zu beeinflussen, und lade dazu ein, andere Grundmelodien, die den Ton im Alltag bestimmen, zu erkunden und in das eigene Repertoire aufzunehmen. Der Vorgang, Familien affektiv auf eine andere ›Wellenlänge‹ zu bringen, ist weniger verbal vermittelt, sondern primär ein affektiv-physiologisches Geschehen.«

Therapeutisches Führen lässt sich hier am leichtesten in einer *sternförmigen Kommunikation* mit allen Familienmitgliedern realisieren – der Therapeut adressiert die einzelnen Familienmitglieder und lenkt ihr Kommunizieren auf sich. Eine sternförmige Kommunikationsform ermöglicht es, deeskalierend zu wirken und zugleich die Aufmerksamkeit der Familienmitglieder auf das zu richten, was vereinbarter Fokus eines Therapiegesprächs ist.

Positive Reziprozität bzw. funktionale Interaktion wird dadurch gefördert, dass ein Therapeut sie dort, wo sie stattfindet, hervorhebt und explizit anerkennt. Um negative Reziprozität oder dysfunktionale Interaktion zu unterbrechen, kann ein Therapeut indirekte wie direkte Vorgehensweisen nützen.

Indirekte Vorgehensweisen

Indirekte Vorgehensweisen von Therapeuten entziehen sich in der Regel der bewussten Aufmerksamkeit von Familienmitgliedern – sie realisieren sich im Reformulieren und Konkretisieren der Äußerungen von Familienmitgliedern; im Umformulieren von Klagen in Wünsche und Sehnsüchte; im Hervorheben der Verbundenheit zwischen Familienmitgliedern und in einem positiven Bewerten beschriebener Unterschiedlichkeit. Sie dienen dem Anregen einer anderen als der bisher von der Familie verwendeten Kommunikationsweise.

Reformulieren und Konkretisieren

Im Kontext therapeutischen Reformulierens werden Aussagen von Familienmitgliedern wiederholt und zugleich in ihrer Bedeutung verändert, um sie für andere Familienmitglieder anschlussfähiger zu gestalten. Sprachliche Mikrointerventionen (Sluzki 1992) zielen darauf ab, von Familienmitgliedern konstruierte »harte (Problem-) Wirklichkeit« zu verflüssigen (Retzer 1995). Dabei werden adjektivistische wie auch nominalisierende Beschreibungen (»ängstlich«, »Angsthase«) durch Beschreibungen mittels Verben ersetzt; im Indikativ getroffene Aussagen zu Aussagen im Konjunktiv umformuliert (»Es scheint, als wäre ...«); ontologische Aussagen in Aussagen transformiert, die die subjektive Sichtweise eines Familienmitglieds hervorheben (»Sie haben den Eindruck, dass ...«, »Du glaubst, dass ...«); generalisierende Beschreibungen (»nie«, »immer«) differenziert (»ganz selten«, »meistens«); entkontextualisierte Aussagen (»Er bringt nichts zustande«) in Aussagen umformuliert, die Zusammenhänge hervorheben (»Beim Hausaufgabenmachen fällt es ihm schwer, dass er ...«); Feststellungen der Kontinuität (»immer«, »nie«) oder der Degression (»immer schlimmer«) zeitlich eingegrenzt (»Bis jetzt ...«, »Nach Ihrer bisherigen Erfahrung ...«) u. a. (Grossmann 2007, S. 65).

Elterliche Sprache ist zumeist abstrahierter als kindliche Sprache. Reformulieren dient oft nicht nur einer verflüssigenden Absicht, es ist vielfach auch ein Übersetzen aus einer Eltern- in eine Kind-Sprache und umgekehrt: So wird aus einem von Eltern beklagten »schwierigen Verhalten« eines Kindes oder Jugendlichen konkreteres »oft mit der Schwester streiten«, »nicht bei der Hausaufgabe sitzen bleiben« u. a.

Umformulieren von Klagen in Wünsche und Sehnsüchte

Familiäre Kommunikation rund um kindliche oder jugendliche Problemstellungen realisiert sich häufig in Form ein- oder wechselseitiger Klage – Eltern beklagen das unerwünschte Verhalten ihres Kindes, ein Kind resp. ein Jugendlicher klagt über fehlende Autonomie, ein Elternteil führt Klage über das Verhalten des anderen.

> »Klagen kann« – so Brandl-Nebehay und Hinsch (2010, S. 48) – »als Sehnsucht danach begriffen werden, sich in der Beziehung wohlzufühlen [...].«

Es stellt eine Möglichkeit dar, wie Familienmitglieder einander ihre Bedürfnisse mitteilen. Mittels des Umformulierens von Klagen bzw. des Erkundens, was Klagen als Sehnsucht verbirgt, kann eine Klage zum Gegenstand eines konstruktiven Austausches zwischen Familienmitgliedern werden.

Das Betonen von Verbundenheit und Gemeinsamkeit und das positive Bewerten von Unterschiedlichkeit

Im Kontext negativer Reziprozität tendieren Familienmitglieder zu einem Erzählen, das ihre Verschiedenheit betont. Ein Therapeut kann dem durch den Gebrauch einer »inklusiven Sprache« entgegenwirken – durch ein Hervorheben von und ein Fokussieren auf Gemeinsamkeiten und Ähnlichkeiten zwischen Familienmitgliedern. Zugleich kann er seitens der Familienmitglieder hervorgehobene Unterschiedlichkeit positiv attribuieren, indem diese als Ausdruck einander ergänzender Fähigkeiten konnotiert werden.

Direkte Vorgehensweisen

Im Rahmen direkter Vorgehensweisen wird im *Hier und Jetzt* aktualisierte negative Reziprozität oder dysfunktionale Interaktion unmittelbar zum Gegenstand des gemeinsamen Gesprächs. Zu direkten Vorgehensweisen zählen Praktiken des Unterbrechens und Konfrontierens, des Partialisierens und Externalisierens, das Festlegen von Kommunikationsregeln (und das Erinnern an diese Regeln), Metakommunikationen und das Sequenzieren des Erzählens.

Unterbrechen und Konfrontieren

Negative Reziprozität und dysfunktionale Interaktion werden gehemmt, wenn der Therapeut das Gespräch der Familienmitglieder mit dem Hinweis unterbricht, dass das im Augenblick realisierte Kommunizieren der Familienmitglieder nicht zielführend ist oder eine Form des »Mehr desselben« an gewohntem Austausch darstellt: Ein Jugendlicher kann darauf hingewiesen werden, dass er einen Elternteil durch seine Äußerung abwertet, eine elterliche Position gegenüber seinen Eltern einnimmt, zwischen seinen Eltern vermittelt o. Ä. Ein Elternteil kann darauf hingewiesen werden, dass er sich anklagend verhält u. a. Konfrontieren kann mit einem Vergegenwärtigen zuvor vereinbarter oder durch den Therapeuten festgelegter Kommunikationsregeln verbunden sein.

Partialisieren und Externalisieren

Bei einem partialisierenden Vorgehen unterstellt der Therapeut, dass etwa die anklagende Kommunikation eines Familienmitglieds nur einen Teil seiner Einstellung bzw. Sichtweise in Bezug auf ein anderes Familienmitglied wiedergibt (»Da gibt es einen Teil in Ihnen als

Vater, der sehr enttäuscht ist und dem es wichtig ist, ihrem Sohn seine Fehler bewusst zu machen«). Diese Unterscheidung wirkt entlastend und ermöglicht es, den Fokus auf (zugleich vorhandene) andere Einstellungen und Sichtweisen zu lenken, die stärker mit positiver Reziprozität verbunden sind.

Im Rahmen eines externalisierenden Vorgehens wird negative Reziprozität als eigenständige Entität konnotiert und so vom familiären System entkoppelt (s. Kap. 6).

Festlegen von Kommunikationsregeln

Ist ein Familiengespräch in hohem Maß durch negative Reziprozität oder dysfunktionale Interaktion geprägt, kann ein Vereinbaren oder Festlegen von Kommunikationsregeln hilfreich sein. Hierzu zählt etwa die Regel, einander ausreden zu lassen; die Regel, dass Kinder nicht für Eltern, Eltern nicht für ihr Kind und Elternteile nicht füreinander sprechen.

Metakommunikationen

Der Therapeut kann eine Metakommunikation des Therapiesystems anregen, indem er im Moment stattfindende Kommunikation im *Hier und Jetzt* zum gemeinsamen Sinnthema des Gesprächs macht. Hier ist es meist hilfreich, wenn er zuerst seine Vermutung darüber, welche Affekte bei Familienmitgliedern aktuell aktiviert sind, in empathischer Weise formuliert und gegebenen Ärger, gegebene Kränkung oder Enttäuschung explizit würdigt. Dann fokussiert er die aktuelle Kommunikation (»Lassen Sie uns kurz innehalten und schauen, was gerade passiert ist«), verbalisiert seine Wahrnehmung, stimmt diese mit der Wahrnehmung der Familienmitglieder ab und untersucht, ob und inwieweit sie Entsprechungen zum familiären Alltag birgt. Im letzten Schritt erkundet er gegebene kommunikative Alternativen.

In der Therapie mit Eltern und Jugendlichen lässt sich Metakommunikation auch plastischer gestalten: Im Kontext der sog. »Standbildtechnik« (Scheinkman u. Fishbane 2006, S. 165) ersucht der Therapeut die Familienmitglieder, ihr eben stattgefundenes Kommunizieren auf einer imaginierten Leinwand gleich einem Filmausschnitt im Zeitlupentempo ablaufen zu lassen, während er ihre Wahrnehmung verbalisiert. Eine ähnliche Vorgehensweise ist jene der »Stuhlarbeit« (Jakob u. Arnzt 2011) – hier stellt der Therapeut Stühle für die anwesenden Familienmitglieder auf, die diese repräsentieren. Mithilfe dieser Symbolisierung lässt er die wahrgenommene Interaktionssequenz szenisch verdeutlichen. Beide Vorgehensweisen münden in ein gemeinsames Entwickeln von Kommunikations- bzw. Interaktionsalternativen.

Im Kontext hoher Kränkung reproduziert sich negative Reziprozität im Metakommunizieren einer Familie. Ist das gemeinsame Gespräch in hohem Maß durch Abwertungen überschattet, so trägt ein beruhigendes und stark strukturierendes Therapeuten-Verhalten eher dazu bei, Deeskalation und positive Reziprozität anzuregen.

Sequenzieren des Erzählens

Zuweilen ist die negative Reziprozität zwischen Familienmitgliedern so ausgeprägt, dass sie jede Passage des gemeinsamen Gesprächs dominiert. Sie verhindert dann ein Klären des Themas und Ziels eines Therapiegesprächs ebenso wie das Anregen von Problem-Lösungs-Übergängen. Angelehnt an die Praktik der *Konstrukt-Differenzierung* (Willi et al. 1992) können hier alle Familienmitglieder gebeten werden, zu dem sie emotional aufwühlenden Konflikt nacheinander Stellung zu nehmen und diesen aus ihrer Sicht darzustellen. Jedem Familienmitglied wird dabei ein gleiches Zeitausmaß zuerkannt; während es erzählt, müssen sich die anderen auf das Zuhören beschränken und dürfen dazu nicht Stellung nehmen. Die Reihenfolge wird durch den Therapeuten festgelegt.

Zuweilen ist ein Familiengespräch ausschließlich durch Vorwürfe, Beschuldigungen, Entwertungen, Demütigungen geprägt, sodass es dem Therapeuten nicht gelingt, negative Reziprozität zu unterbrechen. Hier empfiehlt es sich, das Gespräch abzubrechen, um den Schutz letztlich aller Familienmitglieder sicherzustellen und jenen Schaden zu minimieren, den die Fortsetzung mit sich bringen würde. Mit dem Abbruch ist die Vereinbarung eines nächsten gemeinsamen Termins in einem eventuell veränderten Setting verbunden.

1.3 Die Kooperation mit wichtigen sozialen Anderen verbessern

Familientherapie ist zuweilen in ein größeres Helfersystem eingebettet. Sie ist hier eine zumeist von einem Jugendamt initiierte Hilfemaßnahme, die neben und in Verbindung mit kinder- oder jugendpsychiatrischer Betreuung, sozialpädagogischer Familienhilfe,

Einzelbetreuung und/oder anderen Maßnahmen besteht. Im guten Fall stimmen hier die Zielsetzungen einer Familientherapie mit den Zielsetzungen anderer Hilfemaßnahmen überein. Im guten Fall sind die jeweiligen Rollen und Aufgaben von Helfern für alle Beteiligten transparent und klar voneinander abgegrenzt. Dafür hilfreich sind unter anderem Helferkonferenzen unter Einbeziehung der Eltern sowie der vom Problem betroffenen Jugendlichen.

In diesem Kontext ist es zumeist günstig, wenn ein therapiezuweisender Sozialarbeiter am Erstgespräch, an Zwischenevaluierungen wie auch am Abschlussgespräch oder bei Bedarf auch an weiteren Therapiegesprächen teilnimmt. Wird Familientherapie durch ein Jugendamt oder gerichtlich angeordnet, soll das institutionell vorgegebene Therapieziel so transparent und klar wie möglich sein (Roessler 2012, S. 161). Die gleiche Transparenz soll hinsichtlich der möglichen Konsequenzen einer Ablehnung oder des Abbruchs von Therapie wie auch der Nichtrealisierung vorgegebener Therapieziele bestehen. Eines der Therapieziele besteht hier in der Regel darin, dass eine Familie ihre Autonomie wiedergewinnt und keiner weiteren Betreuung und Kontrolle mehr bedarf (Conen u. Cecchin 2009).

2 Die Gestaltung des Settings und der therapeutischen Gesprächsführung

In welchem Setting kann sich therapeutische Hilfe am besten realisieren? Mit wem sollten welche Themen in welcher Form besprochen werden und mit wem nicht? Die Entscheidung für ein bestimmtes Setting fällt zumeist am Ende eines Erstgesprächs bzw. in der Anfangsphase einer Therapie und wird unter Umständen im Kontext von Zwischenevaluierungen oder auch anlassbezogen am Ende von Therapiegesprächen modifiziert und angepasst.

2.1 Das Familiensetting

Viele Familientherapien realisieren sich als durchgängige Therapie mit einem problembetroffenen Kind oder Jugendlichen, seinen Eltern und Geschwistern. Ein durchgängiges Familiensetting ist oft jenes Setting, das sich alle Familienmitglieder wünschen – es ist zugleich jenes, das die höchste Transparenz für alle birgt (Schmitt u. Weckenmann 2009, S. 75). Andere Familientherapien realisieren sich in einem multisystemischen Therapiesetting (Kazdin 2004, p. 549) – in Form von (abwechselnden) Gesprächen mit der gesamten Familie, mit familiären Teilsystemen (mit den Eltern oder einem Elternteil) und mit einzelnen Familienmitgliedern (mit Jugendlichen). Unter Umständen werden wichtige soziale andere – überweisende Sozialarbeiter, Verwandte, Freunde o. Ä. – zu einzelnen Therapiegesprächen mit eingeladen. Familientherapie kann sich dort, wo Jugendliche nicht bereit sind, an Familiensitzungen teilzunehmen, oder Kinder noch im Vorschulalter sind, auch ausschließlich als Elterntherapie realisieren.

2.1.1 Multilogische und auf Kinder bzw. Jugendliche bezogene Gesprächsführung

Familientherapie kann sich sowohl in einem durchgängigen als auch in einem multisystemischen Familiensetting in Form einer multilogischen oder einer auf Kinder bzw. Jugendliche bezogenen Gesprächsführung realisieren.

Bei einer multilogischen Gesprächsführung werden alle anwesenden Mitglieder einer Familie in gleichem Ausmaß in die gemeinsame Kommunikation des Therapiesystems miteinbezogen.

Jene Familiengespräche, deren Thema die kindliche oder jugendliche Problemstellung bildet, gestalten sich als auf die Kinder bzw. Jugendlichen bezogene Therapiegespräche unter Einbeziehung von Eltern (und eventuell wichtiger sozialer anderer). Hier stehen problembetroffene Kinder und Jugendliche im Mittelpunkt des Gesprächs – sie sind die Helden der hier entwickelten Erzählungen; ihre Eltern, ihre Geschwister oder weitere Mitglieder eines Therapiesystems fungieren gleich den Gefährten von Frodo Beutlin in Tolkiens *The Lord of the Rings* (1999) als Helferfiguren des Protagonisten. Sie sind diejenigen, die einem Kind oder Jugendlichen mit ihren Wahrnehmungen, Ideen und Anregungen bei der Auflösung und Linderung von Leidenszuständen als Ressourcenpersonen zur Seite stehen. Familientherapien, die einem entwicklungs- oder bewältigungsfokussierten Fallverständnis folgen, realisieren sich vorrangig im Kontext einer auf die Kinder bzw. Jugendlichen bezogenen Gesprächsführung.

Unter einem prozessualen Gesichtspunkt ist eine multilogische Gesprächsgestaltung vor allem zu Therapiebeginn, in Zwischenevaluierungen sowie im Rahmen des Therapieabschlusses indiziert. Unter einem inhaltlichen Blickwinkel eignet sich eine multilogische Gesprächsführung für all jene Therapiegespräche, die familiäre Interaktion zum Thema haben.

2.1.2 Das Einbeziehen von Vätern und Geschwistern

> »Der systematische und regelmäßige Einbezug der Eltern und aller am Problem- und Lösungssystem Beteiligten in der Therapie des Indexpatienten Kind ist« – so Schmitt und Weckenmann (2009, S. 85) – »die Methode der Wahl.«

Multilogische wie auf die Kinder und Jugendlichen bezogene Familientherapie unter Einbeziehung der Eltern realisiert sich häufig als Therapie mit einem Kind oder Jugendlichen und seiner Mutter. Gegenwärtiges familiäres Leben ist nach wie vor durch ein intensiveres elterliches Engagement von Müttern geprägt (Waidhofer 2015, S. 148), was sich auch in der Mitgliedschaft von Therapiesystemen widerspiegelt. Dazu kommt, dass Väter Therapie zumeist kritischer gegenüberstehen als Mütter:

> »Psychotherapie« – so Möller-Leimkühler (2005, S. 32) – »ist im Männlichkeitsstereotyp nicht vorgesehen«,

unter anderem weil sie ein Preisgeben von privaten Erlebnissen, ein Zeigen von Schwäche, ein Erleben von Scham, ein Offenbaren von Verletzlichkeit, ein Deklarieren von Angewiesenheit auf andere, ein Ausdrücken eigener Gefühle, ein Erzählen von mit Schmerz, Angst, Trauer oder Verzweiflung verbundenen Erfahrungen impliziert, die mit einem (traditionellen) männlichen Selbstverständnis nur schwer vereinbar sind. Dies ist auch einer der Gründe, warum Väter das Ergebnis einer Therapie zumeist geringer bewerten als Mütter (Orlinsky, Ronnestad a. Willutzki 2004, S. 324). Über kindliche oder eigene elterliche Leidenszustände zu reden und sie durch Kommunikation bzw. Erzählen zu lindern oder aufzulösen, ist Vätern zumeist unvertrauter als Müttern (Brooks 1998; Grossmann 2016). Väter erleben Familientherapie häufiger als Eingriff in die familiäre Autonomie. Zudem ist ihre Sorge über kindliche oder jugendliche Leidenszustände zumeist geringer als jene von Müttern – sie denken sie eher als passager und verorten ihre Ursachen seltener im eigenen parentalen Verhalten. Väter bedürfen vor diesem Hintergrund oft der expliziten und wiederholten Einladung durch Therapeuten und der Anerkennung ihrer möglichen Skepsis gegenüber Therapie.

Eine andere Frage der Setting-Gestaltung betrifft das Einbeziehen von Geschwistern. Ich lade nur jene Geschwister in Therapiegespräche mit ein, die bereits im Schulalter sind, um ihre aktive Teilnahme an verbal orientierten Therapiegesprächen sicherzustellen (sind jüngere Kinder anwesend, birgt dies das Risiko verstärkter Unruhe und Ablenkung). Ich lade Geschwister dann ein, wenn ich aufgrund der Beschreibung problembetroffener Kinder und Jugendlicher und ihrer Eltern die Hoffnung habe, dass sie zur Entstehung von Lösungen beitragen können (etwa weil sie als älteres Geschwister einem problembetroffenen Kind ihre Erfahrung bei der Bewältigung von Belastung weitergeben können oder ihm beim Entwickeln einer Fähigkeit helfen können u. a.). Und ich lade sie mit ein, wenn ihre negative Interaktion mit einem problembetroffenen Kind oder Jugendlichen eines der Therapieanliegen bildet.

2.2 Einzeltherapeutische Gespräche mit Jugendlichen und älteren Kindern

Familientherapie mit Jugendlichen realisiert sich zumeist als wechselnde Abfolge von Familiensitzungen und einzeltherapeutischen

Gesprächen mit Jugendlichen. Diese Abfolge entspricht dem Wunsch von Jugendlichen nach Autonomie und der in dieser Phase des Familienlebenszyklus gegebenen Entwicklungsherausforderung der Ablösung. Einzeltherapeutische Gespräche mit Jugendlichen sind vor allem dort indiziert, wo Therapie schambesetzte Themen oder mit der Peergruppe assoziierte Fragestellungen zum Gegenstand hat, die ein Jugendlicher nicht in Gegenwart seiner Eltern besprechen möchte. Jugendliche und ältere Kinder können das, was sie im Einzelgespräch mit dem Therapeuten besprechen, zu einem Geheimnis erklären, sofern das von ihnen Erzählte nicht auf ihre Gefährdung verweist (Schmitt u. Weckenmann 2009, S. 185).

Indiziert ist ein Familiensetting insbesondere bei interaktionellen Problemstellungen, bei Krisen bzw. im Kontext der Selbstgefährdung von Jugendlichen. Sind Eltern verstorben oder besteht kein Kontakt zu ihnen, werden an ihrer Stelle relevante Bezugspersonen – Verwandte, betreuende Sozialpädagogen u. a. – in die Therapie mit einbezogen.

Steht das Entwickeln spezifischer kindlicher Kompetenzen im Mittelpunkt einer Therapie, so stellt auch bei älteren Kindern ein zwischen Familiengesprächen eingebettetes einzeltherapeutisches Arbeiten ein mögliches Setting dar (Burr 2005, S. 79). Eine mögliche Übergangsform ist jene, die ein einzeltherapeutisches Arbeiten durch einen gemeinsamen Sitzungsanfang und ein gemeinsames Sitzungsende rahmt. Hier kann ein Kind seinen Eltern am Ende der Therapiesitzung das Produkt »seiner Therapiestunde« vorstellen – eine Collage, eine Zeichnung u. a. –, das so zum Gegenstand des abschließenden gemeinsamen Gesprächs wird (Hornich 1999, S. 240).

2.3 Elterntherapeutische Gespräche

In einem multisystemischen Therapiesetting sind elterntherapeutische Gespräche elternbezogenen Themen gewidmet – Erfahrungen parentaler Hilflosigkeit oder Verunsicherung, negativer elterlicher Kooperation, verengtem elterlichen *story-making* u. a. Elterntherapeutische Gespräche sind insbesondere dort indiziert, wo ein Kind oder Jugendlicher parentalen Stressoren ausgesetzt ist, wo Eltern auf nicht hilfreiche Lösungsstrategien zurückgreifen und wo das Wohl eines Kindes gefährdet ist. Elterntherapeutische Gespräche in Abwesenheit eines Kindes bzw. einer Jugendlichen ermöglichen, dass Eltern ihr Gesicht/ihre Autorität wahren; sie tragen dazu bei, dass Eltern im

Gespräch offener sind, und erlauben so eine vertiefte Auseinandersetzung mit elternbezogenen Fragestellungen.

Elterntherapeutische Gespräche können durch die Eltern selbst oder durch den Therapeuten initiiert werden. In vielen Fällen werden die Sinnthemen dieser Gespräche durch Eltern vorgegeben, in anderen entwickeln sich diese aus Beobachtungen oder Eindrücken des Therapeuten im Kontext der gemeinsamen Familiengespräche.

Elterntherapeutische Gespräche bergen insbesondere dort, wo die Beziehung zwischen Eltern und einem Kind oder einem Jugendlichen durch negative Reziprozität bestimmt ist, die Gefahr, sich auf elterliche Klage zu beschränken (die gleiche Gefahr besteht auch im Kontext der Einzeltherapie mit Jugendlichen). Dieses Risiko ist dort besonders hoch, wo Eltern keine Verbindung zwischen einem beklagten jugendlichen Problemverhalten und eigenem elterlichen Interaktions- bzw. Problemlöseverhalten herstellen. Hilfreiche Elterntherapie realisiert sich vor allem als Suche nach jenen im Einfluss von Eltern liegenden Bedingungen, mithilfe derer sie kindliche und jugendliche Problemlösungsprozesse unterstützen und ein positives Familienklima herstellen können. Dieses Verständnis markiert zugleich die Sinngrenze elterntherapeutischer Gespräche[3]. Für elterntherapeutische Gespräche gilt das Prinzip der Verschwiegenheit des Therapeuten gegenüber einem Kind oder einem Jugendlichen. Hier Besprochenes oder Vereinbartes soll ihm dort, wo es sinnvoll ist, seitens der Eltern direkt mitgeteilt werden.

2.3.1 Ausschließliche Elterntherapie

Ein Kontext ausschließlicher Elterntherapie ist dort gegeben, wo Jugendliche es ablehnen, an familientherapeutischen Gesprächen teilzunehmen. Eine Möglichkeit der Einbeziehung eines problembetroffenen Jugendlichen besteht hier darin, seine Präsenz mithilfe eines leeren Stuhls zu symbolisieren und seine (vermuteten) Sichtweisen

3 Satir (1973, S. 138) war der Ansicht, Familientherapie müsse sich »hauptsächlich auf das Paar als Partner konzentrieren, da die Eheschwierigkeiten sie daran gehindert haben, ihre Aufgaben als Eltern in der Weise auszuführen, wie es den Entwicklungsbedürfnissen des Kindes entsprochen hätte«. Eventuell gleichzeitig gegebene Partnerschaftsprobleme von Eltern als »eigentliche Ursache« kindlicher bzw. jugendlicher Problemstellungen zu denken, entspricht einer Prämisse starker Kausalität und widerspricht dem Prinzip therapeutischer Auftragsorientierung. (Eltern-)Paare, die im Kontext von Familientherapie die Qualität ihrer Paarbeziehung verändern möchten, sollten dafür Paartherapie, nicht aber Elterntherapie in Anspruch nehmen.

rund um in der Therapie Besprochenes mittels zirkulären Fragens zu erkunden; eine andere Möglichkeit eröffnet sich in der Bitte an Eltern, den Jugendlichen nach einem Therapiegespräch über (ausgewählte) Teile des Gesprächs zu informieren.

Die Ablehnung eines Jugendlichen, an Familiengesprächen teilzunehmen, kann unterschiedliche Gründe haben: jenen einer negativen und konflikthaften Beziehung zu den Eltern; jenen einer mangelnden Problemeinsicht bzw. jenen einer »engen Freundschaft« mit einem Problem, die er nicht beenden will u. Ä. Im ersten Fall lässt sich im Rahmen von Elterngesprächen erkunden, wie Eltern zu einer Verbesserung und Entspannung der Beziehung beitragen können; im zweiten lässt sich klären, wie Eltern zu einer verstärkten Problemeinsicht oder zu einer höheren Veränderungsmotivation beitragen können.

Ausschließliche Elterntherapie ist zudem ein mögliches Setting der Wahl bei jüngeren Kindern, die noch über keine Einsicht in intrapsychische wie interpersonale Zusammenhänge rund um gegebene Problemstellungen verfügen:

> »Als Richtlinie« – so Kazdin (2004, p. 547; Übers.: K. G.) – »gilt, dass Kleinkinder (unter fünf Jahren) keine verlässlichen Auskünfte über ihre Symptome geben können.«

Vorschulkinder können biopsychosoziale Problemlagen nicht als solche kategorisieren oder konsistent dem eigenen Selbst zuordnen, und sie können deren Auswirkungen oder Kontexte nicht zuverlässig beschreiben. Sie haben kein Verständnis für die Funktionalität und Zielsetzung von Therapie (ebd., p. 548). All diese Fähigkeiten sind zumeist erst bei acht- bis neunjährigen Kindern verlässlich ausgebildet (ebd., p. 548) – in der Regel verfügen Kinder erst nach dem Schuleintritt über die Fähigkeit, selbstbezügliche Problemlagen zu erkennen und entsprechend zu benennen. Im Gegensatz zu Vorschulkindern verfügen sie zumeist bereits über ein realitätsangepasstes Selbstkonzept – sie haben differenzierte und realistische Vorstellungen über die eigene körperliche Erscheinung, über ihre körperliche Kraft, über ihre sozialen und kognitiven Merkmale, über (eigene) innere Vorgänge sowie eigene Stärken und Schwächen. Erst vor diesem Hintergrund ist eine aktive und zielgerichtete Teilnahme an verbal orientierten Familiengesprächen sinnvoll.

2.4 Therapeutische Formen der Hilfe für Familien mit jüngeren Kindern

Therapeutische Formen der Hilfe für jüngere Kinder und ihre Familien jenseits ausschließlicher Elterntherapie sind unter anderem jene der *narrativen Sandspieltherapie* (Brächter 2010), der *Familienspieltherapie* (Kempner 1992), der *kinderorientierten Familientherapie* (Reiners 2013) und des *Marte Meo* (Aarts 2002)

Narrative Sandspieltherapie in Form des gemeinsamen Spielens im Sand ermöglicht es Kindern, spontan abstrakte oder konkrete Erfahrungen darzustellen, die sich als symbolische Repräsentationen von Empfindungen und Erfahrungen, von (unbewussten) Konflikten wie auch von Lösungen lesen lassen. Beim Sandspiel behält ein Kind

> »die Führung über den Prozess, Eltern und Therapeutin beteiligen sich eher in einer Hilfsfunktion und halten sich mit dem Einbringen eigener Impulse zurück« (Brächter 2010, S. 106).

Als Medium narrativer Sandspieltherapie dient ein Tisch-Sandkasten, dessen Maße sich an der Größe des menschlichen Blickfeldes orientiert. Die Innenseite ist in einem an Wasser erinnernden Farbton gehalten, um Flüsse, Meere und Seen darstellen zu können. Gestaltet wird mit Sand, mit Figuren, die Menschen, Tiere und Pflanzen abbilden, mit Gebäuden, Fahrzeugen und mit Naturmaterialien wie Steinen, Muscheln und getrockneten Pflanzenteilen. Narrative Sandspieltherapie basiert auf von Kindern in Sand gebauten »Problemerzählungen« (ebd., S. 37), die im Fortlaufen einer Therapiestunde »in Bewegung gebracht werden« bzw. nach einer Phase des Innehaltens und dialogischen Erkundens eine im Sand abgebildete und mit Figuren inszenierte Wandlung erfahren. Die Lösungsdarstellung selbst wird mit einem Namen oder einem Motto verankert und dokumentiert; sie wird auf der symbolischen Ebene belassen und erst in der Nachbesprechung der Spielsequenz mit den Eltern auf die Realebene übertragen.

Familienspieltherapie realisiert sich als »Spieltherapie mit der ganzen Familie« (Kempner 1992). In diesem Kontext werden die Eltern eingeladen, dem Spiel des Therapeuten mit einem Kind zuzuschauen oder auch bei diesem mitzuspielen, so dieses seine Eltern dazu einlädt. Die im Spiel zutage kommenden Bedeutungsebenen werden in der Folge in eigens vereinbarten Elterngesprächen interpretiert und mit den Alltagserfahrungen der Familie in Verbindung gesetzt. Familienspieltherapie trägt zu einem verbesserten Familienklima, zu einer Zunahme an Sicherheit, Vertrauen und Zusammengehörigkeit, zu verbesserter familiärer Kommunikation, zu erhöhter elterlicher Empathie-Fähigkeit sowie einer verbesserten Fähigkeit der Familienmitglieder, Konflikte zu lösen, bei (Schimpl 2001).

Kinderorientierte Familientherapie (KOF) verknüpft Elemente systemischer Familientherapie, der Verhaltens- und Kindertherapie und ist für Kinder ab dem vierten Lebensjahr geeignet (Reiners 2013 S. 16). Hierbei wird

> »nach einem oder mehreren Vorgesprächen mit den Eltern [...] das Kind zu einem Spiel – meist im Sandkasten – mit der Therapeutin eingeladen. Die Eltern sind während dieser ersten Spielsequenz in einer beobachtenden Position. Für die anschließende Reflexion mit den Eltern wird die Spielsequenz gefilmt. Wenn das Zusammenspiel in dieser Sequenz gelingt, wird als nächster Schritt ein Familienspiel vereinbart. Darauf folgt wieder ein Reflexionsgespräch mit den Eltern. Spielsequenzen und Reflexionsgespräche folgen aufeinander, solange dies als sinnvoll erachtet wird. Im Unterschied zu anderen Methoden, die auf die Veränderung der familiären Interaktion abzielen, nimmt die Therapeutin aktiv als Mitspielerin an den Spielsequenzen teil. Dadurch kann die Therapeutin ihre eigene Spielerfahrung als Referenz nutzen, sie kann aktiv steuernd ins Spiel eingreifen und in ihrer Kontaktgestaltung mit dem Kind ein Modell für die Eltern bieten. Die Videoaufnahme der Spielsequenzen wird mit den Eltern betrachtet und analysiert [...]. In Bezug auf das kindliche Verhalten kann mit den Eltern nach passenderen Bedeutungsgebungen gesucht oder eine ressourcenorientierte Perspektive eingebracht werden. Bei der Reflexion der Beziehungsmuster kann überlegt werden, welche Formen der Kontaktgestaltung hilfreich sind oder welche Art von Unterstützung das Kind braucht. Für das jeweils nächste Spiel können den Eltern konkrete Veränderungsideen überlegt werden. Der spielerische Rahmen erleichtert zumeist das Ausprobieren neuer Verhaltensweisen [...].« (Wagner u. Binnenstein 2017, S. 13).

KOF entspricht so einer von Pleyer (2005, S. 129) für Spieltherapie beschriebenen Prämisse der »Handlungsorientierung«.

Marte Meo umschreibt einen von Aarts (2002) entwickelten Ansatz videogestützter Entwicklungsberatung, der sich insbesondere in der Arbeit mit Säuglingen und Kleinkindern mit Regulationsstörungen bewährt (Schweitzer u. von Schlippe 2009, S. 244).

3 Die Anfangsphase einer Familientherapie

Gleich einer Geschichte bzw. einem Märchen folgt Familientherapie einer narrativen Struktur – sie birgt einen Anfang, einen Mittelteil und einen Abschluss. Die grundlegenden Aufgaben zu Beginn des gemeinsamen Erzählens sind jene des Herstellens einer kooperativen und vertrauensvollen Beziehung zwischen Familie und Therapeut; jene des Förderns einer kooperativen Erzählsituation zwischen Familienmitgliedern und jene des Beschreibens und Eingrenzens von Problemen und Zielen, die als Sinnthemen bzw. Leitdifferenzen der Therapie fungieren.

Jeder Beginn einer Familientherapie ist ein aufregender Moment für alle am Gespräch Beteiligten – für ein Kind oder einen Jugendlichen, für seine Eltern und eventuell teilnehmende Geschwister wie für den Therapeuten. Es ist der Augenblick, in dem im guten Fall eine Lösungsgeschichte beginnt. Dieser Beginn – manchmal das erste, manchmal die ersten zwei oder drei Familiengespräche – beinhaltet sechs Schritte: die Kontextklärung; die Problemdifferenzierung; eine erste Problem-Kontextualisierung; die Zielarbeit; das Vereinbaren eines Therapiekontrakts und eine die erste Sitzung/die erste Therapiephase abrundende Evaluierung sowie damit verbundene Empfehlungen.

3.1 Kontextklärung

Die Kontextklärung birgt drei Kapitel – die Klärung des Arbeitskontextes, die Klärung des lebensweltlichen Kontextes einer Familie und die Klärung ihres Zugangs- oder Überweisungskontextes zu einer Therapie.

Ich beginne ein Erstgespräch damit, dass ich mich vorstelle. Ich erzähle, wie das Gespräch zustande kam (Kinder wissen nicht immer, wo sie sich befinden und wer ihnen gegenübersitzt), und beschreibe meine Rolle und Funktion. Ich erkläre die Zielsetzung und den Rahmen des Erstgesprächs und beantworte dazu gestellte Fragen der Familienmitglieder.

Im Rahmen der Klärung des Lebenskontextes der Familie und der einzelnen Familienmitglieder richte ich meine Fragen zuerst an die Eltern bzw. den anwesenden Elternteil und erst anschließend an ein Kind oder einen Jugendlichen. Sind mehrere Kinder anwesend, bestimmt ihre Altersreihenfolge, wen von ihnen ich zuerst adressiere. (Ich spreche Eltern in ihrer familiären Rolle – als Mutter, Vater, Eltern – an. Das Wahren der Reihenfolge erlaubt es insbesondere ängstlichen bzw. schüchternen Kindern und Jugendlichen, mich in der Interaktion mit ihren Eltern und eventuell teilnehmenden älteren Geschwistern erst einmal zu beobachten, ehe wir in Kontakt treten.) Ich frage Eltern nach ihrem Alter und ihrem Beruf. Ich bitte sie um Informationen zur Struktur und zur Zusammensetzung der Familie. Bei Ein-Eltern-Familien, Stief- und Patchwork-Familien frage ich nach gegebenen Obsorge- und Kontaktregelungen mit anderen Elternteilen und danach, ob diese über das Therapiegespräch informiert sind. Ich frage Eltern nach nicht anwesenden Familienmitgliedern, nach der elterlichen Aufgabenverteilung und nach der Wohnsituation der Familie.

Im Erstgespräch mit Familien geht es – so Freeman, Epston a. Lobovits (2000, S. 68) – darum, sich als Therapeut zuerst mit einem Kind bzw. Jugendlichen und seiner Familie und erst dann mit dem »Problem« zu »treffen.« Vor diesem Hintergrund frage ich Kinder/Jugendliche nach ihren Namen (und zuweilen nach dessen Bedeutung), nach ihrem Alter, ihren Lieblingsbeschäftigungen, ihren Lieblingsspielen, -büchern, -tieren, ihrer Lieblingssendung und -musik; nach dem, was sie gut können; nach dem, was andere – anwesende wie nicht anwesende Familienmitglieder, Freunde, Lehrer usf. – mir über das, was sie gut können, mitteilen würden. Ich frage sie nach Freunden, nach ihrer schulischen Situation bzw. bei berufstätigen Jugendlichen nach ihren Erfahrungen im Kontext ihrer Berufsausbildung.

Das Kennenlernen der einzelnen Familienmitglieder und der Familie als Gesamtes dient mehrfachen Absichten: Es fördert den Aufbau einer positiven Therapiebeziehung. Es lenkt die gemeinsame Aufmerksamkeit auf gegebene Ressourcen der Familienmitglieder, auf ihre Vorlieben, Stärken und Fähigkeiten. Es hilft, ein Bild der sozialen, kulturellen und ökonomischen Lage und Einbettung der Familie sowie der einzelnen Familienmitglieder zu gewinnen. Es ermöglicht, die Familie innerhalb des Familienlebenszyklus zu verorten und eine Vorstellung davon zu entwickeln, mit welchen entwicklungsbezogenen Aufgabenstellungen sie konfrontiert ist. Die Erzählungen der Familienmitglieder und ihre Interaktionen liefern zugleich erste Ideen über in der Familie aktualisierte Interaktionsmuster, über ihre hierarchische Organisation, über ihre Subsysteme u. Ä. Ein ausführliches Kennenlernen ermöglicht zudem, positive Reziprozität zwischen Familienmitgliedern zu fördern, etwa indem Ähnlichkeiten und Gemeinsamkeiten zwischen einzelnen Familienmitgliedern konstruiert oder erzählte Unterschiede positiv konnotiert werden. Mit Hilfe des Genogramms (McGoldrick u. Gerson 1990) bzw. eines Strukturdiagramms (Minuchin 1983) lässt sich gegebene Information in verdichteter Weise dokumentieren.

Im Rahmen der Klärung des Zugangs- oder Überweisungskontextes erkunde ich, wie die Entscheidung zu einem Familiengespräch/zu einer Familientherapie zustande kam: Welcher Elternteil hatte als erster die Idee zu einer Therapie? Mit wem wurde sie als Erstes besprochen? Wer wurde in welcher Reihenfolge mit einbezogen? Wer in der Familie reagierte wie auf diese Idee? Erfolgte die Anregung von Therapie durch soziale andere? Wenn ja, durch wen und in welcher Absicht? Wie wurde diese Anregung seitens der einzelnen Familienmitglieder bewertet? Gab es schon Erfahrung mit (Familien-)Therapie und wenn ja, welche?

3.1.1 Therapiemotivationen

Fragen zum Zugangs- bzw. Überweisungskontext dienen unter anderem einer ersten Einschätzung der Motivationslagen von Familienmitgliedern. Mit Blick auf kindliche/jugendliche Leidenszustände lassen sich Kinder und Jugendliche, die kein auf sich selbst bezogenes Anliegen formulieren, als *Besucher* verstehen (de Shazer 1989, S. 102). Kinder und Jugendliche, die zwar eine Beschwerde in das Therapiegespräch einbringen, diese aber nicht auf sich selbst, sondern auf soziale andere (Eltern, Geschwistern, Lehrer, Mitschüler usf.) beziehen, lassen sich als *Klagende* verstehen. Ältere Kinder bzw. Jugendliche, die ein selbstbezügliches Problem vorbringen und in Bezug auf eigenes Fühlen, Denken und Verhalten Veränderungswünsche formulieren, entsprechen in ihrer Motivation sog. *Kunden* (de Shazer 1989, S. 105). Wo immer es möglich und inhaltlich angemessen ist, soll Therapie dazu beitragen, dass Kinder und Jugendliche sich bereits in der Anfangsphase einer Familientherapie von Besuchern oder Klagenden zu Kunden wandeln.

Welche Motivationslagen bestehen bei Eltern? Zuweilen jener eines *Besuchers*, der auf vom anderen Elternteil oder von Überweisenden ausgeübten Druck hin am Therapiegespräch teilnimmt. Häufig entspricht die elterliche Therapiemotivation einer *Klage* (über ein Kind bzw. einen Jugendlichen; über den anderen Elternteil und/oder über soziale andere, die als problemverursachend oder als »eigentliches Problem« gedacht werden). Eine elterliche Motivation der *Kundenschaft* ist dann gegeben, wenn Eltern eigenes elterliches Verhalten als (mit-)auslösend für ein gegebenes kindliches bzw. jugendliches Problem denken und motiviert für ein Suchen danach sind, wie sie zu dessen Linderung oder Auflösung beitragen können. Geschwister, die an einer Familientherapie teilnehmen, tun dies zumeist als Besucher oder als Klagende. Letzteres ist dann der Fall, wenn sie von der Problemstellung eines Kindes bzw. Jugendlichen und von damit verbundener familiärer Spannung wesentlich mitbetroffen sind.

Prochaska (2001) unterscheidet die Motivationslagen der *Präkontemplation*, der *Kontemplation*, des *Entscheidens*, des *Umsetzens* und der *Aufrechterhaltung*. Mit Blick auf kindliche bzw. jugendliche Leidenszustände durchlebt ein Kind oder Jugendlicher im Kontext von *Präkontemplation* zwar vereinzelte Erfahrungen von Irritation hinsichtlich eigener Fühl-Denk-Verhaltensmuster, aber diese Irritation ist keine durchgängige – sie tritt im Alltag seines Lebens immer wieder in den Hintergrund. Hier stellt sich die Aufgabe, ein verstärktes Problembewusstsein und damit zugleich Veränderungsmotivation anzuregen. Die Therapiemotivation vieler Kinder und Jugendlicher entspricht einer Motivlage der *Kontemplation* bzw. Ambivalenz: Einerseits wünschen sie sich selbstbezügliche Veränderung, andererseits befürchten sie damit verbundene Auswirkungen (das Aufgeben einer durch aggressives Verhalten errungenen Dominanzposition in der Schulklasse würde ihr Leben nicht nur leichter, sondern auch schwieriger machen. Das Lösen einer intensiven »Freundschaft mit der Bulimie« würde ihr Leben nicht nur bereichern, sondern auch einschränken). Therapie ist hier hilfreich, wenn sie Kinder und Jugendliche dazu motiviert, eine eindeutige Gegenposition zu gegebenen Problemstellungen bzw. Leidenszuständen einzunehmen. Kinder und Jugendliche, deren *motivational state* einer Motivlage des *Entschlusses* entspricht, wünschen sich eine selbstbezügliche Veränderung, können aber noch nicht präzisieren, was genau an die Stelle eines Problems bzw. Leidenszustands treten soll. Eben diese Klärung kann therapeutische Zielarbeit im guten Fall leisten. Kinder/Jugendliche, deren Motivation der *Umsetzung* oder der *Aufrechterhaltung* von Veränderung entspricht, wollen

Therapie dazu nützen, Problemlösungsstrategien zu entwickeln oder erreichte Veränderungen zu konsolidieren.

In gleicher Weise lassen sich elterliche Motivationen in Bezug auf kindliche und jugendliche Problemstellungen unterscheiden: So äußert sich etwa eine elterliche Motivlage der *Präkontemplation* in der Unsicherheit von Eltern, ob sich ihr Kind altersgemäß entwickelt und verhält. Eltern suchen hier nach Sicherheit bzw. nach einer diagnostischen Einschätzung, nicht nach therapeutischer Hilfe. Können Therapeuten die erwünschte Expertise nicht selbst leisten, ist ein Überweisen an entsprechende Experten – an einen klinischen Psychologen, Kinderpsychiater u. a. – der Weg der Wahl.

Unterschiedliche Motivationslagen bestehen zumeist auch in Bezug auf elternbezogene und/oder interaktionsbezogene Problemstellungen. Therapiemotivationen von Familienmitgliedern werden durch den Überweisungs- bzw. Zuweisungskontext einer Therapie entscheidend mitbestimmt (Conen 2008). In diesem Zusammenhang bilden die *Freiwilligkeit* und die *Unfreiwilligkeit* einer Familientherapie – so Kähler und Zobrist (2013) – kein polares Gegensatzpaar, vielmehr repräsentieren sie Positionen auf einem Kontinuum, die mit unterschiedlichen Formen therapeutischer *Compliance* einhergehen (Brandl-Nebehay u. Russinger 1995).

3.2 Problemdifferenzierung

Der zweite Schritt der Anfangsphase einer Familientherapie ist jener der Problemdifferenzierung. Ob und in welchem Maß sich Lösungen für gegebene Probleme finden lassen, hängt wesentlich davon ab, dass es im Rahmen der Anfangsphase (und weiterer Gespräche) gelingt, *gute Probleme* zu konstruieren – Probleme, die für die Familienmitglieder affektiv bedeutsam sind; die hinreichend konkret und spezifisch sind; die zumindest teilweise ihrem eigenen Einfluss unterliegen; über deren Veränderungsbedarf zwischen allen teilnehmenden Familienmitgliedern (bzw. hinsichtlich elternbezogener Themen zwischen den Eltern) Übereinstimmung besteht; für die Familientherapie ein gutes Mittel der Wahl ist[4].

4 Ein *gutes Problem* ist keine notwendigerweise stabile kognitive Kategorie, sie kann sich rasch wieder auflösen. Unter Umständen muss ein Therapiesystem immer wieder zum Konstruieren eines *guten Problems* zurückkehren.

Entsprechend den Anliegen, die Familienmitglieder in das Erstgespräch einbringen, lassen sich mehrere Problemstellungen als Gegenstand von Therapie konstruieren – kindliche/jugendliche Leidenszustände, interaktionelle Probleme, elterliche Verunsicherung oder Hilflosigkeit.

Welche Beschwerde ein *gutes Problem* darstellt, entscheidet sich letztlich an der Zusammensetzung eines jeweiligen Therapiesystems: Nimmt eine problembetroffene Jugendliche an einer Therapie teil, so stellt etwa ihr bulimisches Verhalten neben anderen Problemstellungen ein mögliches *gutes Problem* dar. Lehnt sie die Teilnahme an einer Familientherapie ab bzw. realisiert sich Therapie als ausschließliche Elterntherapie, bilden die damit verbundene parentale Hilflosigkeit und Verunsicherung und die damit verbundenen elterlichen Interaktionen mögliche *gute Probleme*. Natürlich gründet Elterntherapie hier letztlich in der Hoffnung, dass das in den gemeinsamen Gesprächen entwickelte parentale Lösungsverhalten positive Auswirkungen auf den Leidenszustand der Jugendlichen birgt.

3.2.1 Kind- bzw. jugendlichenbezogene Problembeschreibungen

Um etwas als selbstbezügliches Problem zu attribuieren, muss ein kindlicher bzw. jugendlicher Beobachter eine (die Zeit überdauernde) Ist-Soll-Differenz hinsichtlich des eigenen Fühlens, Denkens und Verhaltens konstruieren; er muss diese Differenz als negativ oder unerwünscht bewerten; und er muss die Differenz als veränderbar denken[5]. Viele Kinder und Jugendliche betrachten jene Fühl-Denk-Verhaltensmuster, die von Eltern oder anderen Erwachsenen als leidvoll oder schwierig attribuiert werden, in anderer Weise als die sie umgebenden Erwachsenen. Jüngere Kinder sind noch nicht in der Lage, Probleme als die Zeit überdauernd und als mit dem eigenen Selbst verbunden einzuordnen. Ältere Kinder und Jugendliche denken von ihren Eltern beschriebene Probleme unter Umständen als nicht beeinflussbar (ihr Fühlen, Denken und Verhalten ist, wie es ist); sie betrachten sie als angemessene Reaktion auf das Handeln anderer und erleben so auch keinen damit assoziierten Leidensdruck; oder sie sind nicht dazu bereit, mit ihrem Verhalten verbundene Vorteile aufzugeben.

---

5 Nicht Veränderbares stellt mit Ludewig (1993, S. 116) kein *Problem*, sondern eine *Restriktion* dar.

Zuweilen verweisen Eltern zu Beginn einer Familientherapie auf bereits gegebene Diagnosestellungen rund um kindliche bzw. jugendliche Leidenszustände[6]. Diagnostisch-kategorisierende Problembeschreibungen sind für problembetroffene Kinder oder Jugendliche (und manchmal auch für Eltern) oft weder verständlich noch hilfreich. Diagnostische Kategorisierungen dienen im Kontext systemischer Familientherapie dazu, Eltern eine (teilweise) Ersetzung von Therapiekosten zu ermöglichen. Sie helfen im eventuellen Dialog mit Überweisenden und/oder anderen professionellen Unterstützern einer Familie; sie helfen, um zusätzlich zu oder anstelle von Therapie weitere Abklärungsschritte bzw. andere Formen der Hilfe zu initiieren; sie helfen, störungsspezifisches Wissen abzurufen und für eine Therapie verfügbar zu machen bzw.

> »mehr oder weniger formalisiertes Wissen aus Erfahrungen mit früheren Patienten selektiv für neue Patienten nutzbar zu machen« (Caspar 2000, S. 159).

In der Kommunikation mit Familien sind diagnostisch-kategorisierende Beschreibungen zu abstrakt und zudem mit der Gefahr verbunden, Kinder/Jugendliche auf die mit einer Diagnose assoziierten Merkmale zu reduzieren und damit all das zu marginalisieren, was ihre Persönlichkeit sonst noch beinhaltet. Diagnostisch-kategorisierende Beschreibungen fokussieren auf Normabweichung, auf Einschränkungen, auf Defizite und überschreiben so all das Gelingende, all die Fähigkeiten und Kompetenzen, die ebenso zur Persönlichkeit und zum Leben problembetroffener Kinder/Jugendlicher gehören. Sie reduzieren ihre Besonderheit und Einmaligkeit und lassen gegebene Kontexte ihrer Leidenszustände in aller Regel außer Acht.

Sprachliche Konstruktionen von Familien rund um gegebene kindliche und jugendliche Leidenszustände werden in vielen Fällen im Lauf der Zeit zu das Problem aufrechterhaltenden Kontexten:

> »Systemische Therapeuten gehen« – so von Sydow et al. (2007, S. 47) – »davon aus, dass die Sprache der Psychopathologie [...] Realität nicht nur abbildet, sondern sie auch selbst prägt [...].«

---

6 »Ob und ab welcher Intensität auffälliges und irritierendes Verhalten, Denken oder Fühlen eines Menschen als klinisch relevantes Symptom oder gar als komplette Störung betrachtet wird, ist wesentlich von sozialen Konsensbildungsprozessen in Familie, sozialem Umfeld und in der medizinisch-psychotherapeutischen Fachwelt abhängig« (von Sydow et al. 2007, S. 47).

Das erklärt, warum Vorgänge des *Redefinierens* kindlicher oder jugendlicher Problemstellungen positiv zum Ergebnis einer Therapie mit beitragen (Sexton, Alexander a. Leigh Mease 2004, p. 632). Zu diesen zählten ein konkretisierendes Beschreiben von Problemstellungen, ihr Beschreiben als noch zu lernende Fähigkeiten sowie ihr externalisierendes Beschreiben.

Viele Eltern verwenden abstrahierte nominalisierende Problembeschreibungen, die für ein Kind zu vage und mit unklarer Bedeutung verbunden sind. Im Kontext *konkretisierenden Redefinierens* wird aus der von Eltern beklagten »Konzentrationsstörung« eines Kindes, dass es ihm schwerfällt, bei der Hausaufgabe sitzen zu bleiben, aus »Ängstlichkeit«, dass es ihm (oft) nicht gelingt, im eigenen Zimmer zu schlafen, o. Ä.

Eine andere Form des *Redefinierens* ist jene der Umformulierung eines Problems in eine noch nicht (vollständig) erworbene, d. h. noch zu lernende Fähigkeit eines Kindes resp. Jugendlichen (Furman 2015, S. 3). Hier umschreibt etwa kindliches Einnässen die noch nicht hinreichend geübte Fähigkeit, den von der Blasenmuskulatur ausgehenden Druck rechtzeitig wahrzunehmen, ihn wichtig zu nehmen und das, was man gerade tut, zu unterbrechen, um auf die Toilette zu gehen.

Im Rahmen externalisierender Problembeschreibung wird ein kindliches bzw. jugendliches Problem als eigenständiges und von dessen Selbst unterschiedenes Wesen konstruiert, das das Wohlbefinden, die Gesundheit sowie die familiären und sozialen Beziehungen eines Kindes/Jugendlichen beeinträchtigt (White u. Epston 1998). Externalisierte Probleme übernehmen so die »Rolle eines Antagonisten im therapeutischen Narrativ« (Freeman, Epston a. Lobovits 2000, S. 159). Im guten Fall trägt eine externalisierende Problembeschreibung zu einer Solidarisierung der Familienmitglieder bzw. zu einem gemeinsamen Widerstand der Familie gegen das Problem bei.

Anlass des Erstgesprächs mit dem vierzehnjährigen Patrick und seiner erziehungsberechtigten Großmutter waren Patricks Wutattacken in der Schule. Fühlte er sich von Mitschülern provoziert oder abgewertet oder wurde er von Lehrern ermahnt, reagierte er mit heftigen Ausbrüchen und körperlichen Angriffen oder er warf mit Gegenständen um sich.

Patrick sah sich selbst als Opfer – als jemand, der sich gegen andere wehren muss –, nicht als Täter. Er war stolz darauf, der größte Junge in seiner Klasse zu sein. Seine körperliche Größe bot den Anknüpfungspunkt für eine externalisierende Problembeschreibung: Ich unterstellte ihm, nur der Zweitgrößte zu sein, da die Wut, die ihn bei Konflikten mit Mitschülern bzw. bei einer Kritik seiner Lehrer »überkam«, größer als er selbst und ihm offensichtlich überlegen war. Die Externalisierung von Wut führte uns zu einem Gespräch über die Einschränkungen in seinem Leben, die mit ihr einhergingen. Neben dem offensichtlichen Nachteil, nur der Zweitgrößte zu sein, war sie auch daran schuld, dass Patrick einen schlechten Ruf hatte – gab es Probleme in der Klasse, wurde immer er als deren Verursacher gesehen. Sie sorgte dafür, dass Patrick von seinen Mitschülern gemieden und nicht zu außerschulischen Aktivitäten mit eingeladen wurde – sie schloss ihn aus. Zudem war sie darauf aus, ihm seinen Schulabschluss zu verunmöglichen – würde er (wie angedroht) von der Schule verwiesen werden, würde er seinen Traum, eine Lehrstelle in seinem Wunschberuf als Mechaniker zu finden, nicht verwirklichen können.

Im nächsten Schritt überlegten wir, welche Vorteile es mit sich bringen würde, wenn es ihm gelänge, größer als die Wut zu werden. Und wir überlegten, wie sich sein Größer-als-die-Wut-Werden zeigen und auswirken würde: Er wäre dann in der Lage, auf Sticheleien und Provokationen von Mitschülern »cool« zu reagieren, sie zu überhören bzw. sie an sich vorüberziehen zu lassen. Er würde bei Ermahnungen von Lehrern – selbst wenn diese ungerecht waren – ruhig und höflich bleiben. Das würde ihm jenen guten Ruf verschaffen, den er sich wünschte. Größer-als-die-Wut-Werden würde ihm zudem helfen, Freunde zu finden; und es würde ihm helfen, die Schule abzuschließen und eine Lehrstelle zu finden.

3.2.2 Das Stärken von Veränderungsmotivation

Manchmal ist ein Kind oder Jugendlicher zwar fähig, ein (selbstbezügliches) Problem zu konstruieren, aber (noch) nicht fähig, dessen Bedeutung und Tragweite abzuschätzen – es wird verharmlost oder bagatellisiert, seine Auswirkungen heruntergespielt, das Verhalten wird attribuiert als geringfügig, als ohnehin vorübergehend oder als bereits der Vergangenheit angehörig (das Kind kategorisiert Stehlen als »Ausborgen« oder als »Etwas-mitgehen-Lassen«; bezeichnet sein Verhalten als im Kontext seines Peersystems üblich; rechtfertigt es damit, dass etwa im Fall eines Kaufhausdiebstahls ohnehin niemand persönlichen Schaden erleidet; beschreibt es als ohnehin bereits gelöst oder hinter sich liegend). Relativierende Problembeschreibungen bedingen nicht nur eine geringe Veränderungsbereitschaft, sie sind bei Jugendlichen häufig auch eine Antwort auf mit dem Problem assoziierte »negative Zukunftsdramatisierungen« (Gammer 2007, S. 26) besorgter Eltern (Eltern malen hier in der Hoffnung, die Veränderungsmotivation eines Kindes oder Jugendlichen zu stärken, detailreich aus, welche negativen Auswirkungen das Weiterbestehen oder die Verschlimmerung eines Leidenszustands für ihr zukünftiges Leben bergen wird). Im Kontext relativierender Problemkonstruktionen gibt es mehrere Möglichkeiten, Veränderungsmotivation zu stärken.

Externalisierung ausdehnen

Einer eingeschränkten Problemeinsicht eines Kindes bzw. Jugendlichen lässt sich durch das Ausdehnen einer externalisierenden Problembeschreibung begegnen – durch die Unterstellung, dass das Problem sich tarnt und das Kind/den Jugendlichen dazu anstiftet, dieses zu verharmlosen (unter diesem Blickwinkel verwendet [externalisiertes] *Stehlen* »kluge Strategien« der Täuschung und Verharmlosung, um sein Opfer – das Kind/den Jugendlichen – daran zu hindern, seine Stärke, seinen Einfluss u. a. in vollem Umfang zu erkennen). Die Unterstellung zielt darauf ab, dass ein problembetroffenes Kind bzw. der Jugendliche eine klare Gegenposition zu einem gegebenen Problem bezieht und seine Bereitschaft, diesem Widerstand zu leisten, wächst.

Herausfordern – das Einnehmen einer scheinbar paradoxen Position

Eine andere Möglichkeit der Stärkung kindlicher bzw. jugendlicher Problemkonstruktionen besteht darin, einen »Wettstreit« mit einem Kind oder Jugendlichen zu provozieren. Basis dieses Wettstreits ist eine grundsätzlich empathische, ressourcenorientierte und von Humor getragenene Therapiebeziehung. Der Therapeut unterstellt einem Kind resp. Jugendlichen, dass ihm eine Problemlösung (noch) nicht möglich ist, in der Hoffnung, dass dies sein kindliches/jugendliches Gegenüber dazu veranlasst, die »falsche Sichtweise« des Therapeuten dadurch, dass die Problemlösungsschritte vollzogen werden, zu korrigieren. Unter Umständen realisiert sich der Wettstreit zwischen Therapeut und Kind bzw. Jugendlichem als tatsächliche »Wette« (die – so die Hoffnung – der Therapeut verliert). Bei dieser Wette soll die Familie aufseiten des Kindes bzw. Jugendlichen stehen und als dessen Verbündeter fungieren.

Besteht eine solche positive, kooperative und durch Humor mitgeprägte Therapiebeziehung, kann ein Therapeut auch eine scheinbar paradoxe Position zugunsten der Bewahrung eines Problems einnehmen: Er kann in augenzwinkernder/persiflierender Weise – alle Beteiligten wissen um das »So-tun-als-ob« des Therapeuten – auf all die Vorteile fokussieren, die das Fortbestehen eines Problems mit sich bringen würde. Im guten Fall führt dies dazu, dass ein Kind bzw. Jugendlicher zum Fürsprecher eigener Veränderung wird.

Im Erstgespräch mit dem achtjährigen Dominik und seinen Eltern erkundeten wir, welche Fähigkeiten es ihm ermöglichen würden, in der Schule besser aufzupassen. Eine dieser Fähigkeiten war jene, während einer Schulstunde sitzen zu bleiben statt aufzustehen und durch die Klasse zu wandern. Ich verhielt mich so, als würde ich am Wert dieser Fähigkeit zweifeln. Hatte sie nicht mehr Nachteile als Vorteile? (Sitzen bleiben bedeutete mehr Langeweile, war körperlich anstrengend und führte zu weniger Beachtung durch seine Lehrerin und Mitschüler). Je länger ich über die Nachteile redete und diese übertrieb, desto mehr erwärmte sich Dominik für die Vorteile des Sitzenbleibens (seine Eltern waren verständlicherweise auf seiner Seite). Am Ende unseres Gesprächs war er entschlossen, bis zum nächsten Therapiegespräch ein Experiment durchzuführen – er würde eine Stunde hindurch an seinem Platz sitzen bleiben –, das mir meinen Irrtum vor Augen führen würde.

Das Abwägen der Vor- und Nachteile eines Problems

Kinder und Jugendliche, die ein Problem zwar erkennen, aber (noch) nicht bereit sind, es zu verändern, entsprechen in ihrer Motivationslage dem von Prochaska (2001) beschriebenen Stadium der *Kontemplation*. In diesem Kontext ist es hilfreich, mit einem Kind oder Jugendlichen und seinen Eltern all die Vor- und Nachteile von Problembewahrung einerseits, von Veränderung andererseits zu erkunden. Im Kontext so realisierter *Veränderungsneutralität* werden die Familienmitglieder gebeten, all die Nachteile und Risiken zu bedenken, die mit einer Verbesserung einhergehen könnten.

»Indem sie diese sehr konservative Position gegenüber Fortschritt einnehmen, verschaffen Therapeuten den Klienten eine Gelegenheit, die Risiken zu erforschen und zum Ausdruck zu bringen, die mit Veränderung verbunden sind« (Hubble, Duncan u. Miller 2001b, S. 300). Das schafft zugleich jenes Klima, in welchem Kinder bzw. Jugendliche

»die Vorteile einer Veränderung in Betracht ziehen, explorieren und abschätzen können« (ebd., S. 298).

Partialisieren

Einer Prämisse der Veränderungsneutralität entspricht auch die Unterstellung, in einem vom Problem betroffenen Kind bzw. Jugendlichen würden zwei unterschiedliche Anteile miteinander in Wettstreit liegen – einer, der für die Aufrechterhaltung eines Problems eintritt und sorgt, und einer, der dessen Veränderung wünscht. Die beiden Seiten können auch mit unterschiedlichen Altersstufen assoziiert werden – als Gegenüber eines *kindlichen oder jüngeren Anteils,* der das Problem noch behalten möchte, wird ein *erwachsenerer bzw. älterer Anteil* konstruiert, der dieses hinter sich lassen will (Da Silva 2014, S. 154).

3.2.3 Interaktionsbezogene Problembeschreibungen

Von negativer Reziprozität betroffene Familien erleben ihre Interaktion als leidvoll und beeinträchtigend. Interaktionsbezogene Problembeschreibungen sind zwischen Eltern und Kind bzw. Jugendlichem daher vor allem dann leichter konsensualisierbar als kind- bzw. jugendlichenbezogene Problembeschreibungen, wenn es gelingt, diesbezügliche Schuld- oder Verantwortungszuschreibungen zu unterbrechen.

3.2.4 Elternbezogene Problembeschreibungen

Zu den häufigsten elternbezogenen Problembeschreibungen zählen jene erlebter Verunsicherung bzw. Hilflosigkeit und jene gegebener parentaler Kooperationsprobleme. Eltern beschreiben in Erstgesprächen häufig ein Erleben von Ohnmacht, Erschöpfung, Ratlosigkeit oder auch Verzweiflung. Ist das der Fall, so schlage ich ihnen ein Elterngespräch vor, in dem ihre Erfahrung/ihr Befinden im Mittelpunkt stehen soll. Das Unterlassen einer konkreteren und ausführlicheren Problembeschreibung im Erstgespräch mit der Familie stellt sicher, dass ein Kind bzw. Jugendlicher nicht durch das elterliche Erzählen belastet wird (etwa indem ein Narrativ kindlicher Schuld an elterlicher Belastung generiert wird oder sich noch weiter verfestigt). Zugleich schützt es Eltern davor, an Autorität einzubüßen, indem sie sich selbst in Gegenwart ihres Kindes als inkompetent definieren.

3.3 Erste Problemkontextualisierung

Im dritten Schritt der Anfangsphase einer Familientherapie – im Kontext einer ersten Problemkontextualisierung – versuche ich, gegebene Problemzusammenhänge zu klären. Problemkontextualisierung kann sich auf drei Zeitebenen bewegen: Im Rahmen einer *situativen Kontextualisierung* erkunde ich, was der Aktualisierung eines Problems unmittelbar vorausgeht und was ihr unmittelbar nachfolgt. Ich frage Familienmitglieder nach problemauslösenden Bedingungen und nach unmittelbaren problemassoziierten Auswirkungen. Ich frage nach damit verbundenen selbstbezüglichen Reaktionen und Lösungsversuchen von Kindern bzw. Jugendlichen und nach denen von Eltern oder weiteren relevanten Personen sowie nach deren Wirkungen und Rückwirkungen auf das gegebene Problem. Im Rahmen einer *lebensphasischen Kontextualisierung* erkunde ich, ob die Entstehung eines Problems mit wichtigen Lebensübergängen, -ereignissen und -veränderungen in Verbindung steht. Im Rahmen einer *biografischen Kontextualisierung* werden biografisch relevante Ereignisse und Erfahrungen eines Kindes oder eines Jugendlichen und einer Familie in den Blick genommen.

Eine erste Problemkontextualisierung dient sowohl dem Fallverstehen von Therapeuten als auch dem Verstehen von Eltern wie Jugendlichen und Kindern. Sie ist ein Akt des *story-making*, der Zugang zu den subjektiven Problemtheorien von Eltern und Kind bzw. Jugendlichem eröffnet:

> »Erstgespräche werden« – so Pleyer (2003, S. 469) – »von Eltern in der Regel genutzt, um die als problematisch erlebten Verhaltensweisen des Kindes ausführlich zu schildern. Auf unsere Anregung hin sind sie auch bereit, ihre Veränderungswünsche zu präzisieren und Aufträge zur Behandlung zu konkretisieren. Aber in aller Regel geht es ihnen um mehr. Es sind Warum-Fragen, die ihnen auf den Nägeln brennen. Sie suchen die Auflösung des Rätsels, das ihnen ihr Kind mit seinem Symptomverhalten aufzugeben scheint. Sie wollen begreifen, was zwischen ihnen und ihrem Problemkind geschehen ist. Sie glauben, irgendwie Fehler gemacht zu haben, ohne Antworten darauf zu haben, was denn wirklich falsch gewesen ist oder was sie hätten anders machen sollen. Sie suchen besonders dann nach plausiblen Erklärungen, wenn das identifizierte Problem über längere Zeit als sehr belastend erlebt worden ist und trotz vielfältiger Bemühung aus eigener Kraft nicht lösbar war. Mit dem Gang zum Kindertherapeuten unterstelle ich Eltern nicht zuletzt den mehr

> oder weniger expliziten Versuch, in einem als sinnlos erscheinenden Beziehungsgeschehen Sinn zu entdecken und Klarheit zu finden in einem nicht (mehr) als stimmig erlebten parentalen Selbstkonzept.«

Über eine verstehensorientierte Absicht hinaus dient eine erste Problemkontextualisierung auch der Einschätzung, ob Psychotherapie für ein gegebenes Problem tatsächlich das Mittel der Wahl ist bzw. ob anstelle dessen (oder zusätzlich zu Therapie) eine medizinische, logopädische, ergotherapeutische oder andere Behandlung indiziert ist. Eine erste Problemkontextualisierung birgt zudem eine orientierende und handlungsleitende Funktion für Therapeuten – das Erfassen von das Problem einbettenden Zusammenhängen verweist auf jene Foki, die in weiteren Therapiegesprächen zu zentralen Sinnthemen werden und als Anknüpfungspunkte für Veränderungsanregungen fungieren können. Sie ist für die weitere Therapieplanung von entscheidender Bedeutung (Rufer 2012).

Für ein erstes Verstehen von Zusammenhängen ist das Erzählen von Familienmitgliedern nur eine der möglichen Quellen. Andere Quellen sind unter Umständen mitgebrachte schriftliche Befunde und die durch zirkuläres Fragen zugänglichen Erzählungen und subjektiven Theorien wichtiger sozialer anderer.

In der Anfangsphase einer Familientherapie erzählte Zusammenhänge rund um Leidenszustände lassen sich unter anderem mit dem Medium der *ideografischen Systemmodellierung* (Schiepek 1991) dokumentieren und zusammenfassen. Dabei werden einzelne Variablen mit Überbegriffen codiert und in Form von Kreisen aufgezeichnet. Beschriebene Zusammenhänge zwischen Variablen werden durch Pfeile zwischen diesen Kreisen dargestellt – die Pfeile bilden Wirkungen oder Wechselwirkungen zwischen diesen Variablen ab. Die Modellierung schafft einen Überblick über die möglichen Themen von Folgegesprächen.

3.4 Zielarbeit

Ziele gründen in Vorstellungen von einem besseren Leben. Ziele sind von Werten getragene motivationale Attraktoren, auf die sich Familienmitglieder individuell wie gemeinsam hinbewegen. Ziele kreieren gemeinsam mit Problembeschreibungen die übergeordneten Leitdifferenzen einer Therapie, die letztlich als Richtschnur für die

Kommunikationsbeiträge von Therapeuten fungieren. Ziele geben Auskunft darüber, was im Kontext von Therapie angestrebt werden soll und was als Kriterium hilfreicher Familientherapie dienen kann. Das Konkretisieren und Anreichern von Zielen ist zudem ein erstes gedankliches Einüben erwünschter Veränderung – Zielarbeit stellt so zugleich eine erste spezifische Intervention dar. *Gute Ziele* sind nicht einfach abrufbare Erwartungen und Hoffnungen von Familienmitgliedern – wie Probleme sind sie das Ergebnis gemeinsamer Konstruktion im Kontext des gemeinsamen Beginnens und wie diese wandeln sie sich unter Umständen im Fortlaufen einer Therapie.

In der Anfangsphase einer Familientherapie formulierte Ziele können sich auf kindliche bzw. jugendliche, auf interaktionelle und/oder elterliche Problemstellungen beziehen und sind häufig eng miteinander verwoben (beziehen sie sich ausschließlich auf letztere, ist das Familiensetting nicht das Setting der Wahl – hier sind elterntherapeutische Gespräche indiziert).

Was sind Merkmale guter Ziele?

> »Egal wie unzureichend die Zukunft beschrieben wird, wesentlich ist, dass sie sich positiv abhebt. Therapie hat keinen Sinn ohne die Erwartung, dass die Situation verbessert werden kann. Die Erwartung, dass sich etwas verbessern kann, ist in der Tat die zentrale Voraussetzung jeder Therapie« (de Shazer 1989, S. 208).

Im guten Fall beschreiben Familienmitglieder Erhofftes und Ersehntes als Annäherungsziel, nicht als Vermeidungsziel – sie beschreiben nicht die Abwesenheit oder das (Ver-)Schwinden von Problemen, sondern den Beginn von Lösungen (Berg 1998, S. 72). *Gute Ziele* sind affektiv bedeutsam. Sie sind konkrete und auf spezifische Kontexte abgestimmte Ziele. Sie liegen im Einfluss dessen, der sie anstrebt, bzw. derer, die sie anstreben. Sie sind kleine Ziele, damit der Unterschied zwischen »Problem« und »Lösung« überbrückbar ist (de Shazer 1985, p. 10). Sie entsprechen den realistischen Möglichkeiten von Familienmitgliedern. Gibt es mehrere Ziele, so schließen sie einander nicht wechselseitig aus.

> Die fünfzehnjährige Bettina kam gemeinsam mit ihrer Mutter zu einem Erstgespräch. Bettina lebte mit ihrer Mutter und ihrem zwölfjährigen Halbbruder zusammen, ihr älterer Bruder wie auch ihr Stiefvater waren vor Kurzem ausgezogen. Zu ihrem leiblichen Vater

bestand seit Längerem kein Kontakt. Der kurz vor Therapiebeginn vollzogene Schulwechsel war Bettina schwergefallen, obwohl sie die Mitschüler und Lehrer als freundlich erlebte.

Bettina litt unter Prüfungsangst. Sie erzählte, dass sie insbesondere bei mündlichen Prüfungen in hohe Aufregung geriet (10 auf einer zehnteiligen Aufregungs-Skala). Unterlief ihr ein Fehler oder wusste sie etwas nicht, so kreiste ihr Denken/ihre Aufmerksamkeit unablässig um diesen Fehler bzw. um ihr Nichtwissen. Sie verstummte und zog sich zurück. Ihr »Versagen« mündete in starke Selbstzweifel, in die Überzeugung, dumm zu sein, und in eine tiefe Verzweiflung. Ihre Mutter versuchte sie zu trösten und zu bestärken, aber Bettina war für sie oft kaum erreichbar.

Bettinas Mutter erzählte, dass Bettina schon in der Volksschule unter Angst bei Prüfungen gelitten hatte. Sie durchlebte eine Erfahrung der Hilflosigkeit angesichts Bettinas Verzweiflung und gab sich selbst Mitschuld an Bettinas Prüfungsangst. Sie beschrieb, dass sie Bettina ihre Angst »auszureden« versuchte – gelang ihr dies nicht, reagierte sie zuweilen ungehalten und vorwurfsvoll auf Bettinas Selbstzweifel und -entwertung, obwohl sie wusste, dass dies ihre Beziehung belastete.

Gegen Ende des Erstgesprächs formulierten beide ihre mit der Therapie verbundenen Ziele: Bettina wollte lernen, ihre Aufregung in Prüfungssituationen zu regulieren (optimal wäre ein Grad der Aufregung, der sich rund um 5 bewegte); sie wollte lernen, mehr an sich selbst zu glauben und ihre Selbstzweifel und negativen Gedanken zu unterbrechen; sie wollte lernen, Fehler leichter zu nehmen. Bettinas Mutter wünschte sich, mehr an »innerem Abstand« zu Bettinas Problematik zu gewinnen – dies würde es ihr ermöglichen, im Gespräch mit ihr verständnisvoller, geduldiger und optimistischer zu sein, was einerseits Bettina helfen, andererseits zu einer Verbesserung ihrer Beziehung beitragen würde.

3.4.1 Kind- bzw. jugendlichenbezogene Ziele

Auf eigenes Fühlen, Denken und Verhalten bezogene Ziele von Kindern oder auch von sozial angepassten Jugendlichen bilden zuweilen mehr die Wünsche ihrer Eltern als ihre eigenen Veränderungswünsche ab. Hier hilft ein Erkunden der Hoffnungen, die eine Veränderung mit sich bringen soll; und hier hilft ein klärendes Fragen danach, welche Ziele tatsächliche ihre eigenen Hoffnungen widerspiegeln.

Interaktionelle Ziele

Zu interaktionellen Zielen von Familienmitgliedern zählt etwa der Wunsch eines Kindes oder Jugendlichen und seiner Eltern, sich besser zu vertragen, besser miteinander auszukommen, sich wieder besser zu verstehen u. a. Interaktionelle Ziele von Familienmitgliedern sind zumeist leicht konkretisier- und konsensualisierbar, sofern es gelingt, die Frage, wer an negativer Interaktion Schuld trägt, zur Seite zu stellen.

3.4.2 Elternbezogene Ziele

Im familientherapeutischen Setting ist eine allgemein gehaltene Formulierung elternbezogener Ziele sinnvoll. Diese werden unter Umständen in einem nachfolgenden elterntherapeutischen Gespräch konkretisiert und angereichert. Realisiert sich Familientherapie als ausschließliche Elterntherapie, so fokussiere ich auf interaktionelle und elterliche Ziele, da nur diese im zumindest partiellen Einfluss von Eltern liegen.

3.5 Das Entwickeln eines Arbeitskontrakts

Der fünfte Schritt der Anfangsphase einer Familientherapie ist jener des Entwickelns eines Arbeitskontrakts: Hier vereinbart das Therapiesystem (bei Kindern die Eltern und der Therapeut) die (vorläufigen) Inhalte und Rahmenbedingungen ihrer weiteren Kooperation. Im *Inhaltskontrakt* werden erste Themenstellungen und Ziele der Therapie priorisiert, im *Rahmenkontrakt* werden die voraussichtliche Gestaltung des Settings, die voraussichtliche Therapielänge, die Abstände zwischen Therapiegesprächen und sonstige Rahmenbedingungen vereinbart.

Familienmitglieder hegen unterschiedliche Erwartungen an gemeinsame Gespräche: Eltern wie Jugendliche erhoffen sich unter Umständen *Entlastung und Verständnis* für gegebene Belastung; sie erhoffen sich *Klärung* in Bezug auf Problemzusammenhänge und -ursachen; sie wünschen sich *Unterstützung bei Veränderung* oder sie hegen eine Hoffnung der *Aussöhnung* – Familiengespräche sollen dabei helfen, nicht (mehr) beeinflussbare Lebensgegebenheiten (die chronische Erkrankung, die Scheidung der Eltern u. a.) anzunehmen. Wird Familientherapie von sozialen anderen – etwa dem Mitarbeiter eines Jugendamts – angeregt, decken sich deren Therapieerwartungen zuweilen nicht mit jenen der Familie/Eltern: Eltern erhoffen sich vielfach vor allem Verständnis für ihre erlebte Not und Überforderung, während etwa ein überweisender Sozialarbeiter sich von Therapie vor allem Einsichtsprozesse der Eltern sowie eine Problemveränderung erwartet. Für ein Konsensualisieren unterschiedlicher Erwartungen ist hier ein möglichst frühes Einbeziehen von Überweisenden in das Therapiesystem hilfreich.

Für das Vereinbaren des Rahmenkontrakts sind gegebene Motivationslagen der Familienmitglieder von entscheidender Bedeutung – je geringer die Therapiemotivation, desto kleinräumiger gestalte ich den anfänglichen Therapiekontrakt.

Thema des Erstgesprächs mit dem siebzehnjährigen Mirko und seiner alleinerziehenden Mutter bildeten sein exzessives Computerspielen und die damit verbundenen familiären Spannungen. Mirkos Spielleidenschaft war eine der Ursachen dafür, dass er die Schule erst nach wiederholten Anläufen positiv abschließen konnte und sich nun in seinem ersten Lehrjahr befand. Unmittelbarer Anlass der Familientherapie war die Gefahr, dass er seine Lehrstelle wegen seines exzessiven nächtlichen Spielens wieder verlor, da er häufig zu spät in die Arbeit kam, unkonzentriert war und nicht für die Berufsschule lernte. Anders als seine Mutter stand Mirko einer Therapie skeptisch gegenüber.

Mirkos Haltung in Bezug auf sein Spielen war ambivalent: Er nahm dessen Schattenseiten wahr – es hinderte ihn daran, seinen Wunsch nach finanzieller Unabhängigkeit und nach einem eigenen Leben zu realisieren; es sorgte dafür, dass seine sozialen Beziehungen nur im Netz stattfanden; es verunmöglichte, dass er ein Mädchen kennenlernte; es sorgte für ständige Spannung im Zusammenleben mit seiner Mutter und seiner Schwester. Zugleich half ihm sein Spielen im Kontext all der Belastungen, welchen er sich ausgesetzt sah – es war seine Schutzmauer gegenüber den Vorhaltungen seiner Mutter und der Schwester; es war Ausgleich für den erlebten Stress am Arbeitsplatz und in der Schule; es ließ ihn seine Einsamkeit vergessen; es half gegen die Traurigkeit und gegen die Wut, die er in Zusammenhang mit der Trennung seiner Eltern durchlebte. Seine Ambivalenz war auch der Grund, warum er eine von seiner Mutter initiierte stationäre Behandlung wie auch eine vorhergehende ambulante Psychotherapie wieder abgebrochen hatte.

Am Ende des Erstgesprächs war Mirko bereit wiederzukommen. Ich vereinbarte mit ihm und seiner Mutter eine Serie von drei Klärungsgesprächen, innerhalb derer wir erkunden würden, was alles für und was alles gegen eine Veränderung seines Spielverhaltens sprechen würde. Abhängig vom Ergebnis dieser Erkundung würden wir uns dann eventuell für weitere Gespräche treffen.

Teil eines Rahmenkontrakts kann die Vereinbarung zusätzlicher Klärungs- oder Hilfemaßnahmen sein (das Aufsuchen eines Kinderpsychiaters, eines Ergotherapeuten, eines klinischen Psychologen u. a.). Hierzu gehören auch eventuelle Vereinbarungen über die Zusammenarbeit des Therapiesystems mit Sozialarbeitern, Sozialpädagogen, Lehren u. a.

3.6 Abschluss der Anfangsphase

Ein familientherapeutisches Erstgespräch endet in aller Regel mit einer kurzen Evaluierung durch die teilnehmenden Familienmitglieder, mit einem wertschätzenden Kommentar des Therapeuten und einer daran anknüpfenden Empfehlung. Familienmitgliedern mitgegebene Reflexions-, Beobachtungs- oder Handlungsaufgaben sollen auf deren Motivationslagen abgestimmt sein und können an die gesamte Familie, einzelne Subsysteme oder einzelne Familienmitglieder gerichtet werden.

4 Der Mittelteil einer Familientherapie

Die wichtigsten Aufgaben eines Therapeuten im Mittelteil einer Familientherapie sind jene, eine kooperative Beziehung mit allen Familienmitgliedern zu wahren und zu vertiefen; jene, ihre positive Reziprozität und funktionale Interaktion zu fördern; und jene, erwünschte Veränderung anzuregen und zu unterstützen.

4.1 Die Choreografie von Folgegesprächen

In einem durchgängigen Familiensetting knüpft jedes Folgegespräch inhaltlich an das vorhergehende Gespräch an – wechselt das Therapiesetting, so bildet jenes Therapiegespräch, das im gleichen Setting stattfand, den (vorrangigen) Anknüpfungspunkt. Jedes Folgegespräch fokussiert auf ein eingegrenztes Stundenthema und birgt nach Möglichkeit einen in sich geschlossenen Sinnbogen; jedes Folgegespräch schafft am Ende eine Brücke zu einem nachfolgenden Gespräch. Wie Erstgespräche bzw. Anfangsphasen einer Familientherapie gestalten sich Folgegespräche nach einer aus sechs Schritten bestehenden Choreografie.

4.1.1 Anschluss und Retrospektion

Folgegespräche beginnen mit einer Klärung des aktuellen Befindens der teilnehmenden Familienmitglieder sowie mit einem gemeinsamen Sichten von seit dem letzten Gespräch wahrgenommenen Erfahrungen und Veränderungen. In diesem Zusammenhang werden Auswirkungen der letzten Therapiesitzung, nachträglich aufgetretene Gedanken, Bilder, Gefühle, Einsichten und Fragen besprochen. Kam es zu einer positiven Veränderung, wird diese gewürdigt und hinsichtlich ihres Zustandekommens und ihrer Auswirkungen genauer erkundet. Beschreiben Familienmitglieder negative Veränderung, wird besprochen, was sie ausgelöst hat und mit welchen Folgen sie verbunden war.

4.1.2 Klärung von Stundenthema und -ziel

In einem zweiten Schritt legt das Therapiesystem in einem Vorgang des schrittweisen Eingrenzens das Thema eines Folgegesprächs fest und klärt damit verbundene (Veränderungs-)Hoffnungen und Zielvorstellungen. Das Stundenziel soll mit dem Gesamtziel einer Therapie verbunden sein; Stundenthema und Stundenziel sollen jeweils im Einfluss der Teilnehmer des Gesprächs liegen (das impliziert unterschiedliche Foki für Eltern-, Familien- und Einzelgespräche) – sie bilden die beiden Seiten der Leitdifferenz des nachfolgenden gemeinsamen Erzählens.

4.1.3 Problemaktualisierung

In einem dritten Schritt wird das Stundenthema in zwei Teilschritten aktualisiert – zuerst bitte ich die Familienmitglieder, es ausführlich zu beschreiben oder durch ein Beispiel zu verdeutlichen (Problemassoziation). Dann ersuche ich sie, es auf einem Systembrett zu symbolisieren, es mittels einer Zeichnung zu veranschaulichen, es in einer szenischen Darstellung zu visualisieren u. a. (Problemdissoziation). Ziel dieses Vorgehens ist das Schaffen einer auktorialen Erzählperspektive, mittels derer Familienmitglieder auf sich selbst – auf ihr Fühlen, Denken, Handeln/Interagieren – zurückblicken. Das Anregen einer *riverside position* (White a. Morgan 2006, p. 85) – eines Erzählstandorts am Ufer, von dem aus sie den Fluss ihres erlebten und gelebten Lebens betrachten – ist die Voraussetzung dafür, dass im nachfolgenden Schritt Fühl-, Denk- und Verhaltensalternativen erdacht werden können.

4.1.4 Problem-Lösungs-Übergang

Der vierte Schritt eines Folgegesprächs ist jener der Anregung eines Problem-Lösungs-Übergangs. Setzt man problem- wie lösungsassoziierte Fühl-Denk-Verhaltensmuster mit zwei Tälern einer Persönlichkeitslandschaft gleich (Haken u. Schiepek 2010b, S. 341), so umschreibt ein Problem-Lösungs-Übergang das Überschreiten eines Hügelkamms zwischen einem Problem- und einem Lösungs-Tal. Hierfür eröffnen sich im Wesentlichen zwei Wege – jene des vorwärts- und rückwärtsgewandten Erzählens.

Vorwärtsgewandtes Erzählen erkundet in der Zukunft liegende lösungsverbundene Täler. Es nützt Fiktivität bzw. die Fantasie und den »Möglichkeitssinn« von Familienmitgliedern (Musil 1978, S. 81). Mittels des »Was wäre, wenn« werden einer Veränderung entgegenstehende Hindernisse umgangen und/oder (vorübergehend) außer Kraft gesetzt. Vorwärtsgewandtes Erzählen wird dadurch angeregt, dass ein Therapeut Familienmitglieder nach ihren Wünschen, Zielen, Sehnsüchten fragt; dass er ein über Nacht stattgefundenes »Wunder« oder andere Formen der Zeitprogression nahelegt; dass er Familienmitglieder bittet, eine in der Zukunft liegende Lösung auf einer Zeitlinie abzubilden, sie in einer Skulptur zu veranschaulichen oder sie mithilfe eines Systembretts darzustellen. Die Beschreibung möglicher zukünftiger Veränderung oder eines Wunders ist – so de Shazer und Dolan (2008, S. 75) – eine Art »Generalprobe für die Realität«.

Rückwärtsgewandtes Erzählen hingegen tastet sich (oder springt zuweilen) von der problemverbundenen Gegenwart in eine lösungsverbundene Vergangenheit. Es realisiert sich in einem Entdecken von Problemunterschieden, Problemausnahmen und früher bestandenen Lösungen. Es verwirklicht sich als »Archäologie der Hoffnung« (Monk et al. 1997, p. 3). Beide – Zukunft wie Vergangenheit – bergen Unterschiede. Und beide Wege des Erzählens führen letztlich wieder zusammen – ein Konstruieren von Fühl-, Denk- und/oder Verhaltensunterschieden in der Zukunft begünstigt ein (Re-)Konstruieren von Unterschieden in der Vergangenheit und umgekehrt.

4.1.5 Lösungsaktualisierung

Im auf einen Problem-Lösungs-Übergang folgenden Schritt der Lösungsaktualisierung werden imaginierte oder erinnerte lösungsbezogene Unterschiede angereichert. Therapie dient letztlich dem Lernen von Familienmitgliedern (Rogers 1972, S. 131) und realisiert sich als Aktivierung und Förderung lösungsverbundener Fühl-Denk-Verhaltensmuster (Grawe 2004, S. 423):

> »Voraussetzung und Beginn jeder Bahnung ist die Aktivierung dessen, was besser gebahnt werden soll. Damit es gut gebahnt wird, muss es wiederholt und anhaltend aktiviert werden. Alles, was der Patient mehr denken, fühlen und tun soll, muss also möglichst oft hervorgerufen und möglichst lange aufrechterhalten werden. Erst dann [...] kommen ›Second Messenger-Prozesse‹ in Gang, die die an den aktivierten neuronalen Erregungsmustern beteiligten Synapsen langfristig stärken« (ebd., S. 429).

Je plastischer Antizipationen (oder auch rekonstruierte Unterschiede) beschrieben werden, »umso mehr Sogwirkung entfalten sie auf Prozesse der Neuorganisation« (Schiepek 1999, S. 161).

Vor diesem Hintergrund werden in diesem Schritt des Folgegesprächs Unterschiede *bezeugt, konkretisiert,* auf möglichst allen Sinnesebenen repräsentiert *(multimodalisiert),* mittels zirkulären Fragens *sozial vernetzt,* in relevante (Auftritts-)Bedingungen eingebettet *(kontextualisiert),* mit früheren Lösungserfahrungen verbunden *(historisiert),* mit persönlichen Fähigkeiten, Zielen und Werten von Familienmitgliedern verbunden *(internalisiert),* in lebensgeschichtliche Zusammenhänge eingebettet *(biografisiert),* mit (möglichen) zukünftigen Lösungserfahrungen verbunden *(futurisiert),* mit positiven Auswirkungen auf die Lebensqualität, die Gesundheit, das Selbstverständnis von Familienmitgliedern, auf die Qualität ihres familiären Zusammenlebens und ihrer sozialen Beziehungen mit anderem verknüpft *(ökologisiert),* mit Bildern, Metaphern und Symbolen angereichert (*symbolisiert* und *metaphorisiert*) und unter Umständen im Hier und Jetzt eines Therapiegesprächs durch das Einnehmen einer passenden Körperposition, eine Bewegung oder eine Geste *verkörpert.*

4.1.6 Stundenabschluss

Der Stundenabschluss umfasst die Evaluierung des Therapiegesprächs durch die Familienmitglieder sowie einen wertschätzenden und ressourcenorientierten Kommentar des Therapeuten, der zumeist in die Formulierung einer Empfehlung einmündet. Die Empfehlung selbst dient der Vertiefung und Sicherung der im Verlauf des Therapiegesprächs angeregten Unterschiede und deren Transfer in den gelebten Alltag.

Jede Therapiestunde fokussiert auf ein eingegrenztes Sinnthema; innerhalb dieses Sinnthemas wird im guten Fall ein kleiner Übergang – ein Lernvorgang/eine Veränderung/ein Unterschied – angeregt. Eine solcher Übergang ist etwa jener von einem kindlichen Ausagieren hin zu einem mehr kontrollierten sozialen Verhalten; von einem bulimischen Bewältigen von erlebter Frustration hin zu einer erwünschten Alternative der Spannungsregulation; von einem elterlichen *Narrativ der Schuld* zu einem elterlichen *Narrativ der guten Elternschaft;* von negativer zu positiver Reziprozität; von elterlicher Unsicherheit zu vermehrter elterlicher Sicherheit u. a.

Die zwölfjährige Corina litt unter Ängsten und depressiven Verstimmungen. Stundenthema des vierten Familiengesprächs war, dass Corina Erfahrungen des Erfolgs (wie etwa die wider ihrer Erwartung mit

»gut« beurteilte Mathematik-Schularbeit) nicht »auskosten« konnte – selbst wenn sie große schulische oder sonstige Herausforderungen gut meisterte, stellte sich unmittelbar anschließend ein Gefühl ängstlicher Unsicherheit ein, das in Selbstzweifel und ein fortwährendes Sich-Sorgen-Machen mündete. Sie erlebte sich als unfähig, mit sich selbst zufrieden und auf sich selbst stolz zu sein. Sie wie auch ihre Eltern wünschten sich, dass sie länger bei Erfolgserfahrungen verweilen und diese »mehr genießen« könnte.

Ich schlug Corina und ihren Eltern vor, ein »Gespräch mit Selbstzweifel« zu führen. Ich erklärte ihnen mein Vorhaben und meine damit verbundene Absicht – es würde uns helfen, Corinas Erfahrung noch besser zu verstehen und Ideen darüber zu entwickeln, wie sie das beschriebene Muster unterbrechen konnte. Ich ersuchte Corina, ihren Selbstzweifel körperlich zu lokalisieren, ihn aus ihrem Körper heraustreten und auf einem Stuhl mir gegenüber Platz nehmen zu lassen und ihm ihre Stimme zu leihen. Sie beschrieb *Selbstzweifel* als gasförmiges, wolkiges, waberndes, graues, etwa zwei Meter großes Etwas mit einer monotonen, leisen und zugleich schneidenden Stimme. Ich bedankte mich bei ihm für sein Erscheinen und seine Bereitschaft, mir, Corina und ihren Eltern Auskunft über sich zu geben.

Auf mein Nachfragen hin erzählte *Selbstzweifel,* wie und wann er Corina kennengelernt hatte. Er gab mir Auskunft über die gegenwärtige Stärke seines Einflusses (8 auf einer zehnteiligen Skala). Er beschrieb, welche Auswirkungen seine Anwesenheit auf Corinas Leben hatte – er bewirkte, dass sie sich schlecht fühlte und sich quälte, und er hinderte sie daran, die Beruhigung und den Trost ihrer Eltern anzunehmen. *Selbstzweifel* erzählte nicht nur von den Schattenseiten seiner Präsenz in ihrem Leben, sondern auch von seiner »guten Absicht« – er wollte Corina vor Fehlern bewahren, sie »perfekt machen«, sie vor Beschämung und Bloßstellung vor anderen aufgrund mangelnder schulischer Leistungen bewahren. Er hielt sich für entscheidend für den schulischen Erfolg Corinas und für ihre Beliebtheit in der Familie sowie in ihrer Peergruppe. Ich würdigte all das, was *Selbstzweifel* im Leben von Corina geleistet hatte, aber ich merkte an, dass ich sein Eigenlob für übertrieben hielt – Corinas schulische Leistungen wie auch ihre Beliebtheit schienen mir mehr ein Verdienst Corinas als ein Verdienst von *Selbstzweifel.*

Dann hinterfragte ich die Notwendigkeit seines fortwährenden und unmittelbaren Erscheinens in all jenen Situationen, in denen Corina erfolgreich war. Was würde passieren, wenn er erst später in Erscheinung trat? Was würde passieren, wenn er gar nicht erschien? Ihre schulischen Leistungen würden sich verschlechtern. War er bereits einmal »verspätet« erschienen? *Selbstzweifel* verneinte. Angenommen Corina würde auf sein Erscheinen mit einem »Jetzt nicht!« reagieren, weil sie ein Gefühl der Zufriedenheit genießen wollte, würde *Selbstzweifel* das akzeptieren können? Auf diese Frage folgte eine Phase des Abwägens, an deren Ende *Selbstzweifel* sich zu einem verspäteten Erscheinen unter der Bedingung bereit erklärte, dass Corina sich ihm verlässlich noch am selben Tag und zumindest eine halbe Stunde lang widmete – nur dann war gewährleistet, dass er sich ernst genommen fühlte. Zum Schluss unseres Gesprächs bedankte ich mich bei *Selbstzweifel* für seine Offenheit. Ich verabschiedete mich von ihm, »entzauberte« den Stuhl und rückte ihn an die Wand.

Ich ersuchte Corina, ihre Stimme wieder an sich zu nehmen, und besprach mit ihr und ihren Eltern die im Gespräch aufgetauchten Inhalte. Was war für sie überraschend gewesen? Welche Aussagen von *Selbstzweifel* waren wichtig gewesen? Teilten Corina und ihre Eltern die von *Selbstzweifel* angebotene Sichtweise hinsichtlich seiner Bedeutung für Corinas Leistungen und Beliebtheit? Teilten sie seine Annahme, dass sein verspätetes Erscheinen oder auch sein Nichterscheinen schlimme Folgen hätten? Stimmten sie seiner Behauptung zu, er würde immerzu pünktlich und verlässlich erscheinen? Die Eltern verneinten und auch Corina zeigte sich skeptisch – sie hatte den Eindruck, er würde sich »aufblasen« und sich so größer und bedeutender machen als er war. Am Schluss der Therapiesitzung regte ich an, dass Corina und ihre Eltern bis zu unserem nächsten Gespräch beobachten würden, ob es Situationen gab, in welchen *Selbstzweifel* nicht oder verspätet erschien. Dies könnte uns einen Hinweis darauf geben, dass Corina und ihre Familie möglicherweise über mehr Einfluss verfügten, als *Selbstzweifel* glaubte, und worin ihr Einfluss bestand.

4.2 Über Veränderung I

Die oben beschriebene Choreografie von Folgegesprächen lässt sich in vielen Fällen nicht in linearer Weise verwirklichen. Gemeinsames Erzählen in Familientherapien mäandert zwischen einem Problem- und einem Lösungstal, wobei letzteres im Lauf der gemeinsamen Konversation im guten Fall mehr und mehr in den Vordergrund tritt. Es entspricht so einem ständigen »Navigieren beim Driften« (Simon u. Weber 2009). Das erste Buch, das ich über Familientherapie las, war Minuchins *Praxis der strukturellen Familientherapie* (1981). Zur Faszination dieses Buchs trugen vor allem die wortwörtlichen Ausschnitte aus Therapiegesprächen mit bei, die theoretisch Beschriebenem Anschaulichkeit und Leben einhauchten. Diese Erfahrung veranlasst mich, im Folgenden Ausschnitte aus dem Transkript eines Familiengesprächs wiederzugeben.

Es handelt sich um die siebte Therapiesitzung im Kontext einer Beratungsstelle (unter Einbeziehung eines Reflektierenden Teams) mit dem 17-jährigen Mirko, seiner 18-jährigen Schwester Nadja und seiner Mutter (Nadja nahm zum ersten Mal an der Therapie teil – alle bisherigen Gespräche hatten mit Marko und seiner Mutter stattgefunden). Die Therapie war auf Initiative von Mirkos Mutter zustande gekommen. Veranlasst war sie durch die Sorge der Mutter, Mirko könnte infolge seines exzessiven Computerspielens seine Lehrstelle verlieren (er kam häufig zu spät in die Arbeit oder ging gar nicht hin). Ihre zweite Sorge galt Mirkos sozialem Verhalten (er »zuckte oft aus« bzw. geriet häufig in Streit mit Arbeitskollegen). Freundschaften und soziale Kontakte pflegte er nur in der virtuellen Welt. Zwischen ihr und ihrem Sohn kam es zu ständigen Konflikten, deren Anlass zumeist Mirkos Spielen war. Sie erlebte sich als zunehmend hilflos und verzweifelt. Rund um sein Spielen hatte sich zudem eine einseitige Rollenverteilung innerhalb der Familie entwickelt (die Mutter, die ein Jahr vor Therapiebeginn ihre Arbeit verloren hatte und seitdem auf Arbeitssuche war, weckte ihn am Morgen oder versuchte es zumindest, damit er pünktlich zur Arbeit kam; sie versorgte gemeinsam mit der Tochter den Haushalt u. a.).

Mirkos Eltern waren zum Zeitpunkt des Therapiebeginns seit vielen Jahren geschieden, hatten aber nach der Trennung unter anderem aus finanziellen Gründen noch mehrere Jahre in einer gemeinsamen Wohnung gelebt. Dann war die Mutter mit den Kindern ausgezogen. Mirko war derjenige, der den engsten Kontakt zum Vater hatte. Im Erstgespräch erzählten Mirko und seine Mutter unter anderem von seinen Spielgewohnheiten: Mirko spielte, kaum dass er von der Arbeit oder Berufsschule nach Hause kam; er spielte in der Regel bis in die frühen Morgenstunden, sodass er den Arbeits- bzw. Schulbeginn immer wieder verschlief. Seine Haltung dem Spielen gegenüber war ambivalent: Er sah dessen Schattenseiten – es erschwerte es ihm, seinen Wunsch nach finanzieller Unabhängigkeit und nach einem Leben in einer eigenen Wohnung zu realisieren; es sorgte dafür, dass seine sozialen Beziehungen zu anderen nahezu ausschließlich im Netz stattfanden; es trug zu seinem massiven Übergewicht bei; es hinderte ihn, ein Mädchen kennenzulernen; es sorgte für ständige

Spannung im Zusammenleben mit seiner Mutter. Zugleich war sein Spielen ein Verbündeter und Helfer gegenüber all den Belastungen, denen er sich ausgesetzt sah – gegenüber dem »ständigen Stress« bzw. den Vorhaltungen seiner Mutter; gegenüber dem Stress am Arbeitsplatz und in der Schule; gegenüber seiner Einsamkeit wie auch gegenüber der Traurigkeit, die er in Zusammenhang mit der Trennung seiner Eltern erlebte.

Im sechsten Therapiegespräch, das sich thematisch rund um die Vor- und Nachteile des »Erwachsener-Werdens« bewegte, hatte ich Mirko unter anderem Fragen nach der möglichen Sichtweise seiner Schwester gestellt (meine Hoffnung war, dass sie sich als fiktive Zeugin für die positive Entwicklung Mirkos erweisen würde). Mirko fiel es schwer, diese Fragen zu beantworten – er »wusste nichts von ihr«. Da die geschwisterliche Beziehung sehr belastet schien, entstand am Ende der Therapiesitzung die Idee, Nadja zum nächsten Gespräch miteinzuladen.

In der Anfangsphase dieses Gesprächs standen das Kennenlernen und die Einbindung Nadjas in die Therapie sowie die seit dem letzten Therapiegespräch stattgefundenen Veränderungen/Entwicklungen Mirkos im Mittelpunkt. Dann wendeten wir uns der Klärung des Stundenthemas und -ziels zu.

THERAPEUT (zu Mirko und zur Mutter): Wer von Euch beiden[7] hat Nadja eingeladen mitzukommen? Habt ihr beide vorher noch einmal darüber geredet?

MUTTER: Er hat sie gefragt, ob sie mitkommen will.

THERAPEUT (zu Mirko): Sie haben sie gefragt?

MIRKO: Ja.

THERAPEUT (zu Nadja): Wie war die Reihenfolge? Hat Ihr Bruder Sie vor Ihrer Mutter gefragt?

NADJA: Ja. Nachdem er von Ihnen gekommen ist, ist er bei mir ins Zimmer herein und hat mich gefragt: »Magst du mitkommen in die Therapie?«

THERAPEUT (zu Mirko): Gut. Find ich schön, dass Sie das gemacht haben. (Zu Nadja:) Jetzt würd ich gerne schauen, wie wir diese Gelegenheit nutzen können, dass Sie da sind. Ich sage Ihnen, Nadja, was ich schon weiß. Was ich schon weiß, ist, dass es in eurer Familie sehr oft Spannungen einerseits zwischen Ihrer Mutter und Mirko und andererseits zwischen

7 In fast allen Familientherapien spreche ich Jugendliche per »Du« an. In Mirkos Fall entschied ich mich für eine Anrede per Sie, weil es mir hilfreich schien, ihn als Erwachsenen zu adressieren. »Ihr« bzw. »Euch« stellen in österreichischem Dialekt gebräuchliche Formen der Mehrzahlbildung dar.

euch beiden gibt. Das ist mein Informationsstand. (Zur Mutter und zu Mirko:) Korrigieren Sie mich, wenn Sie es anders sehen. (Zu Nadja:) Bei unserem letzten Gespräch habe ich Mirko einige schwierige Fragen gestellt – Fragen danach, was Sie als Schwester über bestimmte Dinge in seinem Leben denken könnten, weil ich hoffte, er könnte sie aus Ihrer Sicht beantworten. Und Sie, Mirko, haben gesagt: »Das ist ganz schwierig für mich zu beantworten, weil ich so wenig von meine Schwester weiß. Ich weiß so wenig, wie sie die Dinge sieht.« So kam dann die Idee auf, Sie, Nadja, zu diesem Gespräch miteinzuladen. Jetzt würde ich gern schauen, wie wir das, dass Sie mitgekommen sind, am besten nützen können. Ich möchte Sie gern alle fragen, aber ich würde gerne bei Ihnen starten, Nadja. Worum sollte sich unser Gespräch heute drehen? Wofür könnte es aus Ihrer Sicht gut sein?

NADJA: Na ja, von mir aus ist das schwierig, das zu beantworten. Eigentlich geht es ja um Mirko. Eigentlich geht es darum, dass es ihm einfach besser geht und dass er alleine etwas auf die Reihe kriegt.

THERAPEUT: Okay.

NADJA: Und wenn er das schafft, dann hört er auf zu nerven.

THERAPEUT: Sie sehen das so, dass sich, wenn Mirko die Dinge besser auf die Reihe kriegt, die Beziehung zwischen euch beiden entspannt?

NADJA: Genau.

Therapeut: Ist das Ihre Hoffnung? Eine mehr entspannte Beziehung zwischen Ihnen und Ihrem Bruder?

NADJA (lacht): Ich hoffe es. Nach all den Jahren.

THERAPEUT: Es klingt fast nach einem Märchen.

MUTTER: Aber Mirko kann freundlich sein, wenn er will.

NADJA: Ja, das kann er wirklich. Für einen Moment kann er es wirklich. Und dieser Moment dauert maximal zwei Stunden.

THERAPEUT: Yes, he can. Okay. Mirko, wofür möchten Sie das gemeinsame Gespräch mit Ihrer Mutter und Ihrer Schwester nutzen? Wofür wäre das eine gute Gelegenheit?

MIRKO: Na ja, halt so über die Sachen reden. Wieso es nicht so klappt.

THERAPEUT: Zwischen euch beiden, meinen Sie?

MIRKO: Ja.

THERAPEUT: Okay. Sie haben dasselbe Anliegen wie Nadja?

MIRKO: Ja.

THERAPEUT: Dass es entspannter und angenehmer zwischen euch beiden wird?

MIRKO: Genau.

THERAPEUT: Was wäre Ihr Wunsch als Mutter?

MUTTER: Dass die beiden als Geschwister ein besseres Verhältnis haben. Zu Hause können wir schwer darüber reden. Wenn er hier in der Therapie ist, ist Mirko immer ein bisschen nachdenklicher. Danach versucht er die Sachen immer irgendwie anders zu verstehen, sie nicht nur aus seiner Sicht zu sehen.

THERAPEUT: Mhm. Gut.

MUTTER: Wir reden immer nach den Therapiestunden so miteinander. Da versteht er manches dann besser. Bisher hat er die Sachen noch nie aus einer anderen Sicht betrachtet.

NADJA: Ja, als er nach der letzten Therapiestunde in mein Zimmer gekommen ist, da habe ich gedacht: »Er kommt wieder, um zu nerven.« Ich habe gesagt: »Geh raus, verschwinde!«

THERAPEUT: Sie haben gar nicht erwartet, dass er Sie etwas fragen will.

NADJA: Nein, als er die Türe aufgemacht hat, habe ich gesagt: »Geh raus!«

THERAPEUT: Das klingt nach einer Art Reflex, oder?

NADJA: Na ja, er kommt ja so herein ..., er kommt auf so eine Art herein, wo man weiß, dass es nicht gut geht, wenn er hereinkommt.

THERAPEUT: Ihre Annahme war, es wird jetzt so wie immer.

MUTTER: Sie war richtig überrascht, als er sie gefragt hat, ob sie mit in die Therapie kommen will.

THERAPEUT: Es war eine positive Überraschung.

NADJA: Ja. Mirko war dann verletzt, weil ich gleich ... Und ich habe ihm gesagt: »Ja, es tut mir leid, aber ...«

THERAPEUT: Ich finde es schön, dass er Sie eingeladen hat. Durch unsere bisherigen Gespräche habe ich Ihren Bruder sehr schätzen gelernt. Ich finde, er ist ein sehr beeindruckender junger Mann, der sich sehr bemüht, sein Leben mehr auf die Reihe zu kriegen.

NADJA: Na ja.

THERAPEUT: Okay. Dann bleiben wir bei diesem Thema: Wie könnte eine entspanntere Beziehung zwischen euch beiden entstehen?

NADJA UND MUTTER: Ja. (Mirko nickt.)

THERAPEUT: Okay. Dann werde ich mich in unserem Gespräch auf euch beide konzentrieren. (Zur Mutter:) Passt das für Sie?

MUTTER: Ja.

THERAPEUT: Gut. Dann werde ich vor allem euch beiden einige schwierige Fragen stellen. Die erste schwierige Frage richte ich an Sie, Mirko: Wenn es eine Skala geben würde und 10 hieße: Nadja und ich haben eine entspannte Beziehung als Bruder und Schwester ... und 1 hieße: Wir haben eine sehr angespannte Beziehung ..., sehr viel Ärger, viel Frust, viel negative Reflexe ..., bei welchem Skalenwert glauben Sie würde Nadja die Qualität eurer Geschwisterbeziehung einschätzen?

MIRKO: Zwischen 1 und 2 würde ich jetzt einmal sagen.

THERAPEUT (zu Nadja): Bei welchem Skalenwert glauben Sie würde Mirko das einschätzen?

NADJA: Zwischen 2 und 3.

THERAPEUT: Er würde die Qualität eurer Beziehung etwas höher einschätzen, als er glaubt, dass Sie sie einschätzen würden. (Zur Mutter:) Jetzt möchte ich Sie als Mutter fragen. Wo würden Sie ...?

MUTTER: Bei 2.

THERAPEUT: Mhm. In der Mitte. Sie sind eine Diplomatin.

In der folgenden Sequenz der Problemaktualisierung beschreiben alle Familienmitglieder prototypische Konfliktsituationen zwischen den Geschwistern.

In der daran anschließenden Sequenz der Suche nach einem Problem-Lösungs-Übergang verlagert sich der Fokus auf die seitens der Familie angebotenen Unterschiede.

THERAPEUT: Lassen Sie uns jetzt noch einmal auf die Unterschiede in Ihren Einschätzungen zurückkommen. (Zu Nadja:) Warum glauben Sie würde Mirko die Qualität eurer Beziehung höher einschätzen?

NADJA: Weil er seine Momente hat, wo er normal ist ..., wo man mit ihm was unternehmen kann, wo man Spaß haben kann. Wir waren vier Tage auf einem Festival gemeinsam.

THERAPEUT: Ihr beide?

NADJA: Ja, wir beide alleine. Vier Tage.

THERAPEUT: Mhm.

NADJA: In R.

THERAPEUT: In R. Ein Rockfestival?

NADJA: Ja, wir waren vier Tage gemeinsam dort. Und wir haben uns blendend verstanden. Es funktioniert.

THERAPEUT: Es funktioniert.

MUTTER: Sie haben sogar Spaß gehabt.

THERAPEUT: Jetzt bin ich wirklich überrascht. Wann wart ihr da?

NADJA: Letztes Jahr.

THERAPEUT: Letzten Sommer? Und das war eine gute und entspannte Zeit? Was war da anders? Helfen Sie mir, das zu verstehen, Mirko. Wie kam das?

MIRKO: Na ja, es war halt ... Teilweise verstehen wir uns auch gut, wenn wir alleine zu Hause sind.

THERAPEUT: Wie kommt das?

MIRKO: Es funktioniert besser, wenn Mama sich nicht einmischt. Wenn wir alleine unterwegs sind, wie zum Beispiel auf dem Festival, da mache ich mir Sorgen um Nadja ..., dass ihr halt nichts passiert. Keine Ahnung, ob sie sich auch solche Gedanken macht.

THERAPEUT: Sie haben sich verantwortlich für Nadja und ihre Sicherheit gefühlt. Da waren da so brüderliche Gefühle?

NADJA: Umgekehrt war es auch so (lacht).

Therapeut: Okay. Und da gab es viel Spaß miteinander, oder?

Nadja: Ja, wir hatten Spaß. Also, er hat ihn auf seine Art gehabt und ich auf meine Art und wir waren trotzdem gemeinsam dort. Und ich hab auch gesagt, er soll weiter nach vorne kommen und mit mir tanzen und so etwas. Das hat er nicht gewollt, er ist mehr gesessen. Aber trotzdem haben wir Spaß gehabt.

Therapeut: Ich nehme an, auf der Skala wart ihr da mindestens bei 4 oder 5. Wenn ihr bei 4 oder 5 seid, gibt es das dann auch, dass ihr beide manchmal über persönliche Themen, die jeden von euch bewegen – über Themen, die Sie, Nadja, bewegen, und über Themen, die Sie, Mirko, bewegen –, redet?

Nadja: Nein.

Mirko: Nein.

Therapeut: Nein. Gab es das schon einmal?

Mirko: Nein.

Nadja: Das weiß ich jetzt nicht. Ich glaube nicht. Beim Festival hab ich mein Ding gemacht und er seines. Dann sind wir nach Hause gekommen und jeder hat seine Zimmertür zugeknallt. Das war's.

Therapeut: Mhm. Mirko, helfen Sie mir zu verstehen, was Sie sich in Bezug auf den Kontakt mit Ihrer Schwester wünschen.

Mirko: Dass wir … Ich habe schon einmal den Versuch gemacht, sie dazu zu überreden, dass sie mit mir gemeinsam auf dem PC spielt, damit wir eben Zeit miteinander verbringen. Und sie hat dann auch angefangen …, also zwei Spiele hat sie angefangen. Aber sie hat gleich wieder aufgehört.

Therapeut: Mhm.

Mirko: Quasi angemeldet und abgemeldet.

Therapeut: Und die Absicht dahinter war, miteinander als Geschwister …

Nadja: Wir haben früher … Wir haben früher Play-Station miteinander gespielt. Das haben wir gemacht. Das haben wir auch mit Mama gemacht. Am Wochenende haben wir Spiele gespielt. Jetzt machen wir das nicht mehr. Wir haben am Sonntag Ausflüge gemacht. Jetzt machen wir das nicht mehr. Wir machen es nicht mehr, weil Mirko nicht mitkommen will.

Mutter: Das stimmt. Früher haben wie viele Familienausflüge gemacht, wir waren jedes Wochenende irgendwo. Wir waren überall.

Therapeut: Früher gab es sehr lebendiges Familienleben.

Mutter: Aber jetzt machen wir das alles nicht mehr. Mirko will nicht.

Nadja: Wir waren Fahrrad fahren, wir waren gemeinsam Inlineskaten. Bei der Au ist Mirko mit dem Fahrrad gefahren und ich bin mit den Inlineskates hinterher. Das haben wir alles gemacht.

Mirko: Wenn sie nicht mehr konnte, hat sie sich hinten am Fahrrad angehalten.

Mutter: Das war sehr schön. Und dann ist die Computerzeit gekommen … und dann ist alles …

Hier droht das Gespräch in die Phase der Problemaktualisierung zurückzugleiten. Durch das nachfolgende Fragen nach Wünschen und Zielen versuche ich, dem entgegenzusteuern. Die damit verbundenen Konkretisierungsfragen zielen auf die Anregung von Lösungsaktualisierung.

THERAPEUT: Sie haben das als schöne Zeit in Erinnerung, und offenbar ihr beide auch. Lassen Sie uns noch ein bisschen bei euren Wünschen bleiben ..., bei Ihrer Vorstellung, Mirko, von einer entspannten Beziehung zu Ihrer Schwester. Was gehört da noch dazu außer: »Wir verbringen Zeit miteinander«, »wir teilen ein Hobby«?

MIRKO: Na ja, dass man sich halt versteht untereinander. Es gibt teilweise so ..., es gibt Geschwister, die schauen sich an und verstehen sich und wissen, was zu tun ist. Oder was jetzt folgen wird. Und dann gibt es die Geschwister, wo immer beide Türen zu sind. Das ist bei uns so. Ihre Tür ist immer zu; meine Tür ist immer zu. Sie macht das immer ...

THERAPEUT: Okay. Und in Ihrer Wunschvorstellung ..., das ist jetzt natürlich weit entfernt ..., aber wenn es so etwas gäbe wie Momente von stillschweigendem Verstehen? Wo man weiß, wie der andere eine Situation sieht oder erlebt ... oder dass er sich wahrscheinlich etwas Ähnliches denkt zu einer Situation.

MIRKO: Ja, dass man sich einfach untereinander versteht.

THERAPEUT: Dass man sich gut versteht. Wieso wäre das so gut? Wieso wäre das besser als das, wie es jetzt ist?

MIRKO: Na ja, wenn man jetzt etwas entscheiden muss, was einem schwerfällt, und der andere versteht das dann in dem Moment und steht einem vielleicht bei und kann einem Tipps geben. Das ist schon besser.

THERAPEUT: Wenn Sie eine Frage auf dem Herzen haben und sie dann mit Nadja besprechen könnten, das wäre besser. Warum?

MIRKO: Weil sie verstehen würde, wie es mir geht.

THERAPEUT: Gilt das auch umgekehrt? Wenn Nadja Sie braucht und sich an Sie wendet, wäre da das Gefühl da: »Schön, dass sie mich da fragt«? Oder dass Sie ihr da eine Hilfe sein können?

MIRKO: Ja, das ist besser, als wie wenn man was entscheidet und dann zur Schwester geht oder die sagt dann: »Dein Leben. Entscheide das für dich! Tschau.«

THERAPEUT: Mhm. Und das andere ..., das besser Verstehen ..., das wäre bei dieser Skala wo?

MIRKO: Bei 10.

THERAPEUT: Das wäre Ihre Vorstellung von offenen Türen. Nadja, was ist Ihre Vorstellung von 10 in Zusammenhang mit Ihrer Beziehung zu Mirko?

NADJA: Ich hab ihm zum Beispiel schon sehr oft vorgeschlagen ..., ich reise sehr gerne ...

THERAPEUT: Mhm.

NADJA: Und ich möchte so oft wie möglich irgendwohin. Ich habe ihm vorgeschlagen, dass wir im Jänner eine Woche miteinander in N. verbringen. Wollte er nicht. Ich war heuer vier Tage in L. Wollte er auch nicht mit.

MIRKO: Da konnte ich auch nicht.

NADJA: Du hättest Urlaub nehmen können.

THERAPEUT: Lassen Sie uns zu der Frage zurückkehren: Ihre Vorstellung von 10 ist …?

NADJA: Dass wir das Wochenende gemeinsam verbringen. Dass er in der Früh aufsteht. Dass er mit uns gemeinsam frühstückt. Dass wir gemeinsam was erleben. Weil, das verbindet ja, wenn man gemeinsam was erlebt. Da wäre alles komplett anders. Die ganze Situation. Er macht aber nicht mit.

THERAPEUT: Was machen Sie gerne?

NADJA: Wir könnten wandern oder spazieren gehen, Fahrrad fahren, inlineskaten, gemeinsam ins Kino gehen. Aber ihn interessiert das Ganze nicht. Das Einzige, bei dem ich mir vorstellen kann, dass er mitkommen würde, wäre, wenn ich sagen würde: »Komm, wir fliegen nach Deutschland zu irgendeiner Gaming Convention.« Dann würde er kommen.

THERAPEUT: Es wäre für Sie ganz überraschend, wenn Mirko so einem Vorschlag von Ihnen zustimmen würde? Wenn er sagen würde: »Ja, warum nicht?«

NADJA: Das wäre ein Wunder.

THERAPEUT: Ein kleines Wunder wäre, wenn Mirko sich zum Frühstück setzt oder dabei hilft, es aufzudecken?

NADJA: Dass er mithilft, das kann man vergessen (lacht).

THERAPEUT: Das wäre ein großes Wunder.

NADJA: Das größte Wunder wäre, wenn er überhaupt aufstehen würde. Da fängt es einmal an! Wenn er sogar mithilft, dann wäre das der Jackpot.

THERAPEUT: Okay. (Zu Mirko:) In dieser Hinsicht sind Sie ein sehr traditioneller junger Mann. Kann man das so sagen?

MIRKO: Wieso?

THERAPEUT: Weil Sie davon ausgehen, dass die Frauen die Hausarbeit erledigen.

MIRKO: Das ist mir eigentlich egal.

THERAPEUT: Das denke ich mir (Nadja und Mutter lachen).

MUTTER: Wenn ich sage: »Jetzt muss der Müll raus!« oder »Geh mal bitte Brot kaufen!« oder »Hol bitte Teller!«, kommt von ihm: »Ich muss aufs Klo. Ich komme gleich.« Dann geht er aufs Klo. Dann sind die Teller schon auf dem Tisch, wenn er herauskommt. Das ist immer so!

THERAPEUT: Verstehe. (Zu Nadja:) Ich bleibe noch ein bisschen bei Ihrer Vorstellung von 10. Dazu gehört: etwas gemeinsam unternehmen, vielleicht miteinander reisen, gemeinsam frühstücken.

NADJA: Genau.

THERAPEUT: Noch etwas, an dem Sie 10 wahrnehmen würden? Im Sinne dieser offenen Türen?

NADJA: Wenn er auch einmal etwas zu Hause machen würde.

THERAPEUT: Mhm.

NADJA: Es ist einfach nicht gerecht, dass wir beide das Ganze machen, und er macht gar nichts. Sein Geschirr steht oft eine ganze Woche herum. Und ich lasse es auch herumstehen, solange er sich nicht bewegt.

MIRKO: Ich lasse es auch (lacht).

NADJA: Genau. Wir haben es eine Woche lang probiert. Eine Woche lang hatten wir keine gewaschenen Teller, weil er sich eine Woche lang nicht gerührt hat.

Wieder gleitet das Gespräch zurück in eine Phase der Problemaktualisierung; ich versuche erneut, einen Problem-Lösungs-Übergang anzuregen.

THERAPEUT: Da ging es darum, wer es länger aushält. Also das würde für Sie auch zu 10 gehören ..., zu dem Wunder ..., wenn Mirko seinen Teil im Haushalt übernimmt, obwohl das nicht zu seiner Vorstellung von Männlichkeit passt.

NADJA: So schwer ist das ja nicht, wenn er einfach seinen Teller in den Geschirrspüler hineinstellt.

THERAPEUT: Mhm. Gäbe es noch andere Aspekte von 10? Wie denken Sie über das, was Mirko vorher gesagt hat? Über ein bestenfalls stillschweigendes Verstehen als Geschwister. Über das »Ich schau dich an und hab eine Idee, wie es dir gerade geht oder was dich gerade beschäftigt oder wie es dir mit einer Situation geht ... Ich könnte mit dir reden, wenn ich vor einer schwierigen Entscheidung stehe, weil ich das Gefühl habe, du kannst dich in mich hineinversetzen oder mir vielleicht einen Tipp geben«. Wären das für Sie auch Aspekte von 10, Nadja?

NADJA: Ja ..., das wäre gut.

THERAPEUT: Das wäre gut.

NADJA: Aber momentan sehe ich das überhaupt nicht.

THERAPEUT: Momentan ist das meilenweit entfernt.

NADJA: Ja, wirklich sehr weit.

In der Hoffnung, dass ein symbolisierendes Veranschaulichen die Familie zu einer verstärkten Lösungsaktualisierung ermutigt, führe ich das Medium der Seilarbeit ein.

THERAPEUT: Mhm. Ich würde Ihnen gerne etwas vorschlagen ..., etwas, was Sie, Mirko, und Sie (zur Mutter) bereits aus unseren Gesprächen kennen und von dem ich hoffe, dass es für Sie, Nadja, ebenfalls passt. Ich möchte euch bitten, das zu veranschaulichen, was ihr beschrieben habt, und das würde ich gerne mithilfe von einem Seil machen. Mirko, können Sie mir helfen? Hinter Ihnen ...

MIRKO: Das blaue Seil?

THERAPEUT: Genau.

MIRKO *(bückt sich, um ein Seil vom Regal zu nehmen und stößt dabei mit dem Kopf beinahe gegen die Dachschräge des Therapieraums)*

NADJA: Vorsicht mit dem Kopf. *(Sie legt ihre Hand schützend über Mirkos Kopf.)*

THERAPEUT: War das jetzt etwas Schwesterliches?

MIRKO: Was?

THERAPEUT: Die Hand, die Nadja jetzt über Ihren Kopf gelegt hat?

MIRKO: Glaub schon.

THERAPEUT: Glaube ich auch.

MUTTER: Sie war immer schon eine Beschützerin.

THERAPEUT: Das kann ich mir vorstellen.

MUTTER: Immer schon.

THERAPEUT *(legt das Seil vor der Familie quer durch den Raum)*: Okay. Das nennt man eine Zeitlinie. Das ist etwas, mithilfe dessen man Veränderung sichtbar machen kann. Das rechte Ende steht für das, wo ihr hinwollt. Für die Zukunft. Was mich darauf gebracht hat, war Ihre Bemerkung, Nadja, im Moment wären Sie und Mirko noch weit entfernt von 10. Stellen Sie sich bitte vor, das linke Seilende steht für 1 und das rechte für 10. Und 2 bis 3 wäre etwa hier ..., *(zu Nadja:)* das steht für Ihre Vermutung, wie Mirko die Qualität eurer Beziehung einschätzen würde. *(Zu Mirko:)* Und 1 bis 2 würde Ihrer Vermutung entsprechen, wie Ihre Schwester eure Beziehung einschätzen würde. *(Zur Mutter:)* 1 bis 2 wäre da. Jetzt bitte ich Sie, dass Sie alle drei jeweils eine von diesen Figuren *(zeigt auf die bunten Figuren des Familienbretts)* nehmen und sie daneben hinstellen, damit man es besser sieht. *(Zu Nadja:)* Welche Farbe mögen Sie am liebsten?

NADJA: Blau.

MIRKO: Ich mag grün, sie mag blau.

THERAPEUT *(zu Mirko)*: Und Ihre Mutter mag ...?

MIRKO: Gelb.

THERAPEUT: Stimmt das?

Mutter: Ja.

THERAPEUT: Gut, blau und grün liegen im Farbenspektrum ja nahe beieinander *(Nadja stellt eine blaue Figur neben den linken Anfang des Seils und Mirko eine grüne zwischen Anfang und Mitte des Seils, die Mutter eine gelbe dazwischen)*. Okay. *(Zu Mirko und Nadja:)* Und jetzt bitte ich euch beide, dass ihr gemeinsam noch eine Figur auswählt, die für 10 steht ..., für die Richtung, in die ihr hinwollt *(Nadja und Mirko wählen eine rote Figur, die Mirko am rechten Seilende platziert).* Okay. *(Deutet auf das Seil.)* Das linke Ende des Seils steht für die geschlossenen Türen und das rechte für die offenen Türen. Für all die Qualitäten, die ihr beschrieben habt: etwas Gemeinsames machen ..., gemeinsam frühstücken ..., die Hausarbeit gerechter aufteilen ..., sich manchmal wortlos auch verstehen ..., einander unterstützen können. Nun möchte ich Sie gerne etwas dazu fragen, Mirko: Was wäre in eurem Alltag ein erster kleiner Schritt, mit dem die geschlossenen Türen zwischen euch eine Spur weit aufgehen?

Im Mittelpunkt der nächsten Sequenz stehen Lösungs-aktualisierende Suchvorgänge.

MIRKO: Wenn man normal miteinander reden könnte.

THERAPEUT: Normal miteinander reden. Bitte nehmen Sie noch eine Figur und stellen Sie sie dorthin, wo dieser erste kleine Schritt ..., wo stünde die Figur für »normal miteinander reden können«?

MIRKO *(wählt eine weiße Figur und zeigt auf eine Stelle)*: Da *(platziert die Figur)*.

THERAPEUT: Da.

THERAPEUT: Und wo, Nadja, würden Sie ...?

NADJA: Wo wir uns normal miteinander unterhalten können?

THERAPEUT: Ich weiß nicht, ob das auch für Sie der erste Schritt wäre. Es könnte auch ein anderer sein.

NADJA *(platziert eine gelbe Figur zwischen Seilanfang und -mitte)*: Da.

THERAPEUT: Mhm.

MIRKO *(zu Nadja)*: Was wäre für dich der erste Schritt?

NADJA: Dass du endlich mal den DVD-Player ansteckst, damit wir gemeinsam einen Film schauen können.

THERAPEUT: Gehört das zu »gemeinsam etwas machen«?

NADJA: Genau. Ich hab einen Film über diesen Engländer, der diese deutschen Geheimbotschaften von der Wehrmacht lesen konnte. Ich habe den schon einmal gesehen, und da habe ich ihm dann vorgeschlagen, dass wir uns den einmal anschauen.

THERAPEUT: Gemeinsam diesen Film anschauen wäre für Sie der erste Schritt?

NADJA: Ja.

THERAPEUT: Okay. Jetzt kommt eine schwierige Frage. Passt das?

MIRKO: Ja *(lacht)*.

THERAPEUT: Woran glauben Sie, Mirko, würde Nadja bemerken: »Mein Bruder redet normal mit mir«?

MIRKO: Gute Frage. Woran würde sie das merken? Mhm ...

NADJA: Was verstehst du denn unter »normal miteinander reden«?

MIRKO: So etwas wie: »Hey, wie geht's dir? Was hast du heute gemacht? Hast du Lust darauf, irgendwas zu machen?« Und du sagst: »Ja!« Oder etwas anderes. Dass wir mit den Hunden zum Beispiel in den Park gehen. Du einen, ich einen. Miteinander. Dass wir spazieren gehen. Und halt über Gott und die Welt reden. Über alles Mögliche.

THERAPEUT: Wie geht es Ihnen, Nadja, wenn Sie das von Ihrem Bruder hören?

NADJA: Ich weiß es nicht. Ganz ehrlich. Ich weiß es wirklich nicht. Weil nach dem Ganzen, was wir schon alles durchgemacht haben und so … Ich bin schon ziemlich kalt geworden. Nur weil er sagt, dass er das gerne machen würde, klingt das für mich nach: »Ja, ich mach das. Aber erst in zehn Jahren.« So wie immer.

THERAPEUT: Sie trauen dem nicht.

NADJA: Nein. Das ist so wie die ganzen leeren Versprechungen, die er schon seit Jahren …

THERAPEUT: Sie klingen sehr enttäuscht.

NADJA: Ja. Er sagt, er wird das machen und so. Das glaub ich nicht.

MIRKO: Ja, aber ich hab es dir ja auch schon einmal angeboten, dass du einen Hund nimmst und ich einen Hund nehme. Und dass wir im Park für eine Stunde chillen.

NADJA: Das hast du nicht gemacht. Wann hast du das gesagt? Vor einem halben Jahr?

MIRKO: Nein, das war vor dreieinhalb Wochen.

NADJA *(zur Mutter)*: Hat er das vor dreieinhalb Wochen gesagt? (Mutter winkt ab.)

THERAPEUT *(zur Mutter)*: Ich finde es sehr gut, dass Sie sich da heraushalten. *(Zu Mirko und Nadja:)* Da gibt es jetzt zwei Versionen. Das werden wir jetzt nicht aufklären können. Aber was ich verstanden habe, Nadja, ist, dass es überraschend wäre, wenn es mehr als eine Ankündigung wäre. Dass es überraschend wäre, wenn es tatsächlich passieren würde.

NADJA: Genau.

THERAPEUT: Sie haben es anders in Erinnerung, Mirko. Sie haben es so in Erinnerung, dass Sie Nadja schon einmal dazu eingeladen haben und dass Nadja Ihre Einladung nicht angenommen hat. *(Zu Nadja:)* Jetzt würde ich Ihnen gerne die gleiche Frage stellen wie zuvor Ihrem Bruder. Woran glauben Sie würde Mirko erkennen, dass Sie »normal« mit ihm reden?

NADJA: Wenn ich nicht über ein Spiel mit ihm rede, ist er total unaufmerksam … Er würde nur dann merken, dass ich mit ihm normal rede, wenn ich mit ihm über ein Spiel reden würde.

THERAPEUT *(zu Mirko)*: Woran würden Sie erkennen: Nadja redet normal mit mir?

MIRKO: Zum Beispiel wenn sie ins Zimmer hereinkommt und nicht so auf Trab ist und sich dann so die Zeit nimmt, ein Gespräch zu führen. Und nicht so auf schnell oder auf Krampf durchdrücken. Und dann wieder weg. Sondern sich halt die Zeit dazu nimmt. Teilweise hat sie es vielleicht versucht, kann ich nicht sagen. Weil manchmal hab ich halt heftiger gespielt. Wo ich halt ...

THERAPEUT: Wo Sie nicht aufmerksam für ...

MIRKO: Da war ich dann wie sie: Tür zu und Tschüss!

THERAPEUT: Das gehört zu den geschlossenen Türen *(deutet auf das linke Seilende)*. Aber jetzt stelle ich mir vor, Sie sind in Ihrem Zimmer und Nadja kommt herein und ..., also jetzt stelle ich mir etwas ganz Radikales vor: Sie legen Ihr Handy zur Seite oder Sie schalten den Computer auf Stand-by. Oder Sie schalten ihn aus ... Haben Sie zwei Sitzgelegenheiten in Ihrem Zimmer?

MIRKO: Ja, eine ist mein Bett und die andere mein Sessel.

THERAPEUT: Okay. Nadja setzt sich aufs Bett. Was würde passieren, wenn sie normal mit Ihnen redet? Würde sie sagen: »Mirko, hast du Zeit, dass wir ein bisschen quatschen?« Oder ...

MUTTER: Genau so.

THERAPEUT: Ja? So könnte das sein?

MIRKO: Ja.

THERAPEUT: Würde sie vielleicht fragen: »Wie war es heute bei dir in der Arbeit?« Oder: »Wie geht's dir?«

NADJA: Eher »Wie geht's dir?« statt das mit der Arbeit.

Therapeut: Eher »Wie geht's dir?«?

MIRKO: »Wie geht's dir? Auf was hast du Lust?«

NADJA: Genau. »Magst du etwas unternehmen?« Irgend so etwas.

MIRKO: Das mit der Arbeit weiß sie sowieso. Dass das scheiße läuft.

THERAPEUT: Okay. Das wäre überraschend: Sie schalten Ihr Handy aus oder Ihren Computer. Und Sie sagen: »Gehen wir in den Park runter oder mit den Hunden spazieren.«

MIRKO: Ja.

THERAPEUT *(zu Nadja)*: Wer von euch ist der bessere Zuhörer?

NADJA: Ich würde sagen ich.

THERAPEUT: Sie glauben, dass Sie ...

NADJA: Mehr als er.

THERAPEUT: Weil Sie mehr nachfragen oder sich mehr in ihn hineinversetzen?

NADJA: Das würde ich jetzt nicht so sagen. Aber wenn er mir was sagt, dann höre ich ihm zu. Also ..., wenn ich ihm etwas erzählen würde und er schaut die ganze Zeit auf sein Handy, dann kommt es mir nicht so vor, als ob er mir zuhören würde. Dann sagt er nur: »Hm, Hm, Hm.«

THERAPEUT: Das erleben Sie nicht als aufmerksames Zuhören.

MIRKO: Das stimmt schon, das kommt vor, ja. Wenn ich zum Beispiel Kopfhörer drinnen habe und Musik höre. Dann muss man mich stupsen ..., quasi den Lichtschalter betätigen. Und dann: »Ja, was ist? Was willst du?«

THERAPEUT: Wer von euch besucht den anderen öfter in seinem Zimmer?

MIRKO: Keiner.

NADJA: Da würde ich auch keiner sagen. Weil, er kommt herein, um zu nerven. Wenn er hereinkommt, dann kommt er herein und nervt.

MIRKO: Als du diese Rückenschmerzen gehabt hast, da hab ich dich massiert.

NADJA: Ganz ehrlich? Das ist einmal in zehntausend Jahren, dass du irgend so etwas machst.

MIRKO: Ich geh teilweise manchmal rüber und frag sie halt, wie es ihr geht. Darauf kommt so ein »Geh raus!«.

THERAPEUT: Okay. Das ist dieser Reflex, von dem Sie, Nadja, zu Beginn erzählt haben.

NADJA: Es war halt auch …, also wenn ich die Schmerzen habe und er setzt sich aufs Bett und ich sage zu ihm, er soll aufhören damit, damit es das Bett nicht so schüttelt, und er hört nicht auf damit …

MIRKO: Jede kleinste Bewegung tut ihr weh. Das ist klar.

NADJA: Und dann springt er aufs Bett, dann würde ich ihn ab liebsten rauswerfen *(lacht)*.

THERAPEUT: Die erste Annahme, die Sie machen, wenn Mirko im Zimmer auftaucht, ist …

MIRKO: Der baut wieder Mist.

THERAPEUT: Der kommt, um zu nerven, und der baut wieder Mist.

NADJA: Genau.

THERAPEUT: Oder er macht wieder Stress. Und die gegenteilige Annahme … er kommt, weil er mich sehen möchte …

MIRKO: Ich glaube nicht, dass sie so etwas annimmt. *(Nadja lacht.)*

Therapeut: … weil er mit mir reden oder mit mir etwas unternehmen möchte, die Annahme kommt …

NADJA: … überhaupt nicht vor.

MIRKO: Gar nicht.

THERAPEUT: Jetzt möchte ich euch eine Frage stellen, die mich beschäftigt. *(Zur Mutter:)* Ich hoffe, dass ist in Ordnung für Sie, dass ich Sie wenig in dieses Gespräch mit einbeziehe, weil es ja um die Beziehung zwischen Ihren Kindern geht?

MUTTER: Das passt gut so.

THERAPEUT: Gut. Also die Frage lautet: Mirko, angenommen es würde Ihnen gelingen, einen Schritt in Richtung der offenen Türen zu gehen *(deutet auf das Seil)* … in Richtung 3 oder 4 …, welche Auswirkungen hätte das auf Nadja?

MIRKO: Wenn ich so einen Schritt mache?

THERAPEUT: Ja.

MIRKO: Ich glaub, es würde einiges lockerer machen … im Sinne von: Man ist nicht so gestresst.

THERAPEUT: Wer wäre nicht so gestresst?

MIRKO: Nadja.

NADJA: Das wäre sicher so. Wenn ich beim Lernen bin und sowieso schon im Stress und er kommt herein und nervt auch noch ...

THERAPEUT: Wie würde dieser Schritt von Mirko aussehen?

NADJA: Nicht nerven. Wirklich interessiert sein.

THERAPEUT: Und wenn Mirko diesen Schritt machen würde ...

NADJA: Die Anspannung, die da ist, die würde halt hinuntergehen.

THERAPEUT: Die Anspannung, die aus der Vergangenheit da ist, würde hinuntergehen, wenn Sie eine neue Erfahrung mit Ihrem Bruder machen. Jetzt möchte ich Ihnen die gleiche Frage stellen wie Mirko. Welche Auswirkung hätte es auf Mirko, wenn sich eure Beziehung in diese Richtung entwickeln würde? *(Deutet auf das rechte Seilende.)*

NADJA: Er wäre glücklicher.

THERAPEUT: Er wäre glücklicher.

NADJA: Ja. Er würde sehen, dass das Leben nicht so bescheuert ist, wie er es momentan annimmt ...

THERAPEUT: Mhm.

NADJA: ... und dass man vieles gemeinsam machen kann.

THERAPEUT: Was glauben Sie selbst, Mirko? Welche Auswirkungen hätte es auf Sie?

MIRKO: Es wäre auf jeden Fall geschmeidiger.

THERAPEUT: Geschmeidiger.

MIRKO: Weil da halt mehr so ein Zusammenhalt entsteht. Ja.

In der folgenden, bereits zum Stundenabschluss zählenden Sequenz würdigt das Reflektierende Team (RT) die Gesprächsatmosphäre zwischen den Familienmitgliedern; es fokussiert auf das mit dem geschwisterlichen Konflikt verbundene Leid und hebt dann deren wiederholtes gemeinsames Lachen und ihre Veränderungswünsche hervor. Nachdem das RT den Therapieraum verlassen hat, nehmen alle Familienmitglieder zum RT Stellung. Abschließend greift die Mutter in ihrer Reflexion die Würdigung der in der Therapiestunde realisierten Kommunikation durch das RT auf.

MUTTER: Mich freut das, dass die [die RT-Mitglieder] uns als Familie so sehen. Und ich freue mich, dass die beiden hier so reden. Zu Hause ist das nicht so.

NADJA: Zu Hause wird nach zwei Minuten geschrien.

MUTTER: Ja. Da fehlt der Respekt voreinander. Wenn es den gibt, dann werden die beiden schnell bei 10 sein. Wenn es ein wirkliches Interesse aneinander gibt.

THERAPEUT: Mein Eindruck war, dass dieses Interesse zwischen euch beiden wirklich besteht. Jetzt würde ich euch gerne am Ende des Gesprächs eine Anregung mitgeben. Die erste Anregung richte ich an Sie. Ich habe es gut gefunden, dass Sie sich herausgehalten haben, und meine Empfehlung ist, dass Sie das auch zu Hause weiterhin so praktizieren.

MUTTER *(lacht)*: Sehr gern.

THERAPEUT: Die zweite Anregung richtet sich an euch beide. Nadja, hinter Ihnen auf dem Regal liegen kleine Zettel. Suchen Sie sich bitte zwei Zettel aus …, einen grünen für Mirko und noch einen blauen für Sie selbst … *(Nadja nimmt zwei Zettel und gibt einen ihrem Bruder)* … gut. Meine Anregung ist, dass ihr beide euch jeweils einen fixen Wochentag auswählt, an dem jeder von euch beiden versucht, der Macht der Gewohnheit und der Reflexe ein Schnippchen zu schlagen. Ich bitte Sie, Mirko, dass Sie sich einen geheimen Tag überlegen, an dem Sie von sich aus aktiv die Tür zu Ihrer Schwester öffnen …, wie auch immer Sie das umsetzen …, wie auch immer Sie das machen …, da gibt es viele Ideen, viele Vorstellungen, wie Sie das tun können oder was Sie da tun können …, vielleicht den DVD-Player anstecken, vielleicht gemeinsam frühstücken, vielleicht hinausgehen mit den Hunden. Ganz wichtig ist, dass Sie Nadja diesen geheimen Tag, den Sie auswählen, auf keinen Fall verraten.

MIRKO: Okay. Aber das fällt ja auf?

THERAPEUT: Ja, aber …

MUTTER: Wenn du das öfter machst, dann fällt das sicher auf.

THERAPEUT: Ja, deswegen bitte ich Sie, dass Sie das sehr geschickt und sehr geschmeidig machen. Sonst ist es wie ein sonniger Tag unter lauter Regentagen. Es muss gut dosiert sein, damit Nadja nicht gleich beim ersten Mal draufkommt. *(Zu Nadja:)* Und ich bitte Sie um dasselbe …, dass Sie einen geheimen Tag wählen, wo Sie von sich aus die Tür Mirko gegenüber ein bisschen öffnen …, wie auch immer Sie das umsetzen oder tun. Und es wäre wichtig, dass Sie das gleichfalls in einer so geringen Dosierung machen, dass er es nicht auf den ersten Blick erkennt.

NADJA: Ich glaube, dass kriegen wir ganz gut hin.

THERAPEUT: Das glaube ich auch. Dann bitte ich euch jetzt, dass jeder diesen Tag festlegt und auf seinen Zettel schreibt, sodass ihn der jeweils andere nicht sieht, und die Zettel behalte ich bis zum nächsten Mal bei mir. Ist das in Ordnung? *(Beide sind einverstanden und schreiben einen Tag auf.)*

THERAPEUT: Okay. Das war der einfache Teil. Natürlich soll jeder von euch beiden versuchen herauszubekommen, welchen Tag der jeweils andere gewählt hat. Da braucht es scharfe Beobachtung, Schlussfolgerungen, Analysen, was auch immer. Falls einer von euch glaubt, dass er es erraten hat, soll der andere das nicht bestätigen. Jeder soll sein Geheimnis wahren. Ich fände es gut, wenn wir uns beim nächsten

Mal noch einmal in der heutigen Zusammensetzung treffen. Dann sehen wir, ob ihr richtig vermutet habt. Passt das für jeden von euch? *(Alle geben ihre Zustimmung.)* Dann sehen wir, wie viel sich schon in die erwünschte Richtung *(deutet auf das rechte Seilende)* verändert hat. Und dann entscheiden wir, ob wir bei dem heutigen Thema bleiben oder ob es ein anderes Thema gibt, wo Ihre Unterstützung, Nadja, für Ihren Bruder auf seinem Wege Richtung Erwachsener-Werden hilfreich sein könnte.

4.3 Über Veränderung II

Nicht nur im Kleinen, auch im Großen realisiert sich Problemlösung oder -linderung in Familientherapien schrittweise und diskontinuierlich (Haley 1981, S. 175). Das stärkste Ausmaß an Veränderung findet zumeist während der ersten Therapiestunden statt (Hubble, Duncan u. Miller 2001a, S. 42; Grawe, Donati u. Bernauer 1994, S. 677). Veränderung in Familientherapien ist nicht die Folge

> »einer einzelnen therapeutischen Intervention, sondern sie erfordert ein ständiges Engagement in Richtung auf das therapeutische Ziel« (Minuchin 1983, S. 133).

Sie entsteht – so Böse und Schiepek (1994, S. 37) – aus »kleinen Fluktuationen«, die nach und nach den »Ausschlag für die Entwicklung eines neuen dynamischen oder strukturellen Musters geben«.

Es gibt Familientherapien, die eine rasche und überraschend gute Wendung bergen (Eberling u. Hargens 1996). Ist dies der Fall, dann sind ihre Rahmenbedingungen zumeist besonders günstige – problembetroffene Kinder oder Jugendliche und ihre Familien verfügen über viele Ressourcen, ihre Therapiemotivation ist hoch, die Inanspruchnahme von Therapie fällt mit der Auflösung belastender Lebensumstände zusammen o. Ä. Zumeist allerdings folgt Familientherapie keinem Motiv des *It's getting better all the time* (Lennon u. McCartney 1967) – Lernen in Therapie impliziert wie jedes andere Lernen Rückfälle und Rückschritte, Zeiten der Stagnation, »Einbrüche« und »Abstürze«, die durch Belastungen des alltäglichen Lebens, durch Beziehungskonflikte, durch ein Auftreten extrafamiliärer Stressoren und anderes mitgeneriert werden. Das Suchen und Entwickeln von Lösungen ist dort besonders schwierig, wo Kinder bzw. Jugendliche und ihre Familien über wenig Ressourcen verfügen, wo die Therapiemotivation gering ist, wo Therapie mit Skepsis oder Vorbehalt gesehen wird, wo Kinder bzw. Jugendliche und ihre Eltern sich geringe Selbstwirksamkeit zuschreiben und wenig Hoffnung auf Veränderung hegen.

Die Sinnthematik einzelner therapeutischer Folgegespräche ist zum einen durch das Setting, zum anderen durch die jeweilige Aktualität von Themen bestimmt. Im Kontext aktueller Gefährdung – etwa bei Misshandlung von Kindern oder Jugendlichen, bei Gewalt von Jugendlichen gegenüber einem Elternteil oder gegenüber Peers, bei suizidalen Absichten – stellt das Sicherstellen der physischen und psychischen Unversehrtheit eines Kindes bzw. Jugendlichen, eines Elternteils oder von sozialen anderen die erste und wichtigste Therapiethematik dar (Bohus 1996, S. 162). Droht Kindern oder Jugendlichen und ihren Eltern ein Verlust ihrer existenziellen Lebensgrundlagen (etwa in Folge von Zwangsräumung bzw. Delogierung oder einer schweren Erkrankung von Eltern), so bedarf Familientherapie der Zusammenarbeit mit anderen Formen der Hilfe für Familien bzw. für Kinder und Jugendliche.

Folgegespräche sollen sich jenen Themen zuwenden, die sich für ein Kind/einen Jugendlichen und/oder seine Eltern zum gegebenen Zeitpunkt eines Therapiegesprächs stellen. Hilfreiche Therapie verwirklicht sich nur im Rahmen therapeutischer Kooperation – Familientherapeuten können nur bei jenen Thematiken Übergänge anregen, die für ein Therapiesystem aktuell bedeutsam sind und bei welchen Veränderungsbereitschaft gegeben oder herstellbar ist. Mit O'Hanlon a. Bertolino (1999) lässt sich die Gesamtthematik einer Therapie mit einem Eisberg vergleichen – in den einzelnen Passagen einer Therapie ist immer nur jener Teil dieses Bergs therapeutisch »bearbeitbar«, der über die Wasseroberfläche ragt. Ist dieser »abgetragen«, so rückt eine neue Schicht nach, die nun zum Sinnthema weiterer Gespräche werden kann.

5 Über das Intervenieren

Familientherapie verwirklicht sich im Schaffen von hilfreichen Bedingungen für ein zielbezogenes Lernen von Familienmitgliedern (Ludewig 2002b, S. 47). Hierzu zählt das Herstellen und Wahren einer positiven therapeutischen Beziehung; das Anregen positiver Reziprozität zwischen Familienmitgliedern; das Entwickeln von gemeinsamen und individuellen Zielen von Kindern und Jugendlichen wie Eltern; das Wahren einer strukturierten Choreografie einzelner Therapiegespräche. Und hierzu zählen Interventionen – all die Beiträge von Therapeuten, mittels derer sie Flussläufe problemverbundenen Fühlens, Denkens und Verhaltens bzw. Interagierens von Kindern oder Jugendlichen und Eltern in eine lösungsbezogene Richtung zu lenken versuchen.

Interventionen bergen eine reflexive, klärende Funktion – sie sind Hilfsmittel für Vorgänge absichtsvoller Dissoziation. Sie helfen Familienmitgliedern, eigenes Fühlen, Denken und Verhalten bzw. Interagieren von einer außenstehenden Erzählperspektive, d. h. vom Ufer aus zu betrachten und ihre Dynamiken und einbettenden Zusammenhänge zu erkennen. Interventionen sind Gefährt, »Transportmittel« für Problem-Lösungs-Übergänge. Interventionen dienen dem Anreichern von in Therapiegesprächen (re-)konstruierten Unterschieden. Und Interventionen dienen der Sicherung von in Familiengesprächen entwickelten Unterschieden wie auch deren Transfer in den Alltag familiären, sozialen, schulischen und sonstigen Lebens.

Therapeutische Fragen, Aussagen, Empfehlungen, Symbolisierungen, Visualisierungen, das Spielen mit Kindern und ihren Familien, Imaginationsübungen – sie alle sind Versuche, Unterschiedsideen in ein für ein Kind bzw. einen Jugendlichen und für Eltern passendes Gewand zu kleiden (Zeig 2002). Für kindliche, jugendliche wie elterliche Verarbeitungsprozesse macht es keinen Unterschied, ob lösungsbezogene Unterschiede konkret eingeübt werden oder ob sie in Form von erzählten Unterschieden, von symbolischen Handlungen, von in Trance realisierten Vorstellungen oder in anderer Weise aktiviert werden. Die in Therapien entwickelten Unterschiedsideen leiten sich von Zielen und Veränderungswünschen von Kindern bzw. Jugendlichen und ihren Eltern und aus dem Fallverständnis von Familientherapeuten ab. Lernen in Therapie ist manchmal ein Neulernen, manchmal ein Wiedererlernen bzw. ein Wieder-zugänglich-Machen von bereits Gelerntem (Grossmann 2014, S. 44).

5.1 Die Wirkung therapeutischen Intervenierens

Kinder und Jugendliche wie Eltern sind autonome Systeme, die sich ihrer Umwelt und somit auch einem Therapeuten gegenüber in einer je eigenen und ihnen gemäßen Art und Weise verhalten. Sie sind strukturdeterminierte und operational geschlossene Systeme (Böse u. Schiepek 1994, S. 20). Vor diesem Hintergrund trifft jedwedes therapeutische Intervenieren auf die aktuelle Struktur von Familienmitgliedern und deren intrapsychische Dynamiken,

> »wo sich entscheidet, ob und in welcher Weise dieses Umweltereignis weiterwirkt und zu strukturellen Veränderungen beiträgt« (Schiepek 1999, S. 124).

Der operationalen Geschlossenheit von Familienmitgliedern steht ihre strukturelle Koppelung mit anderen Systemen (und damit auch mit dem Therapeuten) gegenüber – als interagierende Systeme bauen sie durch (reziproke) Koppelung miteinander und mit einem Therapeuten Bereiche von Konsens auf. Ihre Kommunikation führt zu einem gemeinsamen »strukturellen Driften« bzw. einer »Ko-Ontogenese« (Maturana 1982). Therapeutisches Intervenieren muss sich vor dem Hintergrund menschlicher Autonomie und Selbstorganisation als Ereignis

> »im Bereich der möglichen Perzeptionen des intervenierten Systems darstellen […]. Die Auswirkung dieser Informationen hängt nicht von den Absichten des Intervenierenden ab, sondern von der Operationsweise und den Regeln der Selbststeuerung des Systems, in das interveniert werden soll« (Willke 1988, S. 49).

Familienmitglieder übersetzen – so Merl (2016, S. 207) – jedwedes therapeutische Intervenieren in systemeigene Information. Therapeutisches Handeln ist angesichts der Autonomie von Systemen immer mit Ungewissheit verbunden (Ludewig 1993, S. 76).

Aus der Sicht therapeutischer Wirkforschung ist der Beitrag von Interventionen zum Therapieergebnis gering (Wampold 2010).

Das verdeutlichen auch Beschreibungen von Familienmitgliedern im Rahmen abschließender Therapieevaluierungen – frage ich ein Kind oder einen Jugendlichen und Eltern danach, was sie im Rahmen der gemeinsamen Gespräche als hilfreich erlebt haben, nennen sie nur selten (spezifische) Therapietechniken. Sie weisen anderen Erfahrungen höhere Bedeutung zu – der Erfahrung eines positiven wechselseitigen Austausches, dem Gefühl, verstanden und akzeptiert zu werden, der Erfahrung, einen sicheren Ort zu haben, um ihre Gefühle, Gedanken und Erfahrungen zu erzählen. Dennoch bergen Interventionen wichtige Funktionen – sie strukturieren die Arbeit von Therapeuten und vermitteln so Familienmitgliedern auf indirekte Weise Sicherheit, sie legen eine emotionale Beteiligung und ein aktives Engagement von Familienmitgliedern in Gesprächen nahe.

5.2 Die Plastizität von Interventionen

Die meisten interventiven Vorgehensweisen sind hinsichtlich des Settings und des Themas einer Therapie bzw. einzelner Therapiegespräche unspezifisch: Sie haben – so de Shazer (1989, S. 21) –

> »wenig mit dem jeweiligen Interaktionsmuster oder den spezifischen Umständen einer bestimmten Beschwerde zu tun«.

Mit Skalierungsfragen lässt sich im Familiensetting ebenso arbeiten wie im elterntherapeutischen Setting oder im Einzelsetting mit Jugendlichen oder Kindern. Skalierungsfragen eignen sich gleichermaßen für das therapeutische Arbeiten mit Kindern bzw. Jugendlichen, die von Hyperaktivität betroffen sind, wie für das Arbeiten mit Kindern und Jugendlichen, die unter einer Angststörung leiden. Das Systembrett lässt sich zur Repräsentation intrafamiliärer Bezüge ebenso wie zu einer Darstellung sozialer Bezüge oder *innerer Anteile* von Kindern bzw. Jugendlichen oder Eltern nützen. Die hohe Plastizität therapeutischer Vorgehensweisen eröffnet einem Therapeuten Optionen und Wahlfreiheit in der methodischen Gestaltung von Therapiegesprächen. Jenseits von Erfahrung und Intuition sind für die Wahl eines bestimmten interventiven Vorgehens Kriterien des (erhofften) Nutzens, der Schönheit und des Respekts (Ludewig 1988) sowie der Taktung (Brandl-Nebehay 2005) ausschlaggebend.

Nutzen meint: Ein gewähltes interventives Vorgehen ist (wahrscheinlich) hilfreich dafür, im Kontext eines spezifischen Sinnthemas Problemdissoziation, einen Problem-Lösungs-Übergang und eine Lösungsaktualisierung anzuregen, oder dient dem Transfer eines Unterschieds in den Alltag familiären, sozialen, schulischen Lebens.

Schönheit meint: Interventives Handeln birgt einen dramatischen Spannungsbogen. Schönheit zeigt sich in der Multimodalität interventiven Handelns – Kinder bzw. Jugendliche und ihre Eltern lernen das, was sie in Therapie lernen wollen, leichter, wenn die hier generierten Unterschiede sich nicht nur in einem Vorgang sprachliches Erzählens, sondern zugleich in einem Vorgang zeichnenden, malenden, spielenden, darstellenden Erzählens realisieren. Hilfreiches Intervenieren verknüpft erzähltes, gelebtes und erlebtes Leben. Schönheit realisiert sich im Kontext methodischer Vielfältigkeit, in der Reichhaltigkeit und Passung therapeutischer Sprache sowie in einer gemeinsam kreierten Atmosphäre der Aufmerksamkeit.

Respekt meint: Therapeuten achten darauf, dass ihr interventives Handeln transparent, flexibel, anschlussfähig und in die *informierte Zustimmung* von Familienmitgliedern eingebettet ist. Im Familiensetting soll jede Frage/jeder kommunikative Beitrag so formuliert sein, dass das jüngste Mitglied des Therapiesystems diese oder diesen versteht.

Taktung meint: Jedwede therapeutische Heuristik soll – so Schiepek, Eckert und Kravanja (2013, S. 39–40) – zu den aktuellen kognitiv-emotionalen Zuständen aller Gesprächsteilnehmer passen.

> »Botschaften und Interventionen, die damit nicht kongruent sind, haben nur eine geringe Wahrscheinlichkeit, [...] aufgegriffen und verstanden zu werden. Die zeitliche Passung und Koordination der Vorgehensweisen und des Kommunikationsstils der Therapeutin mit den psychischen und physiologischen Prozessen und Rhythmen [...] kann als Voraussetzung wie auch als Merkmal einer gelingenden therapeutischen Arbeit gelten [...]. Grundsätzlich kann die Kopplung und Synchronisation von Systemen als eine Voraussetzung für wechselseitige Kommunikation und Einflussnahme gelten.«

5.3 Formen interventiven Handelns

»Systemische Therapie« – so Ludewig (2002b, S. 47) – »stellt nicht den Anspruch, eine komplett neue Technologie für die therapeutische Arbeit vorzulegen. Vielmehr bedient sie sich [...] der verschiedenen Techniken, die in über hundert Jahren Psychotherapiegeschichte entwickelt worden sind, und sie ergänzt diese mit Techniken eigener Provenienz.«

Unter einem interventiven Blickwinkel realisiert sich das *make it better* eines *sad song* mittels sprachlichen Erzählens, mittels eines Erzählens unter Einbeziehung analoger und bildhafter Medien, mittels externalisierender Konversationen sowie mittels der Verwendung von Imaginationsübungen.

Sprachliche bzw. digitale Interventionen sind (zumeist) kleinräumig, analoge Interventionen (zumeist) großräumig – sie nützen eine mehr assoziative Lösungslogik, sie sind gefühls- und körpernäher. Analoges Intervenieren ist immer mit sprachlichem Intervenieren verbunden, sprachliches Intervenieren birgt immer auch analoge Komponenten. Eine Mittelstellung zwischen beiden nehmen externalisierende Konversationen mit Familienmitgliedern ein.

In einer realistischen Epistemologie bildet Erzählen gegebene Wirklichkeit ab (Bühler 1999, S. 24). Aus einem konstruktivistischen Blickwinkel ist Erzählen nicht so sehr Spiegel gegebener innerer oder äußerer Wirklichkeit, vielmehr »erschafft« es diese – wie und wovon Familienmitglieder erzählen, determiniert, worauf sie ihre Aufmerksamkeit lenken (und worauf nicht), welche Bedeutung sie Ereignissen und Erfahrungen geben und wie sie auf diese Bedeutung abgestimmt handeln und interagieren. Ihr Erzählen konstituiert jene Wirklichkeit mit, in der sie leben und auf die sie sich fühlend, denkend, handelnd bzw. interagierend beziehen.

5.3.1 Intervenieren mit sprachlichen Mitteln

Zu sprachlichen Interventionen zählen das Reformulieren, Fragen, Kommentieren und Empfehlen von Therapeuten.

Reformulieren

Reformulieren bedient sich der Wirkung sprachlicher Mikrointerventionen (Sluzki 1992) bzw. »kleiner Wörter« – indem der Therapeut von einem Kind bzw. Jugendlichen oder von Eltern Erzähltes aufgreift und leicht verändert wiedergibt, trägt er im guten Fall dazu bei, dass sich problemassoziierte Kommunikationen von Familienmitgliedern verflüssigen und lösungsassoziierte Kommunikationen verfestigen.

Im Rahmen eines verflüssigenden Reformulierens wird aus einem erzählten »immer« oder »nie« ein »fast immer« oder ein »(ganz) selten«. Generalisierte Aussagen werden zeitlich und/oder situativ kontextualisiert (»bis jetzt«, »bis heute«, »in bestimmten Situationen ...«). Ontologische Beschreibungen werden in Aussagen umformuliert, die die Subjektivität einer Erzählperspektive hervorheben (»Du hast den Eindruck, dass ...«; »Sie sehen es so, dass ...«). Im Indikativ getroffene Feststellungen werden in Form des Konjunktivs umformuliert (»Es scheint, als wäre ...«). Einem Kind zugeschriebene problemassoziierte Eigenschaften oder Merkmale werden als Verhaltensweisen beschrieben (»Ängstlichkeit« wird zu einem »Sichfürchten vor ...«), weil Verhaltensweisen wandelbarer als »charakterliche Merkmale« oder Persönlichkeitsattribute scheinen.

Im Rahmen eines verfestigenden Reformulierens, das bei einem Erkunden positiver Veränderung sowie bei Vorgängen der Lösungsaktualisierung zur Anwendung kommt, folgen Therapeuten einer gegenläufigen Richtung: Kontextualisierte Beschreibungen von Familienmitgliedern werden generalisiert, neues Verhalten wird unter Umständen als positive Eigenschaft oder als Fähigkeit umschrieben usf.

Therapeutisches Reformulieren birgt nicht nur eine inhaltliche Funktion, sondern auch eine relationale: Ein Verflüssigen problemverbundenen Kommunizierens fördert das Entstehen einer kooperativen Erzählsituation zwischen Eltern und Kind resp. Jugendlichem oder unter den Eltern und mildert bzw. unterbricht eventuell gegebene negative Reziprozität.

Fragen

Ein zentrales Medium sprachlichen Intervenierens ist interventives Fragen: Therapeuten

> »benutzen Fragen, um Wirklichkeit zu erzeugen, statt um Information zu sammeln. Wenn Fragen Erfahrungen einer bevorzugten Wirklichkeit erzeugen, können sie in sich selbst und für sich selbst therapeutisch sein« (Freeman, Epston a. Lobovits 2000, S. 47).

Von Schlippe und Schweitzer (2012, S. 249) beschreiben dies in ähnlicher Weise:

> »Fragen zu stellen ist nicht nur eine Art der Informationsgewinnung, vielmehr entsteht immer gleichzeitig auch neue Information. Denn in jeder Frage versteckt sich eine implizite Aussage, die die gewohnte Art, wie die Dinge bisher gesehen wurden, potenziell verstören kann. Und

umgekehrt wird auch in jeder Antwort ein implizites Angebot gemacht, wie die Dinge zu sehen seien.«

Zu interventivem Fragen zählt insbesondere reflexives wie zirkuläres Fragen (Tomm 2004), das Fragen nach Problemausnahmen und -unterschieden, das Fragen nach Zielen, skalierendes Fragen, ein Fragen nach einem (Lösungs-)Wunder, ein Fragen nach Ressourcen u. a.

Mit White (2000) lässt sich interventives Fragen als Form eines Lenkens von Entdeckungen interpretieren: Es lenkt den Fokus der Aufmerksamkeit der Familienmitglieder auf lösungsbezogene Wirklichkeit. Fragen nach vergangenen oder zukünftigen Unterschieden dienen der Anregung eines Problem-Lösungs-Übergangs. Unter einem erzähltheoretischen Blickwinkel stellen sie Formen der Prolepse und Analepse (der Vor- und Rückblende) dar. Beide Erzählformen unterbrechen den chronologischen Fluss einer Erzählung – die Analepse lenkt den Blick in Form eines *Yesterday* (Lennon u. McCartney 1965) auf lösungsbezogene Vergangenheit, die Prolepse in Form eines *Imagine* (Lennon 1971) auf lösungsbezogene Zukunft und ermöglicht so eine »imaginative Reise in [...] gewünschte Lösungszeiten« (Schmidt 2012, S. 270). Das Kommunizieren über gelöste Wirklichkeit birgt infolge der performativen Kraft des Erzählens eine problemauflösende Funktion

– »Reden Familien über Lösungen, so beginnen sie zu glauben, das, worüber sie sprechen, sei ›wahr‹ und real‹« (Berg u. de Shazer 1993, S. 150).

Kommentieren

Therapeutisches Kommentieren verwirklicht sich in Zusammenfassungen, Komplimenten, konfrontierenden Feststellungen, metakommunikativen Aussagen, im Anbieten von Erklärungen, in sog. Normalisierungen und Umdeutungen sowie in metaphorischem Erzählen (Lakoff u. Johnson 2003).

Empfehlen

Therapeutisches Empfehlen dient vor allem dem Transfer von in Therapiegesprächen entwickelten Unterschieden in den Alltag von Kindern oder Jugendlichen und ihren Eltern. Die Familienmitglieder werden am Ende eines Therapiegesprächs gebeten, bestimmte Ereignisse zu beobachten, über etwas nachzudenken oder etwas Neues auszuprobieren.

Zu Beobachtungsaufgaben zählt die Empfehlung, Problemaktualisierungen (und deren Auftrittskontexte) oder Problemausnahmen und -unterschiede (und deren Bedingungen und Auswirkungen) gezielt zu beobachten. Gegenstand von Reflexionsaufgaben ist häufig die Bestimmung und Erkundung jener Fähigkeiten, die ein Kind oder ein Jugendlicher für eine Problemlösung braucht, sowie der für ihr Erlernen hilfreichen Beiträge von Eltern. Zu Handlungsaufgaben zählen die Durchführung eines einmaligen Experiments, innerhalb dessen erwünschtes Verhalten in einem vorher vereinbarten Kontext erprobt und hinsichtlich seiner Auswirkungen evaluiert wird, das elterliche Wahren von Regeln, das Durchführen eines Übergangsrituals u. a.

Empfehlungen sollten auf die motivationale Bereitschaft, auf gegebene Ressourcen und Möglichkeiten von Kindern und Jugendlichen oder Eltern abgestimmt und zugleich hinreichend herausfordernd sein. Mit Empfehlungen verbundene Erfahrungen sind Gegenstand des nachfolgenden Therapiegesprächs – zu dessen Beginn wird erkundet, ob und wie ihre Ausführung gelang und mit welchen Erkenntnissen bzw. Auswirkungen sie verbunden sind. Ändern Familienmitglieder mitgegebene Empfehlungen ab, erkunde ich die damit verbundenen Beweggründe.

An Kinder oder Jugendliche adressierte Empfehlungen bergen häufig eine kreative Komponente – hierzu zählt die Anregung, das Bild eines (gezähmten) *Wutmonsters* zu malen, eine Collage anzufertigen, in der ein erwünschter Zielzustand zum Ausdruck kommt, einen Cartoon zu zeichnen, das tägliche *Torverhältnis* zwischen einem Kind und einem externalisierten Problem zu dokumentieren o.Ä. Eine wichtige Form des Empfehlens in der Therapie mit Jugendlichen betrifft das Tagebuch- und das Briefschreiben.

Schreiben

Schreiben hilft Jugendlichen unter anderem dort, wo das Reden, das Sich-anderen-Mitteilen schwerfällt. Das Schreiben eines Tagebuchs, von Briefen, von Gedichten, von Geschichten oder von Songtexten (Denborough 2002) ermöglicht Jugendlichen ein inneres »Abarbeiten« von Erlebtem:

> »Das mit dem Schreiben über die eigenen Gefühle einhergehende Bewusstmachen, Versprachlichen und Reflektieren kann […] das Ausmaß der Kontrolle über die eigenen Emotionen vergrößern« (Spitzer 2007, S. 9).

Schreiben hilft Jugendlichen insbesondere dort, wo sie Erfahrungen der Inkohärenz und mangelnder Selbstwirksamkeit durchleiden: Das Niederschreiben von Erlebtem, Gefühltem, Gedachtem ermöglicht ein Herstellen narrativer Kohärenz rund um belastende Erfahrungen und plausibilisiert zugleich ihr eigenes Fühlen, Denken und Handeln. Wer schreibt, hält inne (Penn 1991). Wer schreibt, nimmt in Bezug auf das, was er niederschreibt, eine auktoriale Erzählposition ein – er wird (zumindest für die Zeit des Schreibens) zum Autor seines Lebens.

Wie einsam Jugendliche auch immer sind – im Tagebuchschreiben geben sie sich selbst eine Stimme. Tagebuchschreiben verstärkt so ihr Erleben eigener Identität.

> »Indem man es aufschreibt, bekennt man sich zu seinem Denken« (Frisch 1981, S. 22).

Es eröffnet ihnen die Möglichkeit des »Zu-sich-Kommens« (Pennebaker 1997). Tagebuchschreiben birgt eine problemassoziative wie -dissoziative Wirkung: Es ist eine Möglichkeit, sich in (problembezogene) Erfahrung »hineinzubegeben ... und sie zu bewohnen wie ein Zuhause« (Peterson 2002, S. 145), aber zugleich verliert niedergeschriebene Belastung, Sorge, Angst, Verzweiflung, Traurigkeit, Wut etwas von ihrer Unmittelbarkeit. Es »verbannt« erlebten Schmerz auf das Papier. Und es eröffnet dort, wo es Sehnsüchte, Wünsche, zukünftige Möglichkeiten zum Gegenstand hat, »neue Lebensperspektiven« (Koch u. Keßler 1998, S. 69).

Häufig rege ich Jugendliche dazu an, ein *Tagebuch der kleinen Lösungen* zu schreiben, dass auf Gelingendes bzw. auf positive Alltagserfahrungen fokussiert (Grossmann 2003, S. 149). Eine andere häufige Empfehlung ist jene des Briefschreibens: Als Verfasser kann nicht nur das gegenwärtige, sondern auch das vergangene oder zukünftige Selbst eines Jugendlichen – etwa jenes, das schon über eine erwünschte Fähigkeit verfügt – fungieren. Adressaten dieses Briefs können das gegenwärtige, das vergangene und zukünftige Selbst oder auch Eltern und wichtige soziale andere sein. Ein Brief kann an ein (externalisiertes) Problem gerichtet sein und hier etwa das Beenden der »langjährigen Freundschaft« mit diesem zum Gegenstand haben. An Eltern oder Geschwister adressierte Briefe können der Mitteilung von Bedürfnissen und Sehnsüchten, dem *Ausrufen eines Waffenstillstands,* der *Einleitung von Friedensverhandlungen* oder anderem dienen und sind so zuweilen eine Vorstufe *therapeutischer Deals*. Briefe können Teil der Verarbeitung einer hochbelastenden Erfahrung sein und hier im Kontext eines gemeinsam mit der Familie gestalteten Rituals im Feuer verbrannt, unter Bäumen vergraben, in einem Fluss auf die Reise geschickt werden. Briefe können im Kontext der Beendigung einer Familientherapie als Medium der Rückfallprophylaxe, der Therapieevaluierung und der Verabschiedung dienen (Unterholzer 2017).

5.3.2 Analoges Intervenieren

Therapeutisches Intervenieren unter Einbeziehung analoger Medien birgt einen dramatischen Bogen, der sich zumeist von der Repräsentation einer Ist- hin zur Abbildung einer Wunsch- oder Unterschiedssituation spannt. Die dabei verwendeten Medien – ein Zeichenblatt und Stifte/Ölkreiden, Handpuppen, das Systembrett o. a. – fungieren als »Bühne«, auf der sich im guten Fall hilfreiche Unterschiede entfalten.

> »Wenn die Therapiesitzung Kinder erreichen soll,« – so Retzlaff (2008, S. 21) – »muss sie lebendig sein, neue Erfahrungen ermöglichen und die unterschiedlichen Sinnesmodalitäten ansprechen.«

In der Familientherapie mit Kindern nütze ich analoges Intervenieren vor allem in Form des Malens/Zeichnens sowie des Rollen- und Figurenspiels.

Zeichnen und Malen

Für Kinder stellen Zeichnen und Malen zentrale Medien des Lernens dar. Zeichnen/Malen fügt sich sowohl in ein kontextfokussiertes, ein bewältigungsfokussiertes wie ein entwicklungsfokussiertes Vorgehen. Es kann dazu dienen, all die Ressourcen darzustellen, derer ein Kind/Jugendlicher für sein Verarbeiten aktueller elterlicher Trennung bedarf; es kann helfen, eine vergangene Belastung in die Ferne zu rücken (etwa indem ein Kind oder Jugendlicher diese erst aus der Nähe, dann aus der Ferne malt/zeichnet); es kann dazu dienen, eine erwünschte Fähigkeit abzubilden u. a. Zeichnen/Malen lässt sich innerhalb eines Therapiegesprächs und zwischen einzelnen Therapiegesprächen. Es kann sich als individuelle Tätigkeit eines Kindes wie auch in Form einer Familienaufgabe, an der sich alle Familienmitglieder beteiligen, realisieren. Es kann dazu dienen, ein Problem zu aktualisieren (und ermöglicht so einem Kind, sich Belastendes »von der Seele« zu malen); dazu, Einsicht in seine Zusammenhänge zu gewinnen (etwa indem diese mitabgebildet werden); dazu, einem Problem gegenüber Abstand zu gewinnen (etwa indem dieses als kleiner statt als großer Ausschnitt eines Bildes gezeichnet wird); dazu, eine Brücke zwischen Problem und Lösung zu schlagen (etwa weil diese die Anfangs- und Endsequenzen eines Comics darstellen oder indem einzelne Merkmale eines gemalten Problems – seine Größe, seine Farbe o. a. – in einem weiteren Bild verändert werden; vgl. Wirl 2014, S. 141); und dazu, eine erwünschte Lösung mittels Pinsel, Ölkreiden oder Buntstiften auf Papier zu »bannen« (Egger u. Merz 2013).

Mithilfe von Malen/Zeichnen können Kinder ein (externalisiertes) Angstmonster abbilden; jenen Baum, der ihre Sicherheit und Stärke versinnbildlicht; den Tag, nachdem die gute Fee kam; das Porträt jener Person, die über diejenige Fähigkeit verfügt, die sie lernen möchten; die Truhe, in die sich Belastendes einschließen lässt; den Wohlfühlort; das Krafttier, das sie beschützen kann; den Schutzmantel, auf welchem die spöttischen Bemerkungen von Mitschülern abprallen; den Unterwasserkäfig für den Angst-Kraken, aus dem dieser nicht entweichen kann; die Wolke mit all den guten Erinnerungen, die sich auf Wunsch herbeirufen lassen; die Dompteurpeitsche zum Bändigen eines Wut-Löwen; eine imaginäre Helferfigur, die sie dabei unterstützt, eine problematische Situation zu lösen u. a. (Vogt-Hillmann u. Burr 1996; Mills u. Crowley 2006).

Rollen- und Figurenspiel

Für die meisten Kinder unter zehn Jahren ist Spielen ein nahe liegendes Medium der Kommunikation (Landreth 2002, p. 16): Es ist jenes Medium, mithilfe dessen sie ihre Beziehungen zu ihrer Umwelt und zu sich selbst repräsentieren, mithilfe dessen sie außergewöhnliche Erfahrungen ordnen und bewältigen und mittels dessen sie Neues einüben.

> »Spielen ist eine Form des emotionalen Austauschs, bei dem neue Regeln des Handelns entwickelt und neue Seiten der eigenen Person entdeckt werden. Spielen kann als Explorationsverhalten verstanden werden, als Ausdruck von inneren Konflikten und emotionalen Prozessen, als inhärente Neugierde, als Form des kindlichen Lernens, als Aneignung von Wirklichkeit oder als Selbstheilungsversuch« (Retzlaff 2008, S. 30).

In seiner Darstellungs- bzw. referenziellen Funktion bildet kindliches Rollen- und Figurenspiel die für ein Kind gegebene Welt und ihre Sachverhalte ab. In seiner Ausdrucksfunktion spiegelt es als *enactment* sein aktuelles Befinden, Erleben, Denken wider (Gammer 2007, S. 40) – es ist Ausdruck seiner »Innerlichkeit« und fungiert so als »Brücke«, mithilfe derer ein Kind das, was es belastet, sichtbar machen kann (Brächter 2010, S. 84).

Aus einem konstruktivistischen Blickwinkel erschafft Spielen ebenso wie Sprache personale wie soziale Wirklichkeit. Spielen ermöglicht Kindern nicht nur, innere wie äußere Wirklichkeit zu symbolisieren, es ermöglicht ihnen zugleich, sie (symbolisch) zu transformieren. Im Spielen mit Figuren und Handpuppen können erwünschte Fähigkeiten ausprobiert und so zugleich eingeübt werden. Belastende Erfahrungen können auf der Spielebene dargestellt und zu einem guten/besseren Ende hin weitergespielt werden (ebd., S. 29). Das Arbeiten mit Figuren/Handpuppen ermöglicht Kindern einen Wechsel zwischen einer assoziierten und dissoziierten Erzählposition (ebd., S. 148). Wie Malen/Zeichnen ist Rollen- und Figurenspiel eine Form des Geschichtenerzählens, wobei der Therapeut wie auch Eltern durch die Art und Weise ihres Mitspielens intervenieren (Gammer 2007, S. 40). Wie das Erzählen von Geschichten birgt Spielen eine Tendenz zu einem *Happy End*.

Eine spezifische Möglichkeit, Handpuppen in der Therapie mit jüngeren Kindern zu nützen, geht auf White und Morgan (2006, p. 1) zurück: Hier stellt der Therapeut einem Kind eine Handpuppe vor, die von einem ähnlichen Problem – etwa von Traurigkeit, Wutanfällen o. a. – betroffen ist wie das Kind. Er bittet es, sich zu Hause einige Zeit um sie zu kümmern, da er selbst im Moment zu wenig Zeit hat, dies zu tun. Bringt das Kind die Handpuppe wieder mit in die Therapie, so lässt sich erkunden, was das Kind zu ihrer »Gesundung« unternommen hat – was die Puppe brauchte, wie sie versorgt wurde, worin das Geheimnis des kindlichen Heilungserfolgs besteht. Dieses Vorgehen lässt sich als symbolische Anregung von Selbstheilung lesen, die zugleich wichtige Informationen für ein Kind, das elterliche Bezugssystem und den Therapeuten birgt.

Symbolisieren und Visualisieren

In der Familientherapie mit älteren Kindern und Jugendlichen nütze ich Formen symbolisierenden oder visualisierenden Erzählens, die sich sowohl in ein kontextfokussiertes, bewältigungsfokussiertes wie entwicklungsfokussiertes Vorgehen einfügen. In einer Zeitlinienarbeit kann ein Jugendlicher mittels eines Seils und von Symbolen veranschaulichen, wo er sich auf seinem Weg der Bewältigung einer gegebenen Belastungserfahrung gegenwärtig erlebt, welche Schritte bereits hinter ihm und welche noch vor ihm liegen. Ebenso kann er damit die aktuelle wie die erwünschte Ausprägung einer spezifischen Kompetenz und die zwischen beiden liegenden Stufen abbilden. Das Systembrett kann einem älteren Kind oder Jugendlichen als Medium der Symbolisierung erlebter (und erwünschter) Beziehungserfahrung, erlebter (und erwünschter) innerer Dynamik, gegebener Hindernisse und Ressourcen u. a. dienen. Das visualisierende Vorgehen kann innere Anteile ebenso wie interaktionelle Dynamiken repräsentieren.

In der Arbeit mit Jugendlichen ist das *Visualisieren von Gefühlslandschaften* (Grossmann u. Russinger 2014, S. 65) ein hilfreiches Vorgehen. Hier bitte ich einen Jugendlichen in einem ersten Schritt, all die Gefühle zu benennen, die etwa aktuell rund um einen erlebten Verlust bestehen. Ich schreibe auf, was er benennt. Dann ersuche ich ihn, alle genannten Gefühle auf einem Flipchart darzustellen. Dazu zeichne ich eine ihn abbildende Silhouette, innerhalb derer mit einem Kreis sein »Ich«/sein »Selbst« eingezeichnet wird. Ich ersuche ihn, die zuvor genannten Gefühle mit entsprechender Farbe und in entsprechender Größe als Wolke, Kreis, Viereck, Dreieck o. a. an einem subjektiv im Moment passenden Ort in diese Silhouette einzuzeichnen und das zugehörige Gefühl in Form eines Schlüsselworts in die gewählte Form hineinzuschreiben. Nach Fertigstellung der Zeichnung überprüfen wir, ob die Darstellung vollständig ist oder noch einer Ergänzung oder der Korrektur bedarf. Im Familiensetting sind Eltern hier ausschließlich Zuhörer und Zuseher, die am Schluss der Visualisierung miteinbezogen werden. In einer zweiten Sequenz rege ich den Jugendlichen dazu an, eine neue Zeichnung anzufertigen, in der er darstellt, wie sich seine Gefühle verändert haben, wenn ihm ein nächster kleiner Schritt der Verarbeitung gelungen ist. Dargestellte Gefühle können hier ihre Größe, Form, Farbe, Lage verändern, im ersten Bild dargestellte Gefühle können aus dem Bild »heraus-« oder neue Gefühle in das zweite Bild »hineinwandern«. Wie zuvor werden die Eltern erst am Ende der Sequenz mit einbezogen. In einer dritten Sequenz erkunde ich, wie und wodurch der Jugendliche selbst wie auch seine Eltern zu der zwischen dem ersten und zweiten Bild liegenden Veränderung beitragen können.

5.3.3 Externalisierende Praktiken

Externalisierende Praktiken unter Einbeziehung symbolisierender oder visualisierender Vorgehensweisen umfassen Praktiken des *Externalisierens von Problemen* (White u. Epston 1998), des *positiven Externalisierens* (Mrochen u. Bierbaum-Luttermann 2014; Grossmann u. Russinger 2011) sowie des *doppelten* bzw. *mehrfachen Externalisierens* (Penn a. Frankfurt 1994).

Externalisieren von Problemen

Das Vorgehen birgt mehrere Schritte: Zu Beginn werden das Kind/der Jugendliche und seine Familie angeregt, ein gegebenes Problem als eigenständige, von der Person der Kindes bzw. Jugendlichen getrennte Entität zu betrachten. Die sprachliche und gedankliche Separation wird durch eine räumliche Separation unterstrichen (dem Problem wird ein Stuhl zugewiesen, der es repräsentiert oder auf dem es Platz nehmen kann; das Problem wird mit einer Handpuppe assoziiert o. a.). Im zweiten Schritt der Namensgebung einigt sich das Therapiesystem auf eine passende Bezeichnung des Problems, die dessen Wesen zum Ausdruck bringt. In einem dritten Schritt wird mithilfe von skalierenden Fragen und von Fragen nach mit dem Problem verbundenen Auswirkungen der Einfluss des Problems erkundet. Darauf folgt die Anregung eines Problem-Lösungs-Übergangs entweder in Form des Erkundens vergangener oder in Form der Vorwegnahme zukünftiger Akte des Widerstands eines Kindes bzw. Jugendlichen und seiner Familie gegen die »Herrschaft« des Problems. Im Weiteren werden die (bereits erfahrenen oder fiktiv vorweggenommenen) Auswirkungen dieser Akte des Widerstands ausführlich erkundet.

Nicht alle Kinder und Jugendlichen finden einen raschen Zugang zu einer externalisierenden Problembeschreibung. Hier hilft es, ein Kind zu bitten, ein Problem zuerst körperlich zu lokalisieren (»Wo in deinem Körper kannst du die Wut am meisten spüren?«), um es dann mit unterschiedlichen Sinnesmodalitäten anzureichern (»Ist die Wut eher heiß oder kalt?«; »Welche Farbe würde zu ihr passen?« u. a.). Bei jüngeren Kindern hilft zudem die Suche nach einem Tier, das ein Kind mit dem Problem assoziiert (ein Wut-Stier; ein Angst-Kraken). Eine weitere Möglichkeit besteht darin, dass ein Kind das externalisierte Probleme malt, bastelt oder in einer Handpuppe verkörpert (Vogt-Hillmann u. Burr 1996; Mrochen u. Bierbaum-Luttermann 2014, S. 67). Externalisieren lässt sich bei älteren Kindern und Jugendlichen auch in Form eines *Gesprächs mit dem Problem* realisieren.

Im Rahmen des vierten Therapiegesprächs mit der fünfzehnjährigen Valerie, ihrer Mutter und ihrem Stiefvater bildete Valeries negatives und abwertendes Denken über sich selbst, das mit ein auslösender Kontext ihres Sich-selbst-Verletzens war, das zentrale Stundenthema.

Valerie erklärte sich dazu bereit, ihre selbstabwertenden Gedanken zu externalisieren und diesen ihre Stimme zu leihen, sodass ich sie befragen und wir sie besser kennenlernen konnten. Valerie ließ *Selbstabwertung* auf einem Stuhl Platz nehmen und imaginierte sie als dunkle, etwa einen halben Meter große wabernde rauchige Masse, die gleich einem pulsierenden Stern eine immer wiederkehrende Botschaft an sie aussendete: »Du bist nicht gut genug!«

Wann war *Selbstabwertung* in Valeries Leben getreten? Als Valerie dreizehn war und in ihrer Schulklasse von einem Mobbing durch ihre Mitschülerinnen betroffen war. Welche Auswirkungen hatte *Selbstabwertung* auf Valeries Leben und ihre Beziehungen? Sie wurde ängstlich und zog sich vor anderen zurück; sie vertraute zunehmend weniger in ihre Fähigkeiten; sie schenkte dem Glauben, was andere über sie sagten – sie hielt sich für dumm, langweilig, fett und hässlich. Wie stark war der Einfluss von *Selbstabwertung*? 10 auf einer zehnteiligen Skala. Wie hatte *Selbstabwertung* seine mächtige Stellung in Valeries Leben gefestigt? Indem Valerie ihr immer mehr Glauben schenkte. Gab es Personen, die *Selbstabwertung* absichtlich oder unabsichtlich unterstützten? Einzelne Mitschülerinnen in ihrer Klasse. Was noch stärkte *Selbstabwertung*? Valeries schlechte Schulnoten und die »Tatsache«, dass sich Jungs nicht für sie interessierten. Was bewirkte *Selbstabwertung*? Ein mangelndes Zutrauen Valeries darin, die Schule zu meistern; die Erwartung, dass sie keinen Freund finden würde. Welche anderen Auswirkungen barg *Selbstabwertung*? Valerie war selten zufrieden; sie richtete ihre Aufmerksamkeit auf all das, was ihr nicht gelang; sie hatte Angst vor Prüfungen und war oft traurig. Und *Selbstabwertung* brachte Valerie dazu, sich zu schneiden. Kam es vor, dass *Selbstabwertung* manchmal weniger über Valeries Leben bestimmte? Selten. Wann war das zuletzt der Fall gewesen? Vor einigen Tagen – Valerie hatte bis zwei Uhr morgens wach gelegen, war dann aufgestanden und hatte in ihr Tagebuch geschrieben. Hatte *Selbstabwertung* gelesen, was Valerie ihrem Tagebuch anvertraut hatte? Ja. Was hatte sie geschrieben? Dass sie versuchen wollte, auf sich, auf ihre Talente und Fähigkeiten stolz zu sein. Was hatte Valerie bei ihrem nächtlichen Schreiben unterstützt? Ein bisschen Selbstvertrauen nach einem vertrauten Gespräch mit einer Mitschülerin. Wie hatte *Selbstabwertung* reagiert, als Valerie sich ihr durch ihr Tagebuchschreiben widersetzt hatte? Sie war für einen kurzen Augenblick kleiner geworden, aber sie nahm diesen Widerstand nicht besonders ernst. Was sagte Valeries Widerstand gegen *Selbstabwertung* über ihre Werte und Lebensziele aus? Dass sie ein besseres Leben haben und glücklicher sein wollte. Welche Fähigkeit Valeries hatte zu ihrem Widerstandleisten beigetragen? Die Fähigkeit, an sich selbst zu glauben. Wo überall zeigte sich diese ihre Fähigkeit? Vor allem beim Zeichnen. Woran würde *Selbstabwertung* erkennen, dass Valerie ihrem Ziel – ein besseres Leben zu haben und glücklicher zu sein – die Treue hielt? Wenn sie ihr – so *Selbstabwertung* – nicht mehr so oft Glauben schenken würde.

Ich verabschiedete mich von Selbstabwertung, nachdem ich ihr für ihre Offenheit gedankt hatte. Valerie, ihre Mutter, ihr Stiefvater und ich besprachen, welche der im Gespräch aufgetauchten Informationen für sie neu und überraschend gewesen waren. Valerie beschrieb, dass das Gespräch sie in ihrer Entschlossenheit gestärkt hatte, ihr Leben nicht länger durch »selbstzweifelnde Gedanken« bestimmen zu lassen. Am Ende der Therapiestunde bat ich sie, ihre nächtliche Tagebuchaufzeichnung noch einmal durchzulesen und sie in eine »Deklaration des Widerstands« umzuformulieren (White u. Epston 1998). Sie nahm sich vor, diese Deklaration zu unserem nächsten Gespräch mitzunehmen.

Positives Externalisieren

Im Kontext einer Praktik des *positiven Externalisierens* wird ein Problem als mit Licht und Schatten verbunden gesehen – seine Schattenseite ergibt sich aus seinen einschränkenden und leidvollen Auswirkungen, seine lichte Seite aus seiner positiven Sinnfunktion (Probleme stellen – so die Annahme – in vielen Fällen Lösungsversuche für gegebene innere wie äußere Belastung dar). Hier bitte ich einen Jugendlichen, dem Problem einen Stuhl zuzuordnen, auf dem es Platz nimmt, und ihm seine Stimme zu leihen, sodass ich es unmittelbar ansprechen und befragen kann. Das Gespräch mit dem Problem/Symptom beinhaltet u. a. folgende Fragen: Wann haben der Jugendliche und das Problem bzw. Symptom einander kennengelernt? In welchem Kontext fand ihr erster Kontakt statt? Wofür hat das Problem oder Symptom ursprünglich geholfen? Wie entwickelte sich ihre gemeinsame Beziehung? Welche negativen und positiven Auswirkungen barg seine Präsenz im Leben des Jugendlichen? Wie stark ist sein gegenwärtiger Einfluss? Welche Vorteile birgt seine Präsenz für den Jugendlichen? Was müsste das Problem bei ihm beobachten, damit es in Erwägung ziehen würde, sich aus seinem Leben zurückzuziehen? Welche Fähigkeiten müsste der Jugendliche entwickeln, um ohne seine Hilfe sein Leben zu gestalten/zu meistern? Woran genau würde das Problem erkennen, dass er diese Fähigkeiten entwickelt? Nach der Verabschiedung des Problems bitte ich den Jugendlichen, seine Stimme wieder an sich zu nehmen. In der anschließenden gemeinsamen Reflexion des Gesprächs, in welche im Familiensetting alle Familienmitglieder miteinbezogen werden, werden die vom Problem generierten Anregungen gemeinsam evaluiert.

In welchen Kontexten empfiehlt sich negatives, in welchen positives Externalisieren? Negatives Externalisieren ist vor allem dort hilfreich, wo negative Selbsterzählungen einen einbettenden Kontext kindlicher oder jugendlicher Leidenszustände bilden; positives Externalisieren bietet sich überall dort an, wo die Vermutung naheliegt, dass ein kindliches bzw. jugendliches Problem nicht nur eine belastende Auswirkung, sondern zugleich auch eine positive Sinnfunktion birgt und zur Regulierung gegebener Belastung dient.

Doppeltes oder mehrfaches Externalisieren

Im Rahmen einer Praktik des doppelten Externalisierens werden sowohl das Problem wie die erwünschte Lösung externalisiert.

Bei Kindern bis zum Alter von acht Jahren ist auch hier ein Verwenden von Handpuppen hilfreich (Mrochen u. Bierbaum-Luttermann 2014, S. 67). Zuerst bitte ich ein Kind, für das Problem (etwa Angst) eine Handpuppe (etwa ein Kaninchen) auszuwählen, diese über eine Hand zu stülpen und ihr vorübergehend seine Stimme zu leihen. Die folgenden Fragen dienen dem Aufnehmen von Kontakt mit dem externalisierten Problem: Wie alt ist *Kaninchen*? Was sind seine besonderen Fähigkeiten und Eigenschaften? Wo lebt es? Was ist seine Lieblingsbeschäftigung? Was macht es glücklich? Was macht es traurig? Daran anknüpfend lässt sich die Beziehung zwischen *Kaninchen* und Kind näher erkunden: Seit wann kennen sie einander? Wie geht es dem Kind, wenn *Kaninchen* bei ihm ist? Woran merkt das Kind, dass es da ist? Welche Nachteile hat es, wenn es da ist? Hat es auch etwas Gutes, wenn es da ist? Was genau ist das Gute? Wodurch und wobei hilft es ihm? Was würde es ohne es machen? In welchen Situationen soll es weiterhin da sein? In welchen Situationen käme das Kind auch ohne *Kaninchen* aus? Was wäre das Gute, wenn es nicht da wäre? Was müsste das Kind lernen oder können, damit es auch ohne *Kaninchen* gut zurechtkäme?

In einem zweiten Schritt wird das Kind angeregt, eine Handpuppe auszuwählen, die die Lösung oder eine lösungsbezogene Fähigkeit repräsentiert (so wird etwa erwünschter »Mut« in der Handpuppe eines *Löwen* symbolisiert). Darauf folgt die Kontaktaufnahme mit der erwünschten Lösung oder Fähigkeit: Wie alt ist *Löwe*? Was sind seine besonderen Fähigkeiten und Eigenschaften? Wo lebt er? Was ist seine Lieblingsbeschäftigung? Was macht ihn glücklich? Was macht ihn traurig? Wobei könnte *Löwe* helfen? Wo, wann und wie hat er dem Kind bereits in der Vergangenheit geholfen? In welchen Situationen wäre es besonders gut, wenn er da wäre? Usf. Abrunden lässt sich ein Vorgehen des doppelten Externalisierens unter anderem mittels der Aufforderung, dass das Kind sich einen Lichtbogen vorstellt, der beide Handpuppen verbindet (Mrochen u. Bierbaum-Luttermann 2014, S. 71).

In der Familientherapie mit älteren Kindern und Jugendlichen verwende ich für ein Symbolisieren von Problem und Lösung Stühle oder die Figuren des Systembretts. Bei einem mehrfachen Externalisieren werden mehrere *innere Anteile* bzw. *Stimmen* durch Gegenstände oder Stühle repräsentiert und in Form von Skulpturen sowohl in ihrer gegenwärtigen wie erwünschten Gewichtung dargestellt.

5.3.4 Imaginationsübungen

Einer der wichtigsten Verbündeten, der einem Kind oder Jugendlichen und seinen Eltern bei einer Auflösung oder Linderung von Leidenszuständen zur Seite steht, ist seine Fantasie: Indem es/er sich vorstellt, wer es/er sein könnte und wie sich sein Leben jenseits seines Leidenszustands gestalten könnte, übt es/er lösungsassoziierte Fühl-Denk-Verhaltensmuster ein. Das Utilisieren dieses Verbündeten begründet die Wirkung reflexiven Fragens, der »Wunderfrage«, des Arbeitens mit einer Zeitlinie und anderer Interventionen. Das Utilisieren von Fantasie liegt auch Imaginations- bzw. Tranceübungen zugrunde.

Die problemlindernde oder -auflösende Wirkung der Fantasie wird in Michael Endes märchenhaftem Roman »Die unendliche Geschichte« (1987) deutlich. Ihr Protagonist ist der introvertierte zehnjährige Bastian. Seine Mutter ist verstorben, sein Vater lebt seit ihrem Tod nur mehr für seine Arbeit und schenkt Bastian kaum Beachtung. In der Schule ist Bastian ein Außenseiter und den Schikanen seiner Klassenkameraden ausgesetzt. Auf der Flucht vor ihnen rettet er sich eines Tages in das Antiquariat eines Buchhändlers, der eben dabei ist, ein Buch mit dem Titel »Die unendliche Geschichte« zu lesen. Als dieser durch einen Telefonanruf abgelenkt wird, stiehlt Bastian das Buch und versteckt sich auf dem Dachboden seiner Schule. Dort beginnt er, das Buch zu lesen.

Die unendliche Geschichte spielt im Reich Phantásien. Seine Herrscherin – die Kindliche Kaiserin – ist schwer erkrankt und droht zu sterben. Mit dem Fortschreiten ihrer Krankheit droht auch Phantásien der Untergang – es läuft Gefahr, vom Nichts verschlungen zu werden. Angesichts dieser Bedrohung sendet die Kaiserin einen Jungen in Bastians Alter namens Atreju aus, um Phantásien zu retten – er soll ein Heilmittel für ihre Krankheit und damit auch für jene Phántasiens finden. Atreju verfügt über jene Fähigkeiten, die Bastian an sich selbst vermisst – über Mut, Tapferkeit und Entschlossenheit. Auf seiner Mission entdeckt Atreju, dass er selbst die Kindliche Kaiserin nicht zu retten vermag; stattdessen muss er ein Menschenkind nach Phántasien führen, das der Kindlichen Kaiserin einen neuen Namen geben kann. An dieser Stelle wird Bastian vom Leser der Geschichte zu ihrem Helden: Er erkennt, dass er Atrejus Suche beeinflussen und lenken kann. Letztlich ist er es, der der Kindlichen Kaiserin einen neuen Namen gibt und so Phántasien im letzten Augenblick vor dem Untergang rettet. In der Folge erschafft er im Auftrag der Kindlichen Kaiserin Phántasien neu. Als Bastian nach Hause zurückkehrt, gelingt es ihm, all die Fähigkeiten, die er sich auf seiner Reise angeeignet hat, mit sich zurück in die reale Welt zu nehmen und so dieser anders zu begegnen als zuvor.

Im Kontext von Trance können Kinder und Jugendliche Problem-Lösungs-Übergänge oft leichter vollziehen als in alltagssprachlichen Dialogen. Trance ist mit einer Reihe von Phänomenen assoziiert, die für kindliches und jugendliches Lernen hilfreich sind – mit körperlicher Entspannung, mit nach innen gerichteter Aufmerksamkeit, mit einer Reichhaltigkeit damit verbundener bildhafter bzw. multisensorischer Assoziationen u. a.

Imaginationsübungen lassen sich im Einzelsetting mit Jugendlichen ebenso nützen wie in einem kindbezogenen Familiensetting: Hier bitte ich Eltern, Imaginationen ihres Kindes mitzuvollziehen, indem sie sich in ihr Kind hineinversetzen, oder ich rege sie an, eigene Bilder und Vorstellungen hervorzurufen. Das erstgenannte Vorgehen fördert die Empathie von Eltern und ermöglicht es Familienmitgliedern, nach dem Abschluss einer Tranceübung ihre jeweiligen Vorstellungen – etwa jene eines kindlichen Wohlfühlorts, jene eines Tresors, in dem Belastendes sicher verwahrt werden kann, jene eines Baums, der ihre Stärke und Sicherheit verkörpert u. a. – miteinander auszutauschen. Das zweitgenannte Vorgehen entspricht formal einer Gruppen-Trance, auch wenn ich während der Übung nur das Kind adressiere.

Bei Jugendlichen verwende ich Tranceübungen ausschließlich im einzeltherapeutischen Kontext. Sie stehen Imaginationsübungen zuweilen kritisch gegenüber, weil sie die hier verwendete therapeutische Sprache als künstlich und unnatürlich erleben (Signer-Fischer 2001, S. 395) – umso wichtiger ist hier die Wahl einer anschlussfähigen Erzählweise. Vielen Kindern hilft es, wenn sie ihre Augen während einer Tranceübung offen statt geschlossen halten, und viele bevorzugen eine dialogische Form der Trance gegenüber einer stillen Trance.

Die Choreografie einer Imaginationsübung

Scheint Trance ein anschlussfähiger Lernrahmen, schlage ich einem Kind und seinen Eltern vor, in der Therapiesitzung eine gemeinsame *Fantasiereise* oder *Vorstellungsübung* zu unternehmen. Ich erkläre ihnen, worin diese Fantasiereise/Übung besteht und mit welcher Absicht sie verbunden ist. Ich befrage sie zu tranceähnlichen Erfahrungen in ihrem Alltag (etwa zur Erfahrung, einem spannenden Film zu folgen, bei dem man alles rings um sich herum vergisst; zur Erfahrung, einem spannenden Märchen/einer spannenden Geschichte zuzuhören; zu Erfahrungen des intensiven Spielens u. a.) und versuche so, an positive Alltagstrance-Erlebnisse anzuschließen. An die Vorbereitung der Trance knüpft das *Induzieren* von Entspannung und nach innen gerichteter Aufmerksamkeit an (Vogt 1993, S. 42–44). Ein *Vertiefen* der Trance lässt sich durch sprachliche Wiederholungen (»und mit jedem Ausatmen kannst du mehr und mehr ...«, »tiefer und tiefer ...«), durch ein Senken und Monotonisieren der Stimme, durch das Einbauen von Metaphern, durch eingestreutes Vorwärts- oder Rückwärtszählen und anderes erzielen. In der nachfolgenden Phase der *Utilisation* biete ich spezifische Vorstellungen an, die unter Umständen mit einer posthypnotischen Suggestion verknüpft werden. Auf den anschließenden Schritt der *Reduktion/Re-Orientierung* bzw. auf das Herausführen aus der Trance folgt die Nachbesprechung/*Integration* der Übung.

»Die Besonderheit bei der Hypnose mit Kindern [...] ist der kindliche Umgang mit Zeit. Kinder können sehr tief und intensiv in der Trance arbeiten, um plötzlich, für den erwachsenen Therapeuten unerwartet, die Augen zu öffnen und wieder im Hier und Jetzt zu sein. Je nach Situation [...] kann der Therapeut unterschiedlich reagieren: Vielleicht bekam das Kind Angst, war plötzlich unsicher, ob es sich in der Wirklichkeit oder in der Vorstellung befand, oder ob es plötzlich vom Therapeuten verlassen wurde. Dann diente das Auftauchen dem Absichern und es reicht meistens, es als Fraktionierung zu nutzen, d. h. das Kind aufzufordern, wieder die Augen zu schließen und in der Hypnose weiterzufahren. Es kann aber auch sein, dass für das Kind die Arbeit beendet ist, denn Kinder arbeiten oft schneller und selbstständiger als erwartet. Es kann auch sein, dass es zum jetzigen Zeitpunkt und/oder in der angebotenen Form nicht mehr weiterarbeiten will. Dann sollte entsprechend darauf reagiert werden, denn zur Trancearbeit sollte niemand gezwungen oder gedrängt werden« (Signer-Fischer 2001, S. 389–390).

Einzelne Imaginationsübungen

Inhalt der Utilisationsphase kann die Vorstellung einer Ressourcenperson oder eines Krafttiers sein, die/das einem Kind oder Jugendlichen in einer Belastungssituation zur Seite steht; die Vorstellung einer Truhe, in der ein Kind oder Jugendlicher Belastendes verwahrt und die es/er auf eine weite Reise schicken kann; die Vorstellung eines Zaubermantels, der vor Belastendem schützt u. a.

Im Rahmen der Übung des *inneren sicheren Orts* bzw. *Wohlfühlorts* (Reddemann 2001; Wirl 2014, S. 145) bitte ich ein Kind oder einen Jugendlichen, einen Ort zu imaginieren, an dem es/er sich wohl, sicher und entspannt fühlt. Der innere sichere Ort ist ein möglicher Fluchtpunkt im Kontext von Angst oder hoher Stressbelastung.

Im Rahmen der *Baum-Übung* (Sachsse 2004, S. 241) leite ich einen Jugendlichen dazu an, einen Sicherheit oder Stärke vermittelnden Baum in all seinen Bestandteilen und Modalitäten zu imaginieren. Ich bitte ihn, sich vorzustellen, wie er sich an diesen Baum lehnt und nach und nach mit ihm verschmilzt. Er kann so seinen Wurzeln nachspüren, die Stärke seines Stammes und die Verzweigungen seiner Äste wahrnehmen; er kann spüren, wie er aus den Wurzelfasern Kraft und Energie bezieht.

Viele Tranceübungen bedienen sich der Zeitprogression. Beim *Imaginieren eines Lösungsbilds* wird ein Jugendlicher dazu angeregt, sich jenes »Ich vorzustellen, das er werden möchte« (Wirl 2014,

S. 147). Einer ähnlichen Funktion dient das *Imaginieren des Gesundheitsbilds* (Merl 2006): Hier erkundet ein Jugendlicher mit Gesundheit/Lösung verbundene visuelle, auditive, kinästhetische, gustatorische und olfaktorische Assoziationen, mit Gesundheit verbundene Gefühle, Gedanken und Handlungen, damit verbundene oder daraus resultierende Fähigkeiten, damit verbundene Auswirkungen auf das eigene Selbst sowie seine familiären wie sozialen Beziehungen. Abschließend wird er gebeten, ein farbliches Muster zu imaginieren, das diesen Zustand von Gesundheit/Lösung im Hier und Jetzt repräsentiert, und den imaginierten Zustand durch das Einnehmen einer passenden Körperhaltung oder das Durchführen einer entsprechenden Geste zu verankern.

Gelöste Zukunft lässt sich auch in Form eines auf einer imaginierten Leinwand ablaufenden *Videoclips* abbilden. Das Nutzen von Zeitprogression liegt auch der von Hoffmann (2007) entwickelten Vorgehensweise der *explizit analogen Intervention* zugrunde.

Im Rahmen der Familientherapie mit der sechzehnjährigen Bernadette und ihrer alleinerziehenden Mutter bildeten Bernadettes als psychosomatisch diagnostizierte Bauchschmerzen das zentrale Therapiethema.

Eines unserer Therapiegespräche fokussierte auf Bernadettes Umgang mit ihren Schmerzen. Sie beschrieb, dass sie sich zumeist in sie »hineinfallen« ließ – sie durchlebte dann massive Verzweiflung und Krankheitsängste (insbesondere hinsichtlich einer tödlich verlaufenden Krebserkrankung). Zuweilen aber gelang es ihr, ihre Schmerzen zwar wahrzunehmen, mit ihrer Aufmerksamkeit jedoch nicht an ihnen festzuhalten. Sie betrachtete sie dann als vorübergehend und hatte die Hoffnung, dass die alternativmedizinische, auf eine Stärkung ihres Immunsystems abzielende Behandlung, der sie sich seit Kurzem unterzog, mit der Zeit zu einer Verbesserung oder zu einer Auflösung ihrer Beschwerden führen würde. Und sie beruhigte sich mit der von mehreren Ärzten gegebenen Zusicherung, dass sie gesund war.

Das Gegenüberstellen ihrer unterschiedlichen Reaktionen auf ihre Schmerzen führte uns zu einer Analogie, die mit ihrer Leidenschaft für das Kino in Zusammenhang stand: Es schien, als ob Bernadette bei auftretendem Schmerz ein Kino betreten und dann zwischen zwei unterschiedlichen Sälen wählen würde, in welchen unterschiedliche Filme liefen. Im vom imaginierten Foyer des Kinos aus gesehen rechten Kinosaal lief ein »Film der Verzweiflung« (betitelt als *Sich-tief-Hineinfallenlassen*); im vom Foyer aus gesehen linken Saal lief ein »Film der Hoffnung« (betitelt als *Vorübergehenlassen*), den sie dann »wählte«, wenn sie einen »besonders guten Tag« hatte. Wir redeten darüber, welche Auswirkungen ihre Entscheidung barg und dass die Entscheidung für *Sich-tief-Hineinfallenlassen* erlebte Schmerzen eher verstärkte.

Ich schlug ihr eine fraktionierte Tranceübung vor, im Kontext derer sie zuerst den rechten Kinosaal besuchte und dann ein (abstraktes) Bild ihres Sich-tief-Hineinfallenlassens entstehen ließ, das sie nach der Re-Orientierung in Form eines schwarzen Quaders aufzeichnete. In der anschließenden Weiterführung der Trance besuchte sie den linken Kinosaal – den »Film der Hoffnung«. Auch diese Sequenz endete mit dem Auftauchenlassen und anschließendem Zeichnen eines Bildes (gelbe und orange Kugeln, die einander berührten). Unser Gespräch endete mit der Anregung, das Lösungsbild mit nach Hause zu nehmen und es bis zu unserem nächsten Termin täglich am Morgen eine Minute lang zu betrachten.

Im Kontext von Trance erzählte Geschichten können das erfolgreiche Bewältigen von aktueller oder vergangener Belastung, das Einüben einer erwünschten Fähigkeit und anderes zum Gegenstand haben (Retzlaff 2008, S. 226). Diese Geschichten folgen zumeist einer prototypischen Struktur: Ein Protagonist (ein Kind/ein Jugendlicher, ein Tier, eine Märchen- oder Comicfigur) befindet sich in einer problematischen Situation oder muss eine schwierige Aufgabe lösen. Dank des Bewusstwerdens eigener Fähigkeiten und/oder kraft Magie bzw. mithilfe von Ressourcenfiguren – einer guten Fee, einer weisen Eule, eines Zauberers, eines Tiers, das über spezifische Fähigkeiten verfügt – gelingt ihm das Überwinden gegebener Hindernisse, das Problemthema löst sich auf oder die gestellte Aufgabe wird gelöst. Am Ende wird der Protagonist gewürdigt und gefeiert (Mills u. Crowley 2006). An Wirkung gewinnen in Trance erzählte Geschichten, wenn jene Geschichte, welche die zentrale Unterschiedsidee vermittelt, ihrerseits in eine Geschichte eingebettet wird, die unter Umständen wiederum in eine weitere Geschichte eingebettet ist. Ein mehrfaches *Verschachteln* therapeutischer Geschichten gründet in der Annahme und Erfahrung, dass angebotene Unterschiedsideen in vielen Fällen leichter aufgegriffen werden, wenn der Realitätsbezug eines Kindes oder Jugendlichen durch die Fülle des Erzählens zusätzlich gelockert ist (Wirl 2014).

6 Kontextfokussiertes Vorgehen

Entsprechend ihrem jeweiligen (vorrangigen) Fallverständnis eröffnet Familientherapie drei unterschiedliche Vorgehensweisen.

Im Mittelpunkt eines kontextfokussierten Vorgehens steht die Veränderung all jener Bedingungen, in welche der gegebene Leidenszustand eines Kindes oder Jugendlichen eingebettet ist – es zielt auf ein Auflösen und Reduzieren alltäglicher intra- und extrafamiliärer Belastungen, auf ein Auflösen innerer Stressoren und Konflikte von Kindern und Jugendlichen, auf ein Transformieren von elterlichen wie kindlichen bzw. jugendlichen Lösungsversuchen und auf ein Verändern verengender Narrative.

6.1 Das Auflösen bzw. Reduzieren alltäglicher Belastungen

Kindliche und Jugendliche Leidenszustände verändern sich in vielen Fällen, wenn sich alltägliche familiäre Belastungen auflösen oder reduzieren.

6.1.1 Das Auflösen negativer Reziprozität

Vor allem zu Beginn einer Familientherapie stellt sich häufig die Aufgabe, gegebene negative familiäre Reziprozität zu unterbrechen und positive Reziprozität zu fördern. Dafür sind zum einen Interventionen im *Hier und Jetzt* des gemeinsamen Gesprächs hilfreich, zum anderen kann negative Reziprozität das explizite Thema multilogisch gestalteter Gespräche mit Eltern und älteren Kindern bzw. Jugendlichen oder auch elterntherapeutischer Gespräche (bei jüngeren Kindern) sein. Ein dafür hilfreiches Vorgehen ist das *Visualisieren familiärer Interaktionsabläufe*. Hier werden anhand einer prototypischen konflikthaften familiären Interaktion die einzelnen Kommunikationsbeiträge von Familienmitgliedern in ihrer zeitlichen Abfolge zuerst rekonstruiert und dann in Form einer Zeichnung auf einem Flipchart veranschaulicht. Beim Zeichnen wird jeder Beitrag (die Beiträge der einzelnen Familienmitglieder werden farblich unterschiedlich gestaltet, um sie besser unterscheiden zu können) in Form eines Kreises und eines Stichworts, das den Beitrag charakterisiert, festgehalten. Die zeitliche

Reihenfolge der Beiträge wird durch ihre kreisförmige, dem Uhrzeigersinn folgende Anordnung und durch eingezeichnete Richtungspfeile (»führt zu«) veranschaulicht. Die Darstellung ermöglicht es, in weiterer Folge erwünschte kommunikative Alternativen zu (re-) konstruieren und diese auf dem gleichen Blatt durch weitere Kreise und Stichwörter einzuzeichnen – sie repräsentieren gegebene Abzweigungen der Deeskalation oder positiver Reziprozität, die in der Folge konkretisiert und angereichert werden können (Tiedemann 2004).

Während bei einem Visualisieren negativer Reziprozität die zeitliche Abfolge der Beiträge der einzelnen Familienmitglieder im Mittelpunkt steht, wird bei einem Vorgehen des *Externalisierens negativer Reziprozität* gegebener Streit/gegebene Spannung als ein von der Familie wie von den einzelnen Familienmitgliedern getrenntes eigenständiges Wesen betrachtet, das als »heimlicher Mitbewohner« (Brächter 2010, S. 97) in destruktiver Weise in das Familienleben eingreift und dieses beeinträchtigt. Das Vorgehen zielt darauf, dass sich die Familie im Kampf gegen negative Kommunikationsmuster zusammenschließt und diesen gegenüber Widerstand leistet.

Im Kontext negativer Reziprozität erweist sich in vielen Fällen das Entwickeln eines *Tauschhandels*/eines *Deals* zwischen einem Jugendlichen oder einem älteren Kind und seinen Eltern als hilfreich, die einem Prinzip des *Quidproquo* folgen.

In der Therapie mit der sechzehnjährigen Martha und ihrer alleinerziehenden Mutter bildeten das anorektische Verhalten des Mädchens und die damit verbundenen Konflikte zwischen beiden die zentralen Themenstellungen. Mit ihrem Leidenszustand war ein stark kontrollierendes Verhalten ihrer Mutter gegenüber verbunden – Martha litt unter der Sorge, dass ihre Mutter zu wenig essen und sich zu sehr belasten würde, was dazu führte, dass ihre Gedanken fortwährend um die Gesundheit der Mutter und rund um deren Essverhalten kreisten. Sie ermahnte ihre Mutter, mehr zu essen; sie machte ihr eigenes Essen davon abhängig, dass auch ihre Mutter aß; sie erinnerte sie fortwährend daran, doch gesünder zu leben, mehr zu schlafen, weniger zu arbeiten u. a. Die Mutter fühlte sich durch ihre Tochter unter Druck gesetzt, was zu heftigen Auseinandersetzungen zwischen beiden führte, auf die Martha wiederum mit Hungern reagierte. Beide waren in einem Teufelskreis gefangen.

In einem der Familiengespräche redeten wir darüber, dass Marthas »Kontrollieren« einer Rollenumkehr zwischen ihr und ihrer Mutter entsprach – sie machte sich zur »Mutter ihrer Mutter«. Ihre Kontrollversuche führten nicht zu den von ihr gewünschten Verhaltensänderungen, im Gegenteil – je mehr Martha ihre Mutter überwachte und ermahnte, desto belasteter war diese, desto geringer war ihr Appetit, desto weniger schlief sie und desto belasteter war ihre gemeinsame Beziehung.

Im Erkunden dieser Aus- und Wechselwirkungen wurde deutlich, dass nicht nur Martha ihre Mutter, sondern auch die Mutter Martha überwachte und kontrollierte – sie thematisierte häufig Marthas dysfunktionales Essverhalten, ihr Gewicht und vor allem ihre sportlichen Aktivitäten. Nach und nach wurde sichtbar, was jede der beiden sich von und für die andere wünschte und wie ihre enge Bezogenheit ihre an sich positive Beziehung mehr und mehr vergiftete. So entstand die Idee eines Tauschhandels, der – so die Hoffnung – eine friedensstiftende Wirkung bergen konnte. Martha verpflichtete sich, das Essverhalten ihrer Mutter ebenso wie andere mit ihrer Gesundheit verbundene Verhaltensweisen nicht mehr zu kommentieren. Umgekehrt war die Mutter dazu bereit, Marthas sportliche Aktivitäten zu akzeptieren, solange diese ein zwischen beiden festgelegtes Ausmaß nicht überschritten. Mutter und Tochter vereinbarten zudem, dass das Gewicht Marthas nicht mehr Gegenstand gemeinsamer Gespräche sein sollte, nachdem Martha zugestimmt hatte, dieses einmal pro Woche durch einen Besuch bei der Hausärztin zu kontrollieren. (Diese würde die Mutter informieren, falls Marthas Gewicht die zwischen beiden festgelegte kritische Grenze unterschreiten würde. Ein Unterschreiten – so ihre Vereinbarung – würde zur Folge haben, dass Martha eine stationäre Therapie in Anspruch nehmen würde.) Der Vertrag zwischen Martha und ihrer Mutter wurde schließlich in schriftlicher Form niedergelegt und von beiden unterschrieben.

6.1.2 Das Verändern dysfunktionaler familiärer Interaktionsmuster

Voraussetzung für ein Verändern dysfunktionaler familiärer Interaktionsmuster – von Parentifizierung, Koalition/Triangulation, Überfürsorge/Verstrickung und/oder elterlicher Inkohärenz/Mehrdeutigkeit – ist ihre Wahrnehmung und Problematisierung durch die Eltern (bzw. durch daran aktiv mitwirkende ältere Kinder bzw. Jugendliche). Werden dysfunktionale Muster nicht durch Eltern thematisiert, so kann der Therapeut sie zum Thema machen und in der Folge seine Wahrnehmung mit den Eltern (und auch mit mitbeteiligten Jugendlichen) konsensualisieren. Für ein Verändern dysfunktionaler familiärer Interaktionsmuster sind im Familiensetting unter anderem das

Arbeiten mit dem Familienbrett oder ein skulpturierendes Vorgehen hilfreich.

Das *Familienbrett/Systembrett* fungierte ursprünglich als diagnostisches Hilfsmittel, um familiäre Interaktionsprozesse und Strukturen verdichtet abzubilden. Es besteht aus einem Holzbrett mit unterschiedlich großen (und unter Umständen auch farblich unterschiedlichen) Holzfiguren, die im Verwendungszusammenhang mit familiärer Interaktion einzelne Familienmitglieder repräsentieren (Ludewig et al. 1993). Familienbrett-Darstellungen veranschaulichen aus der Sicht ihres jeweiligen Regisseurs die erlebte Hierarchie eines Familiensystems, erlebte Nähe und Distanz zwischen einzelnen Familienmitgliedern, die erlebte Außengrenze eines Familiensystems, Grenzen und Verbindungen zwischen dem elterlichen und kindlichen/jugendlichen Subsystem bzw. damit verbundene funktionale oder dysfunktionale Muster der elterlichen wie der Eltern-Kind-Interaktion. Kinder können in der Regel ab dem zehnten Lebensjahr ihr Bild der Familie mit dem Familienbrett wiedergeben und sich deutlich mit der für sie selbst gewählten Figur identifizieren.

In der Regel bitte ich ein einzelnes Familienmitglied, als Regisseur der Darstellung zu fungieren und seine Sicht des Familiensystems zum Ausdruck zu bringen – die anderen Familienmitglieder werden hinsichtlich ihrer (ähnlichen oder unterschiedlichen) Perspektive verbal miteinbezogen, ohne in die Darstellung selbst einzugreifen. Das Arbeiten mit dem Familienbrett lässt sich auch in Form einer gemeinsamen Familienaufgabe gestalten: Hier wirken alle Familienmitglieder an der Darstellung sowohl des aktuellen wie des erwünschten Familienbildes mit. (Diese Gestaltung birgt den Vorteil, dass sie zugleich die mit einer Aufgabenstellung verbundenen Abstimmungs- und Entscheidungsprozesse einer Familie veranschaulicht; sie birgt aber auch den Nachteil erhöhter Komplexität.)

Die mit dem Familienbrett verbundene »Klärungsabsicht« (Grawe, Donati u Bernauer 1994, S. 724) ist nur ein Aspekt seiner Verwendung. Wichtiger ist zumeist seine interventive Funktion: Ausgehend von einer Darstellung der erlebten Gegenwart ermöglicht das Familienbrett ein Symbolisieren des vom Regisseur erwünschten familiären Interagierens. In Zusammenhang mit dem dargestellten Lösungs-/Unterschiedsbild lässt sich dann erkunden, woran etwa der als Regisseur fungierende Jugendliche wie auch andere Familienmitglieder eine funktionalere Form familiärer Interaktion im Alltag erkennen würden. Daran können weitere lösungsaktualisierende Erkundungen anschließen: Welche Auswirkungen würde diese Interaktion bergen? Was wäre ein erster kleiner Schritt in die erwünschte Richtung? U. a. m.

Eine stärker affektaktualisierende Vorgehensweise ist jene des *Skulpturierens* (Baldwin u. Satir 1999). Ein Skulpturieren prototypischer familiärer Alltagsinteraktion ermöglicht es dem jeweiligen als Regisseur fungierenden Familienmitglied, nicht nur strukturelle Merkmale der Familie zum Ausdruck zu bringen, sondern auch die damit verbundene Mimik, Gestik und Körperhaltung von Familienmitgliedern. Es birgt die Möglichkeit, dass die einzelnen Familienmitglieder einen situationsrelevanten Satz formulieren, der ihren Beitrag zu (dysfunktionaler wie funktionaler) Interaktion in verdichteter Weise zum Ausdruck bringt. Aus dem Einnehmen einer bestimmten Position und aus ihrem nachfolgenden Beschreiben leiten sich fast immer hilfreiche Veränderungsimpulse ab, die in einem weiteren Schritt modelliert und in der Folge konkretisiert werden können. Eine spezielle Möglichkeit des Skulpturierens ergibt sich, wenn der Therapeut mithilfe eines Reflektierenden Teams arbeitet: Hier können Kollegen in den Therapieraum gebeten und ersucht werden, als Repräsentanten der einzelnen Familienmitglieder zu fungieren. Jenes Familienmitglied, das als Regisseur fungiert, kann die Familienskulptur mithilfe dieser Stellvertreter modellieren. Wie das Familienbrett ermöglicht dies allen Familienmitgliedern, gleichsam vom Flussufer aus auf ihr eigenes Leben zu blicken. Nach dem Kreieren eines (erwünschten) Unterschiedsbildes können die Familienmitglieder die von ihren Repräsentanten eingenommenen Positionen selbst ausprobieren und weiter modifizieren.

6.1.3 Das Entwickeln funktionaler Regeln

Funktionale familiäre Interaktion zielt auf eine zunehmend autonome Lebensbewältigung von Kindern und Jugendlichen. Elterntherapie wie auch Familientherapie fokussiert in diesem Zusammenhang auf ein Erarbeiten von Alltagsstrukturen und kindlichen oder jugendlichen Verhaltensregeln bzw. damit verbundenen Konsequenzen, die einem altersadäquaten »Zutrauen, Zumuten und Zulassen« (Thoma 2007) entsprechen. Sie betreffen den Schulbesuch, das schulische Lernen, die Gestaltung des Alltags und der Freizeit, den Beitrag eines Kindes bzw. Jugendlichen zum familiären Leben, den Umgang mit Medien, die Beziehung zu anderen Erwachsenen und zu Peers u. a.

6.1.4 Das Fördern elterlicher Kooperation

In Zwei-Eltern-Familien gleichen Eltern im guten Fall zwei Kapitänen, die ihre Funktion zuweilen gemeinsam, zuweilen abwechselnd ausfüllen und einander in der Führung des »Familienschiffs« nicht behindern oder beeinträchtigen. Negative und spannungsreiche elterliche Kooperation hingegen stellt eine wesentliche Belastung für ein Kind oder einen Jugendlichen wie die Eltern dar.

Im Kontext elterlicher Kooperationsprobleme ermutige ich Eltern, kindbezogene Entscheidungsfragen in Ruhe und abseits von aktuellen Anlässen zu erörtern. In diesem Zusammenhang kann das Anregen eines in regelmäßigen Abständen stattfindenden *Elternabends*, der einem Klären und Konsensualisieren elterlicher Erziehungspraktiken und Entscheidungen dient, hilfreich sein. Ich ermutige Eltern dazu, zwischen ihnen bestehende Konflikte nicht in Anwesenheit eines Kindes oder Jugendlichen auszutragen und einander in ihrer elterlichen Rolle zu unterstützen. Ich kläre mit ihnen, welche Themen Gegenstand des Gesprächs zwischen ihnen und ihrem Kind und welche Themen ausschließlich Gegenstand ihres gemeinsamen Gesprächs (oder auch des Gesprächs mit für sie wichtigen sozialen anderen) sein sollten. All dies zielt letztlich darauf ab, eine klare Grenze zwischen elterlichem und kindlichem Subsystem zu etablieren.

Im Kontext elterntherapeutischer Gespräche kann ein *skalierendes Fragen* als Medium zur Verbesserung elterlicher Kooperation fungieren: Wie skalieren Eltern die Güte ihrer aktuellen Kooperation? Was wäre ein erwünschter Skalenwert? Gibt es positive Ausnahmen oder Unterschiede hinsichtlich elterlicher Kooperation und wie entstehen diese? Woran würden beide Eltern eine (kleinräumige) Verbesserung ihrer Kooperation erkennen? Woran wäre sie für ein Kind/einen Jugendlichen erkennbar? Mit welchen Auswirkungen auf sie selbst oder auf ein Kind bzw. einen Jugendlichen wäre diese verbunden? Was wären hierfür jeweils hilfreiche elterliche Beiträge beider Eltern?

6.1.5 Das Anregen von Entschleunigung

Die Belastung eines problembetroffenen Kindes bzw. Jugendlichen gründet unter Umständen in hohen elterlichen Anforderungen und Erwartungen und einer damit verbundenen Verdichtung kindlichen bzw. jugendlichen wie familiären Lebens. Einem Reduzieren von (Zeit-)Druck und »großen Erwartungen« (Dickens 1992) sowie einer Verlangsamung/einem Entschleunigen des Lebensalltags kommt daher in vielen Fällen eine problemlindernde Wirkung zu – sie findet ihren Ausdruck unter Umständen in einem Schulwechsel, in einer veränderten Alltagsgestaltung o. Ä.

6.2 Das Auflösen innerer Stressoren und Konflikte

Biopsychosoziale Leidenszustände sind in vielen Fällen an das Bestehen innerer Stressoren und Konflikte von Kindern und Jugendlichen gebunden. Hierzu zählen vor allem hohe bzw. überfordernde Ansprüche eines Kindes oder Jugendlichen an sich selbst. In diesem Kontext kann eine Praktik des *Externalisierens von Ansprüchen* ein hilfreiches Vorgehen sein.

Im Kontext einer Familientherapie, deren Anlass das bulimische Verhalten der dreizehnjährigen Sanella war, zeigte sich ihr an sich selbst gerichteter Perfektionsanspruch als Mitauslöser ihrer Essattacken. Er bildete das Thema des vierten Familiengesprächs. Nachdem Sanella und ihre Eltern diesen Anspruch und seine Auswirkungen beschrieben hatten, schlug ich der Familie vor, ihn als eigenständiges, von Sanellas Persönlichkeit getrenntes Wesen zu betrachten und ihm einen eigenen Namen zu geben. Wir einigten uns auf die Bezeichnung *Perfektionsteufel* (die Assoziation des »Teuflischen« ergab sich aus der Beschreibung der Auswirkungen, die mit ihm verbunden waren).

Im ersten Teil unseres Gesprächs erkundeten wir, wie *Perfektionsteufel* sich im Leben von Sanella ausgebreitet hatte und welche Auswirkungen er auf ihr Wohlbefinden und ihre Gesundheit, auf die Beziehung zu ihren Eltern und Geschwistern sowie auf ihre sozialen Beziehungen hatte. Im zweiten Teil untersuchten wir, ob es Sanella bereits einmal gelungen war, die Vorherrschaft von *Perfektionsteufel* über ihr Leben und ihre Beziehungen einzuschränken. Sie beschrieb eine zwei Monate zurückliegende »kurze Phase der Erschöpfung«, die sich nach einer Zeit hoher Belastung eingestellt hatte, während der nicht *Perfektionsteufel*, sondern sie selbst ihr Leben bestimmt hatte: Sie hatte während dieser Zeit versucht, sich mit guten statt mit sehr guten Schulnoten zu begnügen. Sie hatte weniger Zeit in das Lernen investiert und stattdessen mehr Musik gehört, gelesen, gemalt und gezeichnet. Sie hatte sich häufiger mit Freundinnen getroffen. Wir erkundeten, welche Auswirkungen diese Phase auf ihr Befinden und auf ihr bulimisches Verhalten mit sich gebracht hatte. Vor dem Ende des Therapiegesprächs wendeten wir uns der

Frage zu, wie sich eine eventuelle, diesmal absichtsvoll herbeigeführte Wiederholung dieser »Phase« zeigen würde. Welche ihrer Fähigkeiten, Ziele und Werte würden Sanella dabei unterstützen, die Macht von *Perfektionsteufel* einzuschränken? Und wie konnten ihre Eltern ihr dabei helfen?

Kindliche und jugendliche Leidenszustände sind unter Umständen in innere Konflikte, in eine gegebene Ambivalenz bzw. in »Uneinigkeiten oder mangelnde Kooperation« zwischen einzelnen kindlichen bzw. jugendlichen Persönlichkeitsanteilen oder *inneren Anteilen* eingebettet (Aichinger 2013, S. 15) Dies ist etwa dort der Fall, wo ein Jugendlicher einerseits Autonomie realisiert, andererseits enge Verbundenheit mit einem Elternteil oder beiden Eltern aufrechterhalten möchte.

Im Kontext der Teilearbeit mit jüngeren Kindern können einzelne innere Anteile mit sie repräsentierenden Tierfiguren verbunden werden. In der Folge lässt sich erkunden, wie diese miteinander interagieren und zu einer gegebenen Problemstellung beitragen. In einem weiteren Schritt lässt sich die positive Funktion oder Absicht der einzelnen Anteile erkunden, was im guten Fall mittels der Kommunikation unterschiedlicher Tierfiguren in eine innere Versöhnung eines Kindes bzw. Jugendlichen mit ungeliebten Anteilen oder in eine verstärkte Regulierung von dominierenden Anteilen mündet (Mrochen u. Bierbaum-Luttermann 2014). Insgesamt wird ein sog. »regieführendes Selbst« gestärkt und die Kooperation zwischen unterschiedlichen Persönlichkeitsanteilen gefördert (Aichinger 2013).

Ambivalenzen und innere Konflikte von Jugendlichen lassen sich im Kontext einer Praktik der »mehrfachen Erzählstimmen« (Penn a. Frankfurt 1994) unter anderem mithilfe von Stühlen abbilden: Dabei bitte ich die Jugendlichen, zumindest zwei *innere Anteile/Stimmen* – etwa eine dominante *Stimme der Loyalität* und eine *Stimme des eigenen Lebens* – in Form von zwei Stühlen rund um einen Stuhl zu positionieren, der ihr Selbst repräsentiert. Die Anordnung der beiden Stühle soll ihre relative Bedeutung und Gewichtung in ihrem aktuellen Leben widerspiegeln. Ausgehend von der dargestellten Ist-Situation lassen sich dann erwünschte Unterschiede näher erkunden und beschreiben. Ein anderes Medium der Repräsentation ist jenes des *Visualisierens von inneren Anteilen* auf einem Flipchart oder einem Blatt Papier.

6.3 Elterliche und jugendliche Lösungsversuche verändern

> »Was tun die Betreffenden« – so Watzlawick, Weakland u. Fisch (1979, S. 109) – »im Hier und Jetzt, wodurch das Problem erhalten oder möglicherweise erschwert wird? Was kann im *Hier und Jetzt* getan werden, um es zu lösen?«

Ein kontextfokussiertes Vorgehen lenkt die Aufmerksamkeit des Therapiesystems unter anderem auf die mit einem kindlichen oder jugendlichen Leidenszustand verbundenen Lösungsversuche.

6.3.1 Elterliche Lösungsversuche verändern

Mit Pleyer (2003, S. 482) lässt sich Familientherapie

> »zu einem bedeutsamen Teil als Supervision schlecht gelingender Lösungsversuche der Erziehungsverantwortlichen«

interpretieren. Elterliche Lösungsversuche in Zusammenhang mit gegebenen Problemstellungen von Kindern oder Jugendlichen folgen in vielen Fällen einer Logik des Anklagens und Bestrafens, des Nachgebens oder der Hinnahme und Konfliktvermeidung. Und sie folgen häufig einer Prämisse des »Mehr-desselben« – von Eltern in Zusammenhang mit kindlichen/jugendlichen Problemstellungen erlebter Stress führt nicht zu einer kreativen Vielfalt an elterlichen Reaktionen und Lösungsstrategien, sondern schränkt diese ein.

Für ein Verändern elterlicher Lösungsversuche bildet das Konzept der *Mitgliedschaft* (Ludewig 1993, S. 109) einen hilfreichen Rahmen: *Mitgliedschaft* umschreibt, dass Familienmitglieder sich je nach Kontext und Thema einer Kommunikation unterschiedlich bzw. flexibel verhalten. Familienmitglieder »verkörpern« je nach Kontext unterschiedliche Mitgliedschaften:

> »Die Unterscheidung zwischen Mensch und Mitglied befreit von der Annahme, die Therapie müsse Menschen verändern. Angestrebt wird vielmehr, leidvolle Mitgliedschaften in Problemsystemen zu beenden« (ebd., S. 114).

Das impliziert, dass Eltern auf kindliche oder jugendliche Leidenszustände in anderer Weise als bisher reagieren können und dies in

Form von Ausnahmen bzw. Unterschieden von vorherrschenden Reaktionen auch tun.

Dysfunktionale Lösungsversuche werden in vielen Fällen von Eltern von sich aus thematisiert. Ist dies nicht der Fall, kann der Therapeut seine diesbezügliche Wahrnehmung (unter Umständen im elterntherapeutischen Gespräch) mitteilen und mit den Eltern konsensualisieren. Für ein Klären und Erweitern elterlicher Lösungsversuche eignen sich unter anderem das oben beschriebene *Visualisieren familiärer Interaktionsabläufe* (Tiedeman 2004), die Vorgehensweise der *ideografischen Systemmodellierung* (Schiepek 1991) sowie das *Externalisieren elterlicher Problemlösungsversuche* (Brächter 2010, S. 97). Dabei werden dominante elterliche Lösungsversuche als automatisierte und letztlich nicht mehr willkürlich gesteuerte Reaktionsmuster konstruiert, die ein Eigenleben entwickelt haben und das elterliche Handeln/die elterliche Interaktion mit ihrem Kind bestimmen. Die Intervention zielt auf die Rekonstruktion und auf ein Aktualisieren von elterlichen Akten des Widerstands gegen diese Reaktionsmuster.

Elterliche Lösungsversuche des Anklagens und Bestrafens realisieren sich als Praxis, kindliches bzw. jugendliches Verhalten vorrangig oder nahezu ausschließlich durch Vorwürfe, durch Sanktionen oder durch die Androhung von Konsequenzen zu regulieren. Sie münden häufig in sich symmetrisch steigernde Konflikte zwischen Eltern und einem Kind bzw. einem Jugendlichen, wobei die Auslöser dieser Konflikte sich zunehmend generalisieren:

> »Es geht« – so Vogt (2010, S. 32) – »um Ausgehen (wie lange, bis wohin), Bettgehzeiten, Höhe des Taschengelds, Mithilfe im Haushalt, Erledigen der Schulaufgaben oder die äußere Erscheinung (Kleidung, Frisur etc.). Manchmal sind diese Konflikte allerdings Stellvertreter für ernstere Divergenzen. Konfliktträchtig sind oftmals die KollegInnen des Kindes, der Umgang mit Intimität und Sexualität oder der Konsum von legalen und illegalen Suchtmitteln […]. Die Eskalation von Feindseligkeiten zwischen Eltern und Kindern kann zu einem eigentlichen Teufelskreis werden. Kinder setzen ihre Forderungen mit Nörgeln, Lautwerden, Krankheitssymptomen, Suiziddrohungen oder gar Gewalt durch. Die elterlichen Reaktionen sind Schimpfen, Schreien, manchmal auch Schlagen […].«

Im Kontext dominierender elterlicher Lösungsversuche des Anklagens und Strafens ermutige ich Eltern dazu, schwieriges kindliches

Verhalten vor allem durch Anregen von Problemeinsicht oder auch durch ein Belohnen erwünschten Verhaltens zu regulieren – dosierte Belohnung stärkt die elterliche Autorität und verbessert die Eltern-Kind-Beziehung. Ich ermutige sie dazu, klare Regeln zu definieren und zu wahren. Eltern von älteren Kindern oder Jugendlichen rege ich dazu an, klar zu unterscheiden zwischen dem, was sie für verhandelbar halten und was nicht. Das ermöglicht es ihnen, für Verhandelbares *Quidproquo*-Lösungen – etwa einen Tauschhandel zwischen einem Mehr an Selbstständigkeit und einem Zuerkennen von mehr Autonomie – zu entwickeln.

Elterliche Lösungsversuche des Nachgebens realisieren sich darin, dass Appelle, Bitten, Vorgaben oder Forderungen von Eltern wieder zurückgezogen werden, sobald sie auf den Widerstand des Kindes oder Jugendlichen stoßen. Elterliches Nachgeben wirkt zwar kurzfristig deeskalierend, zieht aber langfristig eine Zunahme von an Eltern gerichteten kindlichen bzw. jugendlichen Forderungen nach sich (Omer u. von Schlippe 2002, S. 51). In der Folge wird ein Kind oder ein Jugendlicher »in seiner Macht scheinbar sicherer«, während »Eltern immer hoffnungsloser und hilfloser [werden]« (Vogt 2010, S. 32). Hier ermutige ich Eltern dazu, bei kindlichen Ansprüchen und Forderungen bzw. im Kontext von Konflikten Stellung und Position zu beziehen und daran festzuhalten. In diesem Zusammenhang kann es hilfreich sein, Ausnahmen/Unterschiede des geglückten Positionbeziehens und -wahrens zu formulieren oder auch in Form eines *Re-Membering* hilfreiche Modelle für elterliche Autorität und Stärke zu rekonstruieren (White 2007).

In der Therapie mit den Eltern der 14-jährigen Melitta – Melitta selbst weigerte sich, an gemeinsamen Familiengesprächen teilzunehmen – zeigte sich, dass sich rund um Melittas schulverweigerndes Verhalten ein ständiges Ringen um ihren Schulbesuch etabliert hatte – ein Ringen, das Melitta unter anderem durch ihre »Verzweiflungsausbrüche« immer wieder für sich entschied, die ihre Eltern dazu motivierten, nachzugeben und es dem Mädchen zu erlauben, »diese Woche noch zu Hause zu bleiben« (und die nächste und wiederum die nächste). Melittas Zuhausebleiben implizierte, dass sie bis in die Morgenstunden aufblieb; dass sie ihre Zeit mit Fernsehen, Telefonieren und Computerspielen verbrachte u. a. In den Therapiegesprächen erkundeten wir unter anderem, wie die Eltern Melittas Zuhausebleiben zunehmend wenig attraktiv (und den Schulbesuch attraktiver) gestalten konnten. Gab es ein Modell elterlicher Autorität, das ihnen hierbei hilfreich sein konnte? Im Kontext des nun folgenden Suchprozesses erinnerte sich die Mutter einer gemeinsamen Bekannten, die mit einer ähnlichen Problematik wie sie als Eltern konfrontiert gewesen war und die in diesem Zusammenhang einen Weg der Hartnäckigkeit beschritten hatte. Wir untersuchten, worin dieser Weg bestanden hatte, welche Fähigkeiten dieser Bekannten dabei geholfen hatten, ihn zu beschreiten, und auf welche Weise er sich auf ihre Situation bzw. die für sie gegebene Herausforderung übertragen ließ. In der Folge entschieden sich die Eltern dafür, Melitta das Handy zu entziehen und den Computer sowie den Fernseher durch eine Sperre abzuschalten. Sie begannen, Melitta in der Früh aufzuwecken, ihr Haushaltsarbeiten aufzutragen und von ihr ein Nachholen des in der Schule versäumten Lernstoffes einzufordern und ihr Lernen auch zu kontrollieren.

Die dritte Kategorie elterlicher Lösungsversuche – jene der Hinnahme und Konfliktvermeidung – lässt sich mit Omer und von Schlippe (2004) als Ausdruck elterlicher Absenz lesen: Eltern reagieren auf ein kindliches bzw. jugendliches Problemverhalten mit Resignation und Rückzug, sodass ihr Kind sich letztlich selbst überlassen bleibt. Hier geht es um ein Fördern elterlicher Präsenz, um elterliche Entscheidungsübernahme, um ein Etablieren angemessener Regeln und um ein Aktualisieren situationsangemessener Konsequenzen für problematisches kindliches oder jugendliches Verhalten (Gammer 2007, S. 125–128). Dabei kann unter anderem ein skalierendes Vorgehen in Bezug auf das elterliche Lösungsverhalten hilfreich sein.

In der Therapie mit dem 16-jährigen Cem und seiner alleinerziehenden Mutter bildeten Cems Wutanfälle das zentrale Therapiethema. Vor ihrem Hintergrund hatte sich ein mütterliches Lösungsverhalten etabliert, das darin bestand, dass sie versuchte, »ihm alle Schwierigkeiten aus dem Weg zu räumen«: Sie weckte ihn, damit er rechtzeitig zur Arbeit kam, umsorgte ihn, trug alle Haushaltspflichten alleine, nahm sein exzessives Spielen am Computer hin, verlangte von ihm keinen finanziellen Beitrag zum gemeinsamen Leben und anderes – sie war zu seiner »Dienerin« geworden, unter anderem deshalb, weil sie Angst davor hatte, dass Cem »untergehen« würde, wenn sie seinen Ansprüchen und Wünschen nicht nachkam. Worin bestand der Preis dieser Lösungsstrategie? Sie erschwerte es Cem, der erwachsene und selbstständige junge Mann zu werden, der er werden wollte.

In den Therapiegesprächen gelang es, ihren Lösungsversuch zu problematisieren und mit beiden über Alternativen nachzudenken. Was konnte an die Stelle eines »Alle-Schwierigkeiten-aus-dem-Weg-Räumens« der Mutter treten? Nachdem wir uns darauf geeinigt hatten, dass eine »radikale Veränderung« tatsächlich die Gefahr des »Untergangs« barg, erkundeten wir vermittels skalierender Fragen mögliche Unterschiede rund um die mütterliche Lösungsstrategie: Wie würde sich eine Reduktion ihrer Hinnahme auf 90, auf 80, 70, 60 oder (eben noch vorstellbare) 50 Prozent zeigen und mit welchen Herausforderungen und Auswirkungen wäre diese jeweils verbunden?

Lösungsversuche der Hinnahme und der Konfliktvermeidung entstehen vor dem Hintergrund *parentaler Hilflosigkeit* und lassen sich als eine Form elterlicher Regression interpretieren: Erleben Eltern, dass was auch immer sie tun keine Wirkung zeigt, erscheint Rückzug als ökonomische wie sinnvolle Alternative. Eltern geben damit aber zugleich ihre elterliche Position und Funktion auf. Ihr *erwachsener Anteil/* ihre *erwachsene Stimme* tritt in den Hintergrund, ihr *kindlicher Anteil/* ihre *kindliche Stimme* in den Vordergrund. In elterntherapeutischen Gesprächen geht es hier darum, ihren *erwachsenen Anteil* wieder zu stärken. Ein dafür hilfreiches Vorgehen stellt das Arbeiten mit *mehrfachen Erzählstimmen* dar (Penn a. Frankfurt 1994).

In vielen Fällen geht es um ein konkretes Modellieren elterlicher Reaktionsweisen in Zusammenhang mit schwierigen kindlichen oder jugendlichen Verhaltensweisen. Dies ist insbesondere bei Suizidankündigungen/-drohungen von Jugendlichen bedeutsam:

> »In vielen Fällen ist die Suizidandrohung der Schlusspunkt einer langen Folge von Interaktionen, die auf Mustern von Erpressung, Zwang und Druck beruhen. Die Angst, dass der Jugendliche zusammenbrechen, wegrennen oder Suizid begehen könnte, führt dazu, dass Eltern sich den Bedürfnissen oder Forderungen anpassen, unangebrachte Dienste erbringen und den Jugendlichen von seinen alltäglichen Diensten befreien. Jeder Schritt pflastert den Weg mehr in Richtung eines Kreislaufes von Angst und Verzweiflung« (Omer u. Dolberger 2015, S. 236).

Jugendliche Suiziddrohungen ziehen ein breites Spektrum elterlicher Lösungsversuche nach sich – elterliche Panik, Angst, Verleugnung, elterliche Passivität u. a. Elterliche Präsenz kann sich hier im (schriftlichen) Deklarieren der Entschlossenheit von Eltern, alles zu tun, um

Jugendliche von einem Suizid abzuhalten, in elterlichem *gewaltlosen Widerstand* (etwa in Form eines Sitzstreiks im oder vor dem Zimmer von Jugendlichen), in einem Unterbrechen schambesetzter Geheimhaltung gegenüber wichtigen sozialen anderen u. Ä. realisieren (ebd., S. 245).

6.3.2 Kindliche bzw. jugendliche Lösungsversuche verändern

Bei Kindern ab dem Volksschulalter werden symptomatische Fühl-Denk-Verhaltensmuster unter anderem dadurch aufrechterhalten, dass sie eigenes Fühlen, Denken und Verhalten nicht problematisieren. Hier geht es vorrangig darum, dass sie eine Problemeinsicht entwickeln, die als Grundlage für selbstbezügliche Änderungsbemühungen fungieren kann.

Ältere Kinder oder Jugendlichen begegnen eigenem symptomatischen Verhalten in vielfältiger Weise – mit dem Verleugnen oder Bagatellisieren einer Schwierigkeit, mit Rechtfertigungen, mit Hinnahme, mit Ambivalenz o. Ä. Abhängig von ihren jeweiligen Bedeutungsgebungen rund um gegebene Problemstellungen unterlassen Jugendliche Lösungsversuche oder sie aktualisieren Lösungsstrategien, die im Kontext von Selbstorganisationsprozessen wiederum zu Mitauslösern von Leidenszuständen werden. Hier sind ein Schaffen von (verstärktem) Problembewusstsein und ein Anregen von Veränderungsbereitschaft als Grundlage für eigenes Lösungsverhalten zentral bedeutsam.

6.4 Verengende Narrative erweitern

Welche Geschichten Eltern rund um einen kindlichen oder jugendlichen Leidenszustand, rund um das Selbst ihres Kindes und rund um ihr eigenes elterliches Selbst entwickeln, ist mitentscheidend dafür, ob und wie sie ein gegebenes Problem zu lösen versuchen und wie sie die Beziehung zu ihrem Kind gestalten. Welche Geschichten ein Kind bzw. Jugendlicher rund um einen gegebenen Leidenszustand und rund um das eigene Selbst entwickelt, ist mitentscheidend dafür, ob und welche Lösungsversuche es/er hinsichtlich gegebener Problemstellungen realisiert.

6.4.1 Das Erweitern elterlicher Narrative

Kindliche und jugendliche Leidenszustände sind – so Reich u. Cierpka (2003, S. 414) – in vielen Fällen in ein elterliches *Narrativ der Idealisie-*

rung, ein *Narrativ der Dämonisierung* oder ein *Narrativ der Gefährdung* eines Kindes bzw. Jugendlichen eingebettet und werden durch dieses Narrativ mit aufrechterhalten. Was hilft gegen verengende elterliche Narrative? Ein Erkunden der Wahrnehmung wichtiger sozialer anderer, die ein Kind oder einen Jugendlichen in anderer Weise sehen, und ein Fokussieren auf all jene Aspekte der kindlichen bzw. jugendlichen Persönlichkeit, die einem dominanten Narrativ widersprechen (White 2007, p. 219).

Im Kontext elterntherapeutischer Gespräche geht es in vielen Fällen um ein Dekonstruieren von elterlichem *story-making* rund um das eigene elterliche Selbst – um das Auflösen parentaler Ohnmacht und/oder ein Dekonstruieren elterlicher Schuldideen rund um gegebene Leidenszustände von Kindern und Jugendlichen.

Was fördert Selbstwirksamkeitsannahmen von Eltern? Der Fokus auf das, was ihnen trotz alledem gelingt, auf ihre Beiträge zu kindlichen bzw. jugendlichen Problemausnahmen und -unterschieden u. a. Ein elterliches Narrativ der Ohnmacht lässt sich unter Umständen mittels Problemverschlechterungsfragen infrage stellen – hier erkundet das Therapiesystem, was Eltern in paradoxer Weise unternehmen müssten, um ein kindliches oder jugendliches Problem noch zu verstärken (Retzer 2006). Entwickeln Eltern eine Vorstellung davon, wie sie zu einer Verschlimmerung eines kindlichen oder jugendlichen Leidenszustands beitragen können, so generieren sie in der Regel damit auch eine Vorstellung davon, was sie aktiv zu dessen Linderung oder Auflösung beitragen können. Für das Dekonstruieren eines elterlichen Narrativs der Ohnmacht können zudem skalierende Fragen und elternorientierte Beobachtungsaufgaben hilfreich sein.

Im Erstgespräch mit den Eltern der fünfzehnjährigen Madeleine – sie hatte es abgelehnt, an der Therapie teilzunehmen – erzählten diese von ihrem oppositionellem Verhalten, von ihrer Weigerung, regelmäßig die Schule zu besuchen, und von ihrem Cannabis- und Alkoholkonsum. Sie beschrieben ihre elterliche Ohnmacht, die sie auf einer zehnteiligen Skala »zwischen 8 und 9« einstuften. Im Lauf des Gesprächs begannen sie, ihre erlebte Ohnmacht zu differenzieren: Wir erkundeten, in welchen Bereichen ihres familiären Lebens ihre Ohnmacht größer (bei 9) und in welchen kleiner war (bei 8). Wo und wie zeigte sich 8 bzw. ein minimal größerer parentaler Einfluss? Welche Auswirkungen barg 8 im Gegensatz zu 9? Wovon war er abhängig? Wie stellten ihn die Eltern her? Das Erstgespräch schloss mit der Empfehlung, die rekonstruierten Einflussunterschiede und ihre Auswirkungen durch gezielte Beobachtung bis zum nächsten vereinbarten Gespräch zu überprüfen.

Für ein Dekonstruieren parentaler Schuldideen hilft ein explizites Stellungnehmen des Therapeuten gegenüber einem *elterlichen Narrativ der Schuld*. Und es hilft ein Erkunden, ob jenseits eines Narrativs der Schuld ein alternatives Narrativ – etwa jenes, als Eltern das Bestmögliche für ihr Kind zu leisten oder geleistet zu haben – besteht. Im Weiteren lässt sich erforschen, wie dieses alternative Narrativ entstanden ist; durch wen es gestärkt wurde oder wird; wie dieses alternative Narrativ sich auf das elterliche Selbstverständnis, die Erziehungskompetenz, auf die Eltern-Kind-Beziehung, auf das elterliche Problemlösungshandeln und anderes auswirkt.

In einem elterntherapeutischen Gespräch mit einer Mutter bildete ihre Vorstellung von Schuld ihrem siebzehnjährigen Sohn gegenüber das Thema einer Therapiestunde. Sie beschrieb, dass sie ihm, als er klein war, mit zu wenig Aufmerksamkeit und Liebe begegnet war, was aus ihrer Sicht zu seinen schwierigen Verhaltensweisen und der angespannten Beziehung zwischen ihr und ihrem Sohn geführt hatte. Im Lauf des Gesprächs kleidete sie diese Erzählung in die Metapher eines *Rucksacks der Schuld*, den sie auf ihren Schultern trug. Ich bat sie, in ihrer Vorstellung diesem Rucksack einen Weidenkorb gegenüberzustellen, in dem sich all das Gute befand, das sie ihrem Sohn zur Verfügung gestellt hatte und nach wie vor zur Verfügung stellte. Und ich bat sie, beide in fiktive Waagschalen zu legen. Was wog schwerer? Der Rucksack der Schuld. So gingen wir auf die Suche nach dem, was alles sich in ihrem Weidenkorb befand. Wir gingen jede Phase ihres Lebens mit ihrem Sohn bis hin zur Gegenwart durch. Mit jeder neuen Erfahrung, die sie als guten mütterlichen Beitrag zum Leben ihres Kindes identifizierte, veränderte sich die Lage der Waagschalen. Am Ende des Gesprächs bat ich sie, einen realen Weidenkorb in die Küche zu stellen, in welchen sie all das, was sie als Mutter aktuell an Gutem leistete, und all das, was ihr diesbezüglich noch zur Vergangenheit einfiel, in Form eines Symbols platzieren sollte.

6.4.2 Das Erweitern selbstbezüglicher Narrative von Kindern/Jugendlichen

Elterliches *story-making* rund um ihr Kind bildet einen der wesentlichen Hintergründe für das selbstbezügliche *story-making* von Kindern und Jugendlichen – ihre selbstbezüglichen Narrative sind wesentlich durch elterliche Geschichten über ihr Selbst mitgeprägt (Grossmann u. Russinger 2011, S. 55). Das betrifft auch und vor allem kindliche und jugendliche Selbstwirksamkeitsannahmen – bewertet ein Kind bzw. ein Jugendlicher eine Problemstellung als mächtigen Antagonisten, den es/er nicht beeinflussen kann, so schränkt dies seine Bereitschaft, ihm gegenüber Stellung zu beziehen, entscheidend ein. Familientherapie zielt von Beginn an auf ein Stärken kindlicher und jugendlicher Selbstwirksamkeitsannahmen. Dafür hilft ein Würdigen der bisherigen Lösungsversuche eines Kindes bzw. Jugendlichen; ein Erkunden, welche anderen Probleme oder Herausforderungen es/er bisher schon gelöst hat; das Fokussieren auf seine Fähigkeiten, auf Gelungenes, auf Problemausnahmen und -unterschiede u. a.

In diesem Zusammenhang kann ein Kind dazu angeregt werden, als *Ressourcenreporter* (Moryson 2015, S. 233) in Bezug auf die eigene Person zu fungieren – es erhält zwischen zwei Sitzungen den Auftrag, Freunde, Geschwister und weitere wichtige soziale andere darüber zu befragen, welche Fähigkeiten und Stärken diese an ihm wahrnehmen. Die Ergebnisse seiner Recherche werden dann ausführlich in der nächsten Stunde besprochen. Der gleichen Funktion dient das während eines Therapiegesprächs realisierte *Ressourceninterview* (Klemenz 2003; Holtz u. Mrochen 2002, S. 72). In dem als »meine Welt« bezeichneten Vorgehen (Hobday a. Ollier 1998) wird ein Kind gebeten, seine Lebenswelt in Form einer aufgezeichneten Weltkugel zu malen, wobei der Fokus auf seine Vorlieben, Interessen, Aktivitäten und Fähigkeiten gerichtet ist. Für jüngere Kinder eignet sich die Methode des *Ressourcosaurus* (Vogt-Hillmann u. Burr 2009b) – in Anlehnung an die Darstellung einer »Familie in Tieren« wird hierbei für jedes Tier ein Spektrum zugehöriger Fähigkeiten gesammelt. Anschließend wird das Kind gebeten, ein Fantasietier – einen Ressourcosaurus – zu malen, das alle Fähigkeiten der gemalten Tiere in sich vereinigt. Dieser kann im weiteren Verlauf der Therapie auch als Helferfigur fungieren.

In der Familientherapie mit älteren Kindern oder Jugendlichen kann unter anderem das Systembrett, das Anfertigen einer Collage oder Fotoserie, das Schreiben eines Gedichts und anderes zur Veranschaulichung von Ressourcen genützt werden.

6.5 Symptombezogene Vorgehensweisen

Einbettende Kontexte, Alltagsbelastungen, innere Stressoren und Konflikte eines problembetroffenen Kindes/eines problembetroffenen Jugendlichen, elterliche wie selbstbezügliche Reaktionen und Lösungsversuche sowie mit einem Leidenszustand und mit dem eigenen (kindlichen, jugendlichen und/oder elterlichen) Selbst verbundene Narrative lassen sich einem Flussbett gleichsetzen, das den Lauf und die Richtung eines Flusses – eines kindlichen bzw. jugendlichen Leidenszustands – bestimmt. Gleiches gilt in umgekehrter Weise: Der Fluss formt sein Flussbett mit. Zwischen einbettenden Kontexten und kindlichen oder jugendlichen Leidenszuständen bestehen rekursive Wechselwirkungen.

Kindliche bzw. jugendliche Problemstellungen sind ebenso wichtige Anknüpfungspunkte der Veränderung wie die sie umgebenden Rahmenbedingungen. Symptomzentriertes Intervenieren kann sich auf vielfältige Weise realisieren – als Suchen nach sowie als gezieltes Beobachten und Erkunden von Problemausnahmen und -unterschieden und damit assoziierten Bedingungen, Ressourcen und Strategien; in Form sog. musterunterbrechender Interventionen, im Rahmen derer musterhafte Abläufe gezielt unterbrochen oder variiert werden; in therapeutischen *ordeals*[8] (Haley 1999), im Rahmen derer Symptomaktualisierungen an negative Konsequenzen verknüpft werden, die ihr Fortbestehen erschweren, u. a.

---

8 Von Schlippe und Schweitzer (2012, S. 48) benennen folgende Indikationskriterien für ordeals: eine positive, nicht an das eigene Machtinteresse eines Therapeuten gebundene Intention; das Vermeiden von schädigenden Auswirkungen auf Klienten wie auf von einem *ordeal* mitbetroffene soziale andere; Machbarkeit (die erforderliche Handlungen müssen den Fähigkeiten von Jugendlichen und ihren Eltern entsprechen) und ihre hohe Veränderungsmotivation.

7 Entwicklungsfokussiertes Vorgehen

Im Rahmen eines entwicklungsfokussierten Fallverstehens verweist das Bestehen eines kindlichen bzw. jugendlichen Leidenszustands darauf, dass ein Kind oder Jugendlicher noch nicht über jene Fähigkeiten und Fertigkeiten verfügt, derer er für ein altersgemäßes Bewältigen gegebener Anforderungen und Entwicklungsaufgaben bedarf. Gegenstand von Familientherapie ist hier das Schaffen hilfreicher familiärer wie individueller Bedingungen für das Erlernen spezifischer emotionaler, kognitiver, behavioraler bzw. interaktioneller kindlicher und jugendlicher Kompetenzen.

Im Alltag therapeutischer Arbeit mit einem Kind und einem Jugendlichen und seinen Eltern geht es häufig um ein Erlernen von Impulskontrolle (Wie kann es/er aggressive Impulse rechtzeitig wahrnehmen, hemmen oder in produktive Bahnen lenken?); um das Einüben von Emotionsregulierung und Selbsttröstung (Wie kann es/er überflutende Gefühle von Angst, Verzweiflung, Ärger oder Wut erkennen? Wie kann es/er sich selbst beruhigen?); um ein Lenken der eigenen Gedanken (Wie lassen sich negative Gedankenschleifen unterbrechen? Wie kann es/er fröhliche Gedanken anstelle von traurigen Gedanken entstehen lassen? Wie kann es/er Selbstvertrauen entwickeln?); um das Steuern von Aufmerksamkeit (Wie lässt sich die Aufmerksamkeit auf das richten, was situativ bedeutsam ist? Wie lässt sie sich aufrechterhalten?); um ein Erlernen sozialer Sensibilität (Wie lassen sich Gefühle sozialer anderer erkennen und zuordnen? Wie kann ein Kind/ein Jugendlicher soziale Auswirkungen seinen Handelns einschätzen und berücksichtigen?); um ein Einüben von kooperativem Verhalten (Wie kann es/er lernen, Kompromisse zu schließen, andere ausreden zu lassen, mit Geschwistern zu teilen?); um das Erlernen der Fähigkeit, Regeln und Anweisungen zu befolgen u. a.

Zu Beginn einer Familientherapie geht es hier um das Klären und Priorisieren, welche Fähigkeit eines Kindes oder Jugendlichen im Mittelpunkt der Therapie stehen soll. Daran schließen weitere Erkundungen an: Wie würde sich die erwünschte Fähigkeit im Leben des Jugendlichen oder Kindes zeigen? In welchen Kontexten wäre sie besonders wichtig? Mit welchen Auswirkungen wäre sie verbunden? U. a.

Mit White (2007, p. 273) lässt sich kindliches bzw. jugendliches Lernen als Ergebnis familiärer und sozialer Kollaboration lesen. In sein Lernen fließen Beiträge seiner Eltern und wichtiger sozialer anderer mit ein. Dieser Prämisse entspricht das von Furman (2015) entwickelte *Ich-schaff's-Programm*. Es umfasst insgesamt fünfzehn Schritte und ist für Kinder zwischen dem sechsten und zwölften Lebensjahr geeignet. Für Jugendliche besteht eine adaptierte Version (Bauer u. Hegemann 2008).

Zu Beginn werden ein Kind bzw. ein Jugendlicher und seine Eltern angeregt, ein gegebenes Problem in eine noch zu lernende Fähigkeit umzuformulieren. (So verweist etwa das hyperaktive Verhalten eines Kindes auf die noch zu lernende Fähigkeit, das eigene Tempo zu regulieren, die eigene Kraft zu dosieren, Stopp-Signale zu beachten, rechtzeitig abzubremsen, anderen den Vortritt zu lassen, Zusammenstöße zu vermeiden u. a.) In einem zweiten Schritt werden diese Fähigkeiten priorisiert – das Kind bzw. der Jugendliche und seine Eltern einigen sich darauf, welche konkrete Fähigkeit als Erstes erlernt werden soll. In einem dritten Schritt wird der Nutzen des Lernens dieser Fähigkeit ausgelotet – welche Vorteile kann ein Kind oder ein Jugendlicher daraus für sich ziehen, welche Vorteile ergeben sich für seine Eltern und für soziale andere? Der vierte Schritt besteht in der Suche nach einem passenden Namen für diese Fähigkeit, der nächste in der Suche nach einem Krafttier, das die erwünschte Fähigkeit verkörpert. (Bei Jugendlichen fokussiert diese Suche ein Motto und/oder ein Symbol, das die Fähigkeit in passender Weise umschreibt.) In einem sechsten Schritt erkundet das Therapiesystem, welche Personen ein Kind oder einen Jugendlichen dabei unterstützen können, diese Fähigkeit zu entwickeln. In einem weiteren Schritt wird erkundet, was alles dafür spricht, dass das Erlernen dieser Fähigkeit gelingen wird. (Hier hilft u. a. ein Rekonstruieren von all dem, was ein Kind bzw. ein Jugendlicher bereits erfolgreich gelernt hat.) Der achte Schritt ist jener der Planung eines Fests, mit dem das erfolgreiche Aneignen der Fähigkeit zelebriert werden wird. In der Folge erstellt das Therapiesystem einen Stufenplan, innerhalb dessen die einzelnen Schritte des Erlernens der Fähigkeit in eine sinnvolle Reihenfolge gebracht werden. Darauf folgt das Üben eben dieser Schritte in dafür vereinbarten Kontexten. In weiterer Folge erkundet das Therapiesystem, was alles ein Kind an sein Üben erinnern kann. (Für einen Jugendlichen kann es hilfreich sein, ein »Logbuch« zu führen, in dem er seine Erfolge festhält; bei jüngeren Kindern kann ein *success-recording* durch Eltern und Kind gemeinsam erfolgen.) Der zwölfte Schritt ist jener der Vorbereitung eines Kindes und eines Jugendlichen auf mögliche Rückschläge in seinem Lernprozess. Der dreizehnte Schritt besteht in einem Fest, im Rahmen dessen der Erfolg gefeiert wird und die Unterstützer gewürdigt werden. In der Folge wird ein Kind oder der Jugendliche dazu ermutigt, seine neu erlernte Fähigkeit an andere weiterzugeben. Der letzte Schritt fokussiert die Zukunft – hier wird erkundet, welche Fähigkeit es/er als Nächstes erlernen möchte.

In der Praxis der Arbeit mit Kindern bzw. Jugendlichen und ihren Familien müssen weder alle Schritte des Programms realisiert werden, noch muss die vorgeschlagene Reihenfolge eingehalten werden. Für eine individuelle Adaptierung sprechen nicht nur der Alltag von Therapie, sondern auch die Ergebnisse therapeutischer Wirkforschung – die Manualtreue von Therapeuten ist für das positive Ergebnis einer Therapie nicht von Bedeutung (Schiepek, Eckert u. Kravanja 2013, S. 19; Wampold 2001, p. 175).

Ich schaff's birgt Parallelen zu einem Trainieren von *Skills*, die für ein altersgemäßes Bewältigen von Entwicklungsaufgaben erforderlich sind (Bohus u. Wolf 2009; Linehan 1996). Während *Ich schaff's* auf eine möglichst autonome Lösungsentwicklung von problembetroffenen Kindern oder Jugendlichen und mitbetroffenen Eltern abzielt, verwirklicht sich das Trainieren von *Skills* in einem stärker durch den Therapeuten angeleiteten Vorgehen (Sendera u. Sendera 2005). Will ein Jugendlicher etwa die Fähigkeit lernen, sich selbst zu beruhigen, erarbeitet der Therapeut mit ihm eine Liste all jener Aktivitäten, die Selbstberuhigung begünstigen. Er trainiert mit ihm, sich etwas Angenehmes vorzustellen, sich an schöne Erlebnisse zu erinnern, sich innerlich zu seinem *Wohlfühlort* zu begeben, sich eine Mauer vorzustellen, die er zwischen sich und einem belastenden Ereignis errichten kann, um so eine schwierige Situation vorübergehend aus seinem Bewusstsein zu schieben (von Auer u. Bohus 2017). Er trainiert mit ihm, seine Aufmerksamkeit auf das sinnliche Erleben im *Hier und Jetzt* zu lenken. Er regt das Entwickeln eines *Notfallkoffers* (Linehan 1996) an, der in Form symbolisierender Gegenstände all jene wichtigen Kompetenzen, Erfahrungen, Ziele, Werte, Strategien und/oder Ressourcen problembetroffener Kinder bzw. Jugendlicher enthält, die einem Kind oder einem Jugendlichen helfen, gegebene Hochbelastung zumindest vorübergehend zu ertragen.

Eine Möglichkeit, wie ein Kind im Kontext von Therapie eine erwünschte Fähigkeit einüben kann, besteht darin, dass es sie malt/zeichnet; dass es sie in einem Rollen- oder Figurenspiel einsetzt; dass der Therapeut eine Geschichte/ein Märchen erzählt, in welcher/welchem der Held diese Fähigkeit erwirbt und nützt; dass Eltern ihrem Kind Bücher vorlesen, die thematisch um die erwünschte Fähigkeit kreisen. Für ein spielerisches Einüben von Kompetenzen eignen sich zudem eine Vielzahl von Regelspielen, die Familien spielen können – das *GefühlsMix Spiel* (ein Spiel zum Erkennen und Benennen von Emotionen und zum Umgang mit ambivalenten Gefühlen); das Spiel *Gefühle haben ein Gesicht* (ein Memospiel zum Erkennen, Benennen und Sortieren von Gefühlen), das Spiel *Sich-einigen* (das auf konstruktive Konfliktbewältigung abzielt) u. a.

Ein Jugendlicher kann eine erwünschte Fähigkeit unter anderem dadurch einüben, dass er sich selbst mithilfe eines Videoclips als denjenigen imaginiert, der bereits über die erwünschte Fähigkeit verfügt; indem er über sein zukünftiges Selbst schreibt; dass er Peers darüber befragt, wie sie sich diese Fähigkeit angeeignet haben u. a. Ein jugendliches Einüben von Fähigkeiten lässt sich durch sog. *remembering conversations* (White 1997, p. 59) vertiefen. Hier wird erkundet, wer in der Vergangenheit den Grundstein dazu legte, dass ein Kind oder ein Jugendlicher die erwünschte Fähigkeit tatsächlich entwickeln kann; wie diese Person den Grundstein legte; wie und in welcher Weise sich diese Fähigkeit bei dieser Person zeigte; wie es ihr gelang, sich diese Fähigkeit anzueignen u. a.

Wie können Eltern dazu beitragen, dass ein Kind bzw. ein Jugendlicher sich erwünschte Kompetenzen aneignet? Vor allem dadurch, dass sie eine dafür hilfreiche Lernumgebung schaffen – dass sie seine Aufmerksamkeit immer wieder auf die erwünschte Fähigkeit lenken; dass sie ihm diesbezügliche Lernschritte zutrauen; dass sie es/ihn an seine Absicht des Lernens erinnern und motivieren; dass sie ihm in Bezug auf sein Lernen Feedback geben und seine Lernschritte anerkennen; dass sie es bei der Dokumentation seiner Lernschritte unterstützen; dass sie gestufte und dosierte Gelegenheiten des Lernens schaffen; dass sie es an bereits gelungene Lernschritte erinnern; dass sie das etwaige vorübergehende Scheitern von Lernschritten oder auch Rückschritte unaufgeregt handhaben u. a.

8 Bewältigungsfokussiertes Vorgehen

Kindliche und jugendliche Problemstellungen aktualisieren sich häufig in Zusammenhang mit oder in der Nachfolge von hoch belastenden oder traumatischen Erfahrungen. Hierzu zählt (unter Umständen) die Erfahrung einer elterlichen Trennung oder Scheidung; hierzu zählen Erfahrungen des Mobbings oder Bullying, monotraumatische Erfahrungen – der Tod eines Elternteils oder einer nahestehenden Bezugsperson, das Erleiden eines schweren Unfalls, die Diagnosestellung und Erfahrung einer schweren, unter Umständen tödlich verlaufenden Erkrankung, das Durchleiden einer Naturkatastrophe u. a. – wie auch sich wiederholende traumatische Ereignisse etwa in Form von Misshandlung oder sexueller Gewalt innerhalb des (groß-) familiären Bezugssystems.

Die mit hoch belastenden/traumatischen Erfahrungen assoziierte Belastung findet ihren Ausdruck in der Symptomatik betroffener Kinder und Jugendlicher. Symptome stellen hier zugleich Bewältigungsversuche dar, die sowohl auf eine Veränderung gegebener oder erlebter (sozialer) Lebensbedingungen als auch auf die Veränderung innerer Gefühlszustände abzielen. In vielen Fällen ebbt die Symptomatik ab, wenn sich Belastungsbedingungen auflösen (Hetherington u. Kelly 2003); bestehen sie fort, waren diese zumeist sehr schwerwiegend und lang anhaltend. Im Fokus eines bewältigungsfokussierten Vorgehens stehen – wo immer dies möglich ist – das Auflösen gegebener Hochbelastung und das Schaffen von Sicherheit sowie die Unterstützung produktiver Bewältigungsstrategien von Kindern bzw. Jugendlichen wie ihren Familien.

> »Wo [...] Gefahr ist,« – so Friedrich Hölderlin in dem 1808 veröffentlichten Gedicht *Patmos* (1962) – »dort wächst das Rettende auch.«

Ob Rettendes in Form einer produktiven Bewältigung oder auch eines *posttraumatischen Wachstums* (Tedeschi, Park a. Calhoun 1998) wächst und Belastendes auszugleichen vermag, entscheidet sich nicht zuletzt an familiären Faktoren: Familien, die gegebene Belastung gemeinsam positiv bewältigen und ein von hoch belastender bzw. traumatischer Erfahrung betroffenes Kind oder einen Jugendlichen in hilfreicher

Weise unterstützen, sind durch ihre hohe Akzeptanz für den Ausdruck positiver wie negativer Gefühle, durch die Klarheit ihrer familiären Rollen, durch geteilte Werte, durch geteilte Sinn- und Bedeutungsgebungen[9] rund um widrige Ereignisse und Belastungen – sie verstehen sie als Aufgabe, die es gemeinsam zu lösen gilt –, durch ein flexibles familiäres Organisationsmuster bzw. durch hohe Adaptabilität, durch ihre Kohäsion, ihr Wahren eines positiven familiären Selbstbilds, durch familiäre Rituale und durch ihre Offenheit und Bereitschaft, im Bedarfsfall Hilfe in Anspruch zu nehmen, charakterisiert (Masten 2016; Sansone 2017).

8.1 Das Bewältigen elterlicher Trennung oder Scheidung

In vielen Fällen stellt die Zeit während und unmittelbar nach einer elterlichen Trennung oder Scheidung eine Zeit hoher Belastung für ein Kind bzw. einen Jugendlichen dar. Zu der Trauer um den partiellen Verlust einer Bezugsperson und des gewohnten Lebensalltags gesellt sich oft eine umfassendere Veränderung der Lebenssituation – ein Wohnort- und Schulwechsel, eine Einschränkung des Kontakts zum bisherigen verwandtschaftlichen Bezugssystem, ein Lösen von Freundschaften u. a.

Anlass der Therapie mit der zwölfjährigen Sabine und ihrer alleinerziehenden Mutter waren von Sabine geäußerte Suizidgedanken. In der Problemkontextualisierung zeigten sich eine Vielzahl von Belastungen, die sie verarbeiten und bewältigen musste – die vor einem Jahr erfolgte Scheidung ihrer Eltern, den Auszug aus dem gemeinsamen Haus, den mit der Scheidung verbundenen Wohnort- und Schulwechsel, die schwierige Eingewöhnung in eine neue Klasse, in der sie sich als Außenseiterin fühlte und zugleich hohen schulischen Leistungsdruck erlebte. Der Kontakt mit dem Vater, der mit seiner neuen Partnerin und deren Kindern im ehemaligen Haus der Familie lebte, war gering. Sie vermisste ihn.

9 Dies spiegelt sich in einer Feststellung von Schlippes (2010, S. 9) im Kontext der therapeutischen Arbeit mit Familien wider, die von einer chronischen Erkrankung oder Beeinträchtigung ihre Kindes betroffen sind: »Ich persönlich habe in der Arbeit mit Familien mit chronisch kranken Kindern mehr als einmal gehört, dass sie die Krankheit auch als ›Glück‹ bezeichneten – so schwer ich als Nicht-Betroffener dies nachvollziehen konnte. Die Familien beschrieben die Erfahrung als eine besondere Qualität, auch im positiven Sinn ›anders als andere Familien‹ zu sein: im Alltag in vielen Momenten das Geschenk, lebendig zu sein, bewusst zu spüren, symptomfreie Momente und kleine Besserungen beglückend zu erleben und die Beziehungen zueinander intensiv und stark wahrzunehmen.«

Zu Beginn der Therapie bilden gegenwartsbezogene Themenstellungen den Fokus der gemeinsamen Gespräche. Wir erkundeten, wie Sabine ihre Suizidgedanken unterbrechen und wieder mehr Lebensfreude gewinnen konnte. Ein anderes zentrales Thema war die geringe Präsenz des Vaters in ihrem Leben. Hier entschied sie sich, ihm einen Brief zu schreiben, in dem sie ihre Sehnsucht nach engerem Kontakt ausdrückte. Ihr Vater reagierte darauf in positiver Weise. Ein weiteres Thema war ihre Beziehung zu ihren Mitschülern. Es entlastete sie, als sie zu dem Geburtstagsfest einer Klassenkameradin eingeladen wurde.

Im sechsten Therapiegespräch bildete ihre Erfahrung der elterlichen Scheidung das Stundenthema. Hier beschrieb sie ihre anfängliche Verzweiflung, sie erzählte aber auch, dass sie nun schon weniger oft weinen musste und seltener daran dachte. Ich war neugierig, wie es zu dieser Veränderung gekommen war: Wie war es ihr gelungen, mehr Abstand zu gewinnen? Was alles hatte ihr geholfen? Sie erzählte – und ich bat sie, für alles, was hilfreich gewesen war, ein Symbol aus einer Schale mit Tierfiguren, Muscheln und Steinen auszuwählen. Sie wählte eine Muschel für ihr »Wissen, wie es weitergeht« (längere Zeit war es ungewiss gewesen, wo die Mutter und sie wohnen würden und welche Schule sie besuchen würde); eine Figur für ihre Mutter und eine für ihre Cousine, mit der sie Musik hören und reden konnte; je eine Figur für ihre beiden Großmütter; einen Stein für ihren Wunsch, Kindergärtnerin zu werden; eine Muschel für ihre Hobbys, das Zeichnen und das Lesen. Ihre Mutter benannte ähnliche Ressourcen. Schließlich identifizierte Sabine noch die Tatsache, dass ihre Mutter ihren Schmerz über die Trennung nicht mehr wie anfangs mit ihr, sondern mit Freundinnen besprach, als hilfreich und entlastend und ordnete diese einer Muschel zu. Einen Stein wählte sie für die Fähigkeit sowohl ihrer Mutter als auch ihres Vaters, über den anderen Elternteil »nichts Böses« zu sagen, was beiden unmittelbar vor und nach ihrer Scheidung schwergefallen war. Am Schluss der Stunde bat ich sie, all ihre Ressourcen entsprechend ihrer Bedeutung und Gewichtung rund um eine sie selbst darstellende Figur anzuordnen.

Ein Kind oder Jugendlicher bewältigt elterliche Trennung bzw. Scheidung zumeist leichter, wenn ein regelmäßiger und positiver Kontakt zu beiden Elternteilen besteht; wenn sich seine Lebenswelt nur geringfügig verändert; wenn ein stabiles und verlässliches soziales und verwandtschaftliches Beziehungsnetz besteht; wenn die Trennung bzw. Scheidung der Eltern einvernehmlich erfolgt; wenn seine Eltern positiven Kontakt pflegen; wenn die materielle Sicherheit beider Eltern und des Kindes durch eine entsprechende Unterhaltsregelung sichergestellt ist und Eltern das Sorgerecht gemeinsam ausüben (Bauserman 2002).

8.1.1 Elterliche Kooperation verbessern

Zuweilen gelingt es Eltern nach einer Trennung oder Scheidung, miteinander besser zu kooperieren als davor. Verbesserte Kooperation ist zumeist mit einem wechselseitigen Loslassen von aneinander gestellten Erwartungen verbunden: Das betrifft etwa den Wunsch nach einer ähnlichen Handhabung des Erziehungsalltags oder nach gleichen erzieherischen Regeln; die Hoffnung, durch den jeweils anderen Elternteil für das eigene elterliche Engagement wertgeschätzt zu werden; die Hoffnung auf parentale »Gerechtigkeitsbalance« (der andere Elternteil kümmert sich in gleichem Ausmaß um die schulischen Belange eines Kindes) u. a. Ein Festhalten an diesen Erwartungen nach einer Trennung bzw. Scheidung wird zumeist zu einer Quelle fortwährender (wechselseitiger) Enttäuschung oder Spannung. Das Anerkennen, dass ein Kind oder ein Jugendlicher nach einer Trennung und Scheidung der Eltern in zwei unterschiedlichen Lebenswelten groß wird (oder auch nur in einer), kann eine wesentliche Entlastung für alle Familienmitglieder bergen.

8.1.2 Empathische Elternschaft fördern

Für ein kindliches oder jugendliches Bewältigen elterlicher Trennung und Scheidung ist eine von Eltern praktizierte »einfühlsame Elternschaft« (Hughes a. Baylin 2012) zentral bedeutsam.

Einfühlsame Elternschaft realisiert sich hier im Respektieren des Wunsches des Kindes oder Jugendlichen nach gutem Kontakt mit dem jeweils anderen Elternteil; im Unterlassen eines elterlichen Ausfragens nach dem Leben des anderen Elternteils; im einfühlsamen Umgang mit den mit der Trennung bzw. Scheidung verbundenen Gefühlen. In elterntherapeutischen Gesprächen können (zirkuläre) Fragen rund um mit Trennung oder Scheidung verbundene kindliche Bedürfnisse und Wünsche ein hilfreiches Medium bilden. Eine weitere Möglichkeit, einfühlsame Elternschaft zu stärken, eröffnet eine Abwandlung des von Tomm, Hoyt a. Madigan (1998) beschriebenen Vorgehen des *Interviews mit dem internalisierten Anderen*: Im Rahmen eines *Gesprächs mit dem verinnerlichten Kind* kann im guten Fall elterliche Empathie insbesondere für die mit Trennung und Scheidung verbundene Trauer, für Wut, für Enttäuschung eines Kindes und Jugendlichen gefördert werden.

8.1.3 Die Bindung zu beiden Elternteilen fördern

Zu den Grundbedürfnissen eines Kindes oder eines Jugendlichen zählt der Wunsch nach einer positiven Bindung zu beiden Elternteilen[10].

Der zwölfjährige Marco kam mit seiner Mutter in Familientherapie, nachdem eine Beratungslehrerin aufgrund seiner Verhaltensprobleme in der Schule mit der Mutter gesprochen hatte. Im Erstgespräch erzählte Marco von seiner Sehnsucht nach mehr Kontakt zu seinem Vater, der seit einem Jahr mit seiner neuen Familie lebte und wenig Zeit mit ihm verbrachte. Nach dem Erstgespräch führte ich mit der Zustimmung des Jungen und seiner Mutter ein elterntherapeutisches Gespräch mit dem Vater, in dem ich ihm von der Sehnsucht seines Sohns erzählte. Der Vater wusste um Marcos Wunsch und verstand ihn, zugleich begründete er seinen geringen Kontakt zu ihm damit, dass er sich nicht länger seiner »bevormundenden Exfrau« unterwerfen und die Vorwürfe vermeiden wollte, mit welchen er konfrontiert war, wenn er Marco abholte oder nach Hause zurückbrachte. Nach dem Gespräch mit dem Vater schlug ich den Eltern ein gemeinsames Gespräch vor, in dem ihr Kontakt zueinander Thema sein sollte. Im folgenden gemeinsamen Gespräch mit beiden Eltern war die Atmosphäre angespannt. Nahezu jede Gesprächspassage barg wechselseitige Vorwürfe und Beschuldigungen. Etwa in der Mitte unseres

---

10 Gesetzliche Regelungen für getrennt lebende und geschiedene Eltern zielen darauf ab, die Beziehung von Kindern zu beiden Elternteilen zu erhalten: In Deutschland haben Eltern im Regelfall nach einer Scheidung das gemeinsame Sorgerecht. Der Elternteil, bei welchem ein Kind/Jugendlicher seinen Lebensmittelpunkt hat, entscheidet über seine alltäglichen Belange, während darüber hinausgehende Entscheidungen von beiden Elternteilen gemeinsam getroffen werden (sollten). Nicht verheiratete Eltern können eine gemeinsame Sorge für ein Kind durch eine »Sorgeerklärung« erlangen. In Österreich kann das Gericht im Fall einer Scheidung eine gemeinsame Obsorge festlegen. (Damit kann ein gemeinsames Sorgerecht auch gegen den Willen eines Elternteils entschieden werden.) Nicht verheiratete Eltern können durch Vereinbarung eine gemeinsame Obsorge festlegen, sofern seitens des Gerichts noch keine Regelung erfolgt ist. Im Kontext der Obsorge-Vereinbarung wird zudem festgelegt, bei welchem Elternteil ein Kind hauptsächlich wohnen soll. (Ein Gericht kann diese Vereinbarung der Parteien nur dann aufheben, wenn das Wohl eines Kindes gefährdet ist.) Lebt ein Kind zu gleichen zeitlichen Anteilen bei beiden Eltern, so praktizieren Eltern und Kind ein sog. »Wechselmodell«: Hier ist keiner der Elternteile alleinerziehend. Lebt die Mutter/der Vater mit einem neuen Partner in einer Stief- oder Patchworkfamilie zusammen, ist der neue Partner im Alltag an der Erziehung und Betreuung des Kindes beteiligt, er kann formal aber nicht darüber hinausgehende kindbezogene Entscheidungen treffen.

Gesprächs befragte ich den Vater nach seinen besonderen Augenblicken – nach seinen *sparkling moments* – in der Beziehung zu seinem Sohn, und ich fragte die Mutter, welche Momente in der Beziehung von Marco und seinem Vater sie für *sparkling moments* hielt. Hier veränderte sich die Interaktion von Mutter und Vater: Wir erkundeten, wie diese Momente sich auf Marcos Leben ausgewirkt hatten; wie sie zustande gekommen waren und wie beide – Vater und Mutter – zu ihrer Entstehung beigetragen hatten. Am Ende waren beide Eltern bereit, ein weiteres gemeinsames Gespräch zu führen und bis dahin darüber nachzudenken, was jeder der beiden tun konnte, um einen entspannteren Kontakt zwischen ihnen zu fördern.

So wie für viele Kinder und Jugendliche die geringe Präsenz und das mangelnde Interesse des getrennt lebenden Elternteils eine Belastung darstellen, bildet auch für den nicht mit dem Kind/mit dem Jugendlichen zusammenlebenden Elternteil (zumeist für den Vater) eine kindliche bzw. jugendliche Ablehnung des Kontakts eine belastende Erfahrung. Nach Aichinger (2013, S. 181–182) kann diese Ablehnung eine

> »Aussage des in seinem Selbstwert verletzten, gekränkten Ich-Zustands des Kindes sein oder des Teiles, der sich nicht von der Mutter trennen kann oder der von der Mutter gebunden ist. Der andere Ego-State, der Sehnsucht nach dem Vater hat, kommt nicht zu Wort. Und wenn ein Kind den Vater nicht besuchen will, stellt sich die weitere Frage: Zu welchem Teil des Vaters will das Kind wohl nicht? Will es nicht zu dem gewalttätig gewordenen Teil, zu dem psychisch oder suchtkranken Teil, jedoch zu dem guten Vaterteil gehen? Aber auch die Eltern werden in dieser schwierigen Situation von heftigen Gefühlen hin- und hergerissen. In ihnen kämpft der verletzte, wütende Partnerteil, der sich am anderen rächen oder ihn nicht mehr sehen will, mit dem guten Elternteil, der das Kind möglichst wenig belasten will. Der Teil, der enttäuscht ist und Wut auf den Partner hat, kann so dominant sein, dass er den guten Elternteil des Ex-Partners nicht mehr sehen kann und den eigenen guten Elternteil nicht zum Zug kommen lässt.«

Von ihren Kindern getrennt lebende Elternteile interpretieren eine Ablehnung des Kontakts seitens ihres Kindes in vielen Fällen als durch den anderen Elternteil motiviert – sie lesen sie als Ausdruck davon, dass der andere Elternteil das Kind manipuliert, instrumentalisiert, es an sich bindet. Mit diesen Bedeutungsgebungen verbinden sich Gefühle von Ärger, Kränkung und Ohnmacht.

In diesem Kontext geht es zumeist um ein Unterbrechen negativer Reziprozität zwischen getrennten oder geschiedenen Eltern – um ein Jenseits von Klage und Vorwurf, ein Jenseits gerichtlicher Streitverfahren, aber auch um ein Jenseits von Rückzug und resignierter Hinnahme. Ein Fokus elterntherapeutischer Gespräche ist, wie ein getrennt lebender Vater bzw. eine getrennt lebende Mutter ein Kind oder einen Jugendlichen zur Aufnahme eines Kontakts einladen kann und wie der jeweils andere Elternteil dabei unterstützen kann. In diesem Zusammenhang kann ein getrennt lebender Elternteil in Form eines »Gesprächs mit seinem verinnerlichten Kind« dazu angeregt werden, die kindliche Vorstellung eines *Wunsch-Vaters* bzw. einer *Wunsch-Mutter* zu formulieren (Monk et al. 1997): Ein imaginierter Wunsch-Elternteil ist zumeist einer, der emotional zugewandt ist; der interessiert ist; der sein Kind schulisch unterstützt; mit dem man etwas unternehmen kann; den man (zumindest in der Anfangszeit nach dessen Ausziehen) nicht mit dessen neuer Freundin bzw. dessen neuem Freund teilen muss; mit dem man Spaß hat; der einen nicht über den anderen Elternteil oder über dessen neuen Partner ausfragt u. a. m.

8.1.4 Kindern bzw. Jugendlichen und Eltern helfen, eine neue Identität zu finden

Trennung und Scheidung umschreiben einen Übergangsprozess, der nicht nur einem davon betroffenen Kind oder Jugendlichen, sondern auch seinen Eltern ein partielles Neuerfinden ihrer Identität abverlangt. Mütter müssen sich zumeist in einer Rolle als alleinerziehende Mütter neu definieren; Väter müssen zumeist ein neues Identitätskonzept als nicht mit ihrem Kind zusammenlebende Väter entwickeln; ein Kind oder ein Jugendlicher muss sich als Teil einer Ein-Eltern-Familie (oder von zwei Ein-Eltern-Familien) neu verorten und die Beziehung zu beiden Elternteilen gemäß seiner veränderten Lebenssituation anpassen. Noch komplexer sind die Herausforderungen für alle Beteiligten dort, wo eine elterliche Trennung oder Scheidung unmittelbar in das Leben in einer neuen Konstellation als Stief- oder Patchworkfamilie mündet.

8.2 Das Bewältigen traumatischer Erfahrung

Aktualisiert sich ein kindlicher oder jugendlicher Leidenszustand als Folge einer traumatischen Erfahrung, so stellt die Unterstützung eines

Kindes bzw. Jugendlichen und seiner Eltern bei deren Bewältigung die zentrale Aufgabenstellung von Therapie dar.

Nach Kast (1982) bewältigen Kinder und Jugendliche traumatische Erfahrungen in einer Abfolge mehrerer Phasen: In der anfänglichen *Schockphase* durchleben sie Erfahrungen der Derealisation oder auch Depersonalisation. In der *Phase der intensiv aufbrechenden Emotionen* wechseln einander heftige Gefühle von Trauer, Verzweiflung, Angst, Zorn oder Wut ab. In der *Phase des Suchens, Findens und Loslassens* findet vermittels eines inneren wie kommunikativen Sich-immer-wieder-Konfrontierens mit der belastenden Erfahrung eine schrittweise Verarbeitung statt. In der *Phase der Akzeptanz und des Neuanfangs* wird eine traumatische Erfahrung schließlich als Realität akzeptiert und als Teil der eigenen Biografie angenommen.

Ebenso wie bei Erwachsenen folgt ein kindliches und jugendliches Bewältigen traumatischer Erfahrung keiner linearen Logik der Progression – immer wieder finden Rückschritte in vorherige Phasen statt, die im Lauf der Zeit zumeist schneller wieder abklingen. In seiner Intensität und Dauer ist das Bewältigen traumatischer Erfahrung unter anderem von der Art und der Schwere des traumatischen Ereignisses abhängig – ein Bewältigen monotraumatischer Erlebnisse fällt leichter als jenes wiederholter traumatischer Vorkommnisse, die sich zu einer *trauma history* fügen.

Der phasenhafte Ablauf kindlicher und jugendlicher Bewältigung traumatischer Erfahrung spiegelt sich im phasenhaften Ablauf eines bewältigungsfokussierten Vorgehens wider. Es gliedert sich in eine Phase der gegenwartsbezogenen *Stabilisierung*, der *Verarbeitung* sowie der abschließenden *Trauma-Integration* (Ludewig 2002b, S. 209; Phillips u. Frederick 2003). Dieser Ablauf skizziert eine idealtypische Chronologie, aber sowohl in der zweiten wie dritten Phase kann eine Rückkehr zum Allerwichtigsten der Therapie – der Stabilisierung von Kindern bzw. Jugendlichen und ihrer familiären Systeme – erforderlich sein. Bei schwer und komplex traumatisierten Kindern und Jugendlichen, die unter Umständen zusätzlich noch mit wenig stabilen äußeren Lebensumständen zurechtkommen müssen, ist schon das Erreichen einer gewissen Alltagsstabilität ein großer Schritt.

8.2.1 Das Wiederherstellen von Stabilität

Im Mittelpunkt der ersten Phase der Therapie mit einem von einem Trauma betroffenen Kind oder Jugendlichem und seiner Familie steht das *Wiederherstellen von Stabilität* (Ludewig 2002b, S. 210). Familientherapie zielt hier darauf ab, dass ein Kind bzw. Jugendlicher im Kontext von Gefährdung in Sicherheit und vor möglicher erneuter Traumatisierung geschützt ist; dass es/er und seine Eltern Verständnis für die aktuell gegebene Belastung und damit eventuell verbundene Symptomatik entwickeln; dass die Familie Hoffnung schöpft, dass die traumatische Erfahrung mit der Zeit bewältigt wird; dass ein von einem Trauma betroffenes Kind bzw. Jugendlicher Erfahrungen macht, die sein Vertrauen in sich und andere, seinen Selbstwert und sein Kohärenzgefühl wiederherstellen, dass es/er mit Belastung assoziierte Gefühle verbalisieren kann; dass Alltagsstrukturen, die nach einem traumatischen Ereignis außer Kraft gesetzt wurden, wiederhergestellt werden; dass ein von einem Trauma betroffenes Kind oder Jugendlicher einen funktionalen Umgang mit Symptomen und negativen Emotionen bzw. produktive Möglichkeiten der Selbstfürsorge und -tröstung entwickelt.

Herstellen von Sicherheit

Im Kontext aktueller Vernachlässigung eines Kindes bzw. von sexuellem Missbrauch kommt es in der Regel zur Abnahme eines Kindes oder der Täter verlässt die Familie. Abhängig von der Form, Häufigkeit und Intensität erlebter Gewalt ist dies auch bei der Misshandlung eines Kindes der Fall. Lebt ein von Misshandlung betroffenes Kind weiter mit dem Täter zusammen, kann ein Gericht bzw. das Jugendamt neben oder zusätzlich zu anderen Schutz- und Hilfemaßnahmen eine Familien- oder Elterntherapie initiieren. Jenseits weiterer Zielsetzungen bildet hier das dauerhafte Gewährleisten von Sicherheit die wichtigste therapeutische Zielsetzung (Brandl-Nebehay u. Russinger 1995).

In elterntherapeutischen Gesprächen geht es hier um die Klärung, wie häufig, intensiv und in welcher Form Misshandlung erfolgte, in welchen Kontexten sie praktiziert wurde und in welche familiäre Eskalationsdynamik sie eingebunden war. Ein wichtiger Fokus von Elterntherapie ist das Etablieren eines *Frühwarnsystems* – es geht darum, dass ein misshandelnder Elternteil zu einem möglichst frühen Zeitpunkt Hinweise auf Eskalation sowie auf eigene Gewaltbereitschaft wahrnimmt. Als Frühwarnzeichen können sowohl innere (physiologische, affektive, kognitive) wie äußere Anzeichen (Verhaltensindikatoren) dienen. Für ein Erkennen von Indikatoren ist sowohl Introspektion wie Kommunikation – ein Aufmerksammachen des anderen Elternteils – zentral bedeutsam. Das Konstruieren eines Frühwarnsystems bietet Anknüpfungspunkte für das Erstellen eines *Notfallplans* bzw. von elterlichen Handlungsalternativen. Eine der wichtigsten Selbstregulationsstrategien beim Auftreten von Frühwarnzeichen besteht darin, dass der potenziell gewalttätige Elternteil den Raum/die Wohnung/das Haus verlässt und so eine Form des *time-out* nützt. Ein wichtiger anderer Fokus ist das Entwickeln von elterlichen Konfliktlösungsalternativen (Omer u. von Schlippe 2002). Elterntherapie im Kontext elterlicher Misshandlung ist nur dort sinnvoll, wo ein Täter das Unrecht seines Handelns erkennt, dafür Verantwortung übernimmt und über eine eindeutige Veränderungsmotivation verfügt. Sind diese Bedingungen nicht gegeben, sind andere Maßnahmen als Therapie bessere Optionen.

Ergibt sich der Verdacht auf eine Gefährdung des Kindeswohls während einer Therapie, so sind Familientherapeuten nicht nur »helfende Akteure«, sie fungieren zugleich als »Sensoren« oder auch als »Melder« (De Waal u. Thoma 2000). Im Sinne der Transparenzregel soll ein Therapeut in diesem Fall Eltern mit seiner Wahrnehmung und Vermutung einer Gefährdung konfrontieren. Abhängig von der gegebenen Kooperation kann er Eltern empfehlen (bzw. weitere Therapiegespräche an die Auflage binden), dass sie sich selbst an das Jugendamt wenden, oder der Therapeut meldet diesem selbst seine Vermutung und seine Beobachtungen[11]. Eine andere Möglichkeit ist, dass er bei der Polizei oder Staatsanwaltschaft Anzeige erstattet[12]. In jedem Fall wird letztlich das Jugendamt über eine mögliche Gefährdung informiert – die hier tätigen Sozialarbeiter sind dazu verpflichtet, eine gegebene Meldung personenbezogen zu erfassen und Verdachtsmomenten unverzüglich nachzugehen. Sie können in der Folge entscheiden, welche Maßnahme dem Wohl und dem Schutz eines Kindes oder Jugendlichen am meisten dient.

Fördern von Empathie

Die elterliche Zuneigung, Präsenz und Fürsorglichkeit, ihr Mitgefühl und Verständnis stellt die wichtigste Bewältigungsressource für von einem Trauma betroffene Kinder und Jugendliche dar. Durchlebt ein

11 In Österreich besteht bei Verdacht auf Gefährdung des Kindeswohls eine gesetzliche Meldeverpflichtung für Psychotherapeuten.

12 In diesem Fall kann eine Strafverfolgung nicht mehr rückgängig gemacht oder gestoppt werden.

Kind bzw. ein Jugendlicher eine traumatische Erfahrung, sind Eltern – so sie nicht zugleich Täter sind – in aller Regel mittraumatisiert: Sie durchleben Dissoziation mit, sie durchleben Verzweiflung, Angst und Wut mit, sie leiden in vielen Fällen unter dem Gefühl der Schuld, ihr Kind nicht ausreichend geschützt und vor der traumatischen Erfahrung bewahrt zu haben. Bei Eltern, die selbst traumatische Vorfälle erlitten haben, werden diese unter Umständen reaktiviert, was ihre Fähigkeit, ihrem Kind hilfreiche Unterstützer zu sein, beeinträchtigen kann.

Von einem Trauma mitbetroffene Eltern reagieren unter Umständen distanziert oder inadäquat auf die Mitteilung einer traumatischen Erfahrung – sie bezweifeln das Ausmaß oder die Bedeutung des Geschehnisses, sie bagatellisieren es und/oder weisen ihrem Kind eine Mitschuld daran zu (Fischer u. Riedesser 1999, S. 181). Diese elterliche Reaktion lässt sich als elterlicher Bewältigungsversuch der Opfer-Beschuldigung lesen – sie dient dazu, mit einem Trauma assoziierte Betroffenheit bzw. damit verbundene elterliche Schuld- oder Schamgefühle zu bewältigen. Inadäquate elterliche Reaktionen werden unter anderem durch den sog. *Täuschungseffekt in der Retrospektive* befördert – aus dem Rückblick scheint ein Ereignis vorhersehbarer, auch dann, wenn es »objektiv zufallsgesteuert eintritt oder extrem unwahrscheinlich ist« (ebd., S. 181). Parentale Opferbeschuldigung ist eine Abwehrstrategie, die letztlich zu einer Reviktimisierung eines von einem Trauma betroffenen Kindes bzw. Jugendlichen beiträgt. Andere Eltern vermeiden das Gespräch mit ihrem Kind (Bange 2011). So bleibt die kindliche oder jugendliche Erfahrung der Traumatisierung letztlich unerzählt und erfährt keine Chance kommunikativer Verarbeitung.

Verständnisvolle Eltern sind jene, die den Gefühlen eines von einem Trauma betroffenen Kindes bzw. Jugendlichen Raum geben – die Trauer, Angst, Verzweiflung, Wut u. a. zulassen bzw. es ihm ermöglichen, diese zu verbalisieren. Zumeist realisiert sich dieses Verbalisieren »in kleinen Dosierungen« (Lueger-Schuster u. Pal-Handl 2004, S. 13). Eltern können dies bei Vorschulkindern durch das Vorlesen von thematisch assoziierten Geschichten oder das gemeinsame Betrachten eines geeigneten Bilderbuchs unterstützen. Ein hilfreicher Rahmen bei Schulkindern kann jener des gemeinsamen Spielens von thematisch assoziierten Regelspielen sein, etwa des *Trauerland-Spiels,* das den Umgang mit Verlusterfahrungen und Tod zum Gegenstand hat. Das Vorlesen oder gemeinsame Spielen schafft Raum dafür, dass ein

Kind über seine Gefühle erzählen kann. Hilfreiche Eltern sind jene, die ihrem Kind Glauben schenken; die ihm vermitteln, dass es für die traumatische Erfahrung nicht verantwortlich ist bzw. daran keine Schuld trägt. Elterliches Verständnis ist für ein von einem Trauma betroffenes Kind bzw. einen Jugendlichen eine zentrale Erfahrung, die in Form einer korrigierenden Beziehungserfahrung (Grawe 2004) dazu beiträgt, dass es/er wieder Vertrauen in sich selbst und andere entwickelt (Baierl 2014).

In analoger Weise stellt das empathischen Zuhören bzw. die empathische Zeugenschaft für ein von einem Trauma betroffenes Kind bzw. einen Jugendlichen wie für seine mitbetroffenen Eltern den wichtigsten Beitrag des Therapeuten dar. Im therapeutischen Kontext kann ein Verbalisieren von Gefühlen durch ihre externalisierende Repräsentation mit Handpuppen unterstützt werden. In der Arbeit mit älteren Kindern oder Jugendlichen und ihren Eltern können das *Visualisieren von Gefühlslandschaften* (Grossmann u. Russinger 2011) oder das Repräsentieren gegebener Gefühle mittels der Figuren des *Systembretts* hilfreiche Medien sein.

Hoffnung stärken

Zur Stabilisierung eines von einem Trauma betroffenen Kindes bzw. Jugendlichen trägt die Hoffnung und Zuversicht einer Familie, dass die traumatische Erfahrung im Lauf der Zeit bewältigbar ist, entscheidend mit bei. Für ein Stärken von Hoffnung bieten sich im familientherapeutischen Kontext mehrere Vorgehensweisen an. Jüngeren Kindern hilft das Erzählen von Geschichten oder das Zeichnen von Cartoons rund um erfolgreiche Bewältigung bzw. deren Vorwegnehmen im gemeinsamen Figurenspiel. Bei älteren Kindern und Jugendlichen kann das Zeichnen einer *Zeitlinie* (James u. Woodsmall 2002; Russinger 1998) oder das Darstellen von Bewältigungsschritten mithilfe von *Seilarbeit* (Nemetschek 2006) der Veranschaulichung dienen. Indem ein betroffenes Kind oder ein betroffener Jugendlicher eine (gelöste) Zukunft imaginiert, die nicht mehr durch die traumatische Erfahrung überschattet ist, nützt es/er eine von Furman (1999, S. 75) beschriebene Lösungslogik:

> »Es ist für uns normal zu denken, dass unsere Vergangenheit Einfluss darauf hat, wie unsere Zukunft sein wird, aber seltener denken wir, dass es auch andersherum sein könnte. […] Wenn wir in unserer Vorstellung

die Sonne auf die Zukunft scheinen lassen, werden ihre Strahlen auch die Gegenwart und die Vergangenheit beleuchten.«

Wiederherstellen von Alltagsstrukturen

Wesentlicher Teil der Stabilisierungsphase ist das schrittweise Wiederherstellen von Alltagsstrukturen und -ritualen, die nach einer traumatischen Erfahrung eines Kindes oder Jugendlichen unter Umständen außer Kraft gesetzt sind. Dieses Wiederherstellen wirkt zudem einem möglichen Rückzugs- und Vermeidungsverhalten betroffener Kinder und Jugendlicher entgegen. Das Gespräch im Familiensetting dient hier die Klärung, welche (dosierten) *Schritte zurück ins Leben* (etwa in Form der Wiederaufnahme des Schulbesuchs, des Wiedertreffens von Freunden, der Wiederaufnahme familiärer Alltagspflichten u. a.) zum jeweiligen Zeitpunkt sinnvoll und möglich sind.

Einen produktiven Umgang mit traumaassoziierten Symptomen und negativen Emotionen fördern

Unmittelbar von einer traumatischen Erfahrung betroffene Kinder und Jugendliche leiden in vielen Fällen unter intrusiven Erinnerungen an das Trauma, unter Angst, Wut und/oder Verzweiflung, unter physiologischer Übererregung, an Ein- und Durchschlafstörungen, Konzentrationsstörungen, erhöhter Reizbarkeit und erhöhter Schreckhaftigkeit. In der Regel vermeiden sie mit dem Trauma assoziierte Situationen. Teil der Stabilisierungsphase ist die Suche nach funktionalen Möglichkeiten des Umgangs mit traumaassoziierten Symptomen und das Erkunden und Entwickeln funktionaler Formen der Selbstberuhigung bzw. -tröstung.

Eine wichtige Unterstützung ist hier jene des Schaffens eines gemeinsamen Verständnisrahmens hinsichtlich der Dynamik kindlicher und jugendlicher Traumaverarbeitung. Dieser kognitive Rahmen dient dazu, elterliche Präsenz und Fürsorge sowie elterliches Verständnis einerseits, selbstbezügliches Verstehen bei älteren Kindern und Jugendlichen andererseits zu fördern (Krüger 2012; Lueger-Schuster u. Pal-Handl 2004). Funktionale Strategien im Umgang mit *Flashbacks,* mit Angst und anderen überflutenden Gefühlen oder belastungsassoziierten Symptomen erschließen sich unter anderem in einem Erkunden von Ausnahme- bzw. Unterschiedserfahrungen – in welchen Situationen und auf welche Art und Weise ist es einem Kind oder Jugendlichen bereits gelungen, sich selbst zu beruhigen? Worin bestanden die verwendeten Strategien? Welche Beobachtungen oder auch Ideen haben Eltern bezüglich funktionaler Formen kindlicher Selbstberuhigung?

Wichtige Möglichkeiten der Selbstberuhigung sind für ältere Kinder und Jugendliche das Schreiben eines Tagebuchs, das Lesen und das Hören von Musik. Viele Songs/Lieder haben schmerzhafte Erfahrungen und deren Bewältigung zum Gegenstand (Büttner 1997, S. 226). Sie liefern Worte und Sätze für das, was Jugendliche nur schwer beschreiben können, sie generieren Narrative, mit deren Hilfe sie belastende Gefühle ordnen, formulieren und verstehen können, und sie vermitteln den Eindruck, mit diesen Gefühlen nicht allein zu sein (Grossmann 2014, S. 11).

Bei Jugendlichen und älteren Kindern kann das ritualisierte Niederschreiben negativer Emotionen und Gedanken eine wichtige Unterstützung sein: Hier rege ich sie dazu an, täglich für eine vereinbarte Zeitspanne in Form eines *emotional essay* (Pennebaker 1997) all das niederzuschreiben, was sie bewegt. Nach Ablauf dieser Zeitspanne sollen sie die Feder aus der Hand legen und sich bewusst anderen Inhalten widmen. Niedergeschriebener Schmerz verliert – so Peterson (2002, S. 145) – im Vorgang des wiederholten Niederschreibens an Intensität und »dringt so weniger in die Gegenwart und die Zukunft ein« (Unterholzer 2017, S. 33).

Für viele von einem Trauma betroffene Kinder und Jugendliche stellen Imaginationsübungen wie das Aufsuchen eines *sicheren inneren Orts* oder eines *Wohlfühlorts*, die *Baum-Übung* sowie die *Tresor-* oder *Truhen-Übung* (Reddemann 2016) wichtige Möglichkeiten der Selbstberuhigung dar. Der gleichen Absicht dienen das Konstruieren und Zeichnen eines *Notfallkoffers*, das Nützen von *Klopftechniken* (Bohne 2008) und *Achtsamkeitsübungen*.

8.2.2 Das Unterstützen kindlicher und jugendlicher Verarbeitungsprozesse

Erlebt ein von einem Trauma betroffenes Kind oder ein Jugendlicher, dass es/er über seine Erfahrung erzählen kann und seine Eltern es/ihn verstehen, so wird seine erzählte Erfahrung in eine Ressourcenerfahrung eingebettet. Das trägt entscheidend mit dazu bei, dass sich eine scheinbar nicht bewältigbare Erfahrung in eine schlimme, aber bewältigbare verwandelt – mittels des Erzählens und im Kontext einfühlsamen elterlichen Zuhörens »deponiert« ein Kind oder Jugendlicher seine traumatische Erfahrung im familiären Raum (Boothe 2009, S. 34). Es/Er reorganisiert traumatische Gedächtnisinhalte unter aktuellen Relevanz- und Kontextbedingungen (ebd.); es/er verarbeitet sie, indem die Geschichte so lang und so oft erzählt wird, bis Beruhigung eintritt »und der Sturm sich gelegt hat« (ebd., S. 36). Durch wiederholtes Erzählen in einem empathischen Kontext bringt es/er die traumatische Erfahrung im Nachhinein unter seine Kontrolle.

Therapie kann ein kindliches bzw. jugendliches Verarbeiten traumatischer Erfahrung unter anderem durch spezifische Vorgehensweisen unterstützen – im Kontext von Verlusterfahrungen durch ein Anregen von *Erinnerungsritualen,* in anderen Fällen durch Vorgehensweisen des *Überschreibens traumatischer Erfahrung* und/oder durch die sog. *strukturierte Trauma-Intervention* (Weinberg 2003). Der Einsatz dieser und anderer Praktiken ist erst nach einer hinreichenden Stabilisierung eines Kindes bzw. Jugendlichen indiziert[13].

Kindern und Jugendlichen fällt ein Verarbeiten von durch einen Todesfall ausgelöstem Verlust in vielen Fällen leichter, wenn sie gemeinsam mit ihrer Familie Erinnerungsrituale praktizieren. Dabei erneuert das betroffene Kind oder der Jugendliche seine innere Verbindung zu dem Verstorbenen – ruft in sich ihn betreffende Erinnerungen wach, rekonstruiert gemeinsame *sparkling moments,* betrachtet mit ihm verbundene Gegenstände, besucht mit ihm assoziierte Orte, hört mit ihm verbundene Musik u. a. In der Familie gepflegte Erinnerungsrituale etwa in Form des gemeinsamen Durchblätterns des Familienalbums, des Redens über den Verstorbenen u. a. lassen sich mit White (1989) als eine Möglichkeit des *Saying hullo again* lesen.

Bei traumatischen Unfall- oder bei Gewalterfahrungen stellen Praktiken des Überschreibens traumatischer Erfahrung Verarbeitungshilfen dar. Überschreiben lässt sich dem Anfertigen eines Palimpsests gleichsetzen – der in der Antike bzw. bis zum Mittelalter gepflegten Praktik, eine auf Pergament geschriebene Manuskriptseite oder -rolle zuerst abzuschaben und danach neu zu beschreiben. Im therapeutischen Kontext beschreibt es das nachträgliche Einführen einer Ressourcen- bzw. Lösungserfahrung, die kraft der Imagination – des »Was wäre gewesen, wenn ...« – mit einer traumatische Erfahrung verbunden wird. Überschreiben entspricht einem partiellen

13 Ist dies nicht der Fall, birgt der Einsatz von Expositions- bzw. Konfrontationstechniken die Gefahr der Überlastung seines Stressverarbeitungssystems und wirkt unter Umständen retraumatisierend.

Neuerfinden der Vergangenheit (Furman 1999)[14]. Einem *imaginativen Überschreiben traumatischer Erfahrung* geht ein Erkunden voraus, welchen Schutz, welchen Trost oder welche Hilfe ein Jugendlicher im Kontext einer traumatischen Erfahrung oder im Anschluss daran gebraucht hätte. (Imaginatives Überschreiben bezieht sich nicht auf das traumatische Ereignis selbst – es war, wie es war –, sondern auf dessen unmittelbare Bewältigung.) In einem zweiten Schritt wird der Jugendliche gebeten, eine schützende, tröstende oder auf andere Weise hilfreiche Ressourcenperson zu konstruieren. Dann wird er angeleitet, imaginativ in die traumatische Erfahrungssituation zurückzukehren, die erinnerte Situation jedoch durch das zugleich vorgestellte Einschreiten der Ressourcenperson so zu verändern, dass er sich als »weniger bedroht, beschämt etc. erlebt« (Jakob u. Arnzt 2011, S. 115). Eine andere Form imaginativen Überschreibens in der Therapie mit Jugendlichen stellt die sog. *Videoscreen-Technik* dar (Sachsse 2004).

Bei Kindern verwende ich eine Praktik des *malenden Überschreibens:* Auf das Malen/Zeichnen der traumatischen Erfahrung folgt das Hinzu-Malen/-Zeichnen all der Ressourcen, die ein Kind gebraucht hätte, um diese (besser) zu bewältigen. Spielen Kinder eine traumatische Szene mit Handpuppen oder Figuren nach, so können hier fiktive Ressourcen mittels weiterer Handpuppen oder Figuren eingefügt werden.

Das Vorgehen der *strukturierten Trauma-Intervention* (Weinberg 2003) stellt ein mit Zeichnen und Malen verbundenes Vorgehen dar, das bei monotraumatischen und anderen hoch belastenden Erfahrungen von Kindern ab dem achten Lebensjahr indiziert ist. Es zielt auf die Integration fragmentierter Erinnerungsteile, auf eine zeitliche Ordnung traumatischer Erfahrung sowie auf den Abbau von mit einem Trauma assoziierter physiologischer wie affektiver Spannung. In mehreren Durchgängen wird dabei die traumatische Erfahrung schrittweise um visuelle, auditiv-sprachliche, kognitive, kinästhetische und affektive Komponenten angereichert und so in Form einer Traumasynthese in

14 In Salman Rushdies märchenhafter Erzählung Harun (1991, S. 155) entspinnt sich gegen Ende der Geschichte folgender Dialog zwischen dem Protagonisten Harun und dem Walross, einem seiner Wegbegleiter: »›Happy Ends kommen in Geschichten genau wie im Leben viel seltener vor, als die Menschen sich das vorstellen. Man könnte fast sagen, sie sind die Ausnahme und nicht die Regel.‹ – ›Dann habe ich also doch recht gehabt‹, gab Harun zurück, ›und das war's.‹ – ›Aber eben weil Happy Ends immer so selten sind‹, fuhr das Walross gelassen fort, ›haben wir gelernt, sie künstlich herzustellen. Mit einfachen Worten: Wir können sie erfinden.‹«

ihrer Gesamtheit repräsentiert. Als Ausgangsszene wird jene Situation gewählt, in der sich ein Kind bzw. Jugendlicher zuletzt sicher fühlte; als Abschlussszene wird jene Situation gewählt, in der sich ein Kind oder Jugendlicher wieder sicher fühlte. (Die beiden Szenen werden zuerst gezeichnet und bilden so einen Sicherheit gebenden Rahmen.) Das Zeichnen selbst erfolgt durch den Therapeuten auf Anleitung des Kindes bzw. Jugendlichen hin. Die Intervention soll maximal drei Therapiesitzungen umspannen. Am Ende der Intervention wird das Kind bzw. der Jugendliche aufgefordert, die Zeichnung zu zerreißen oder zu verbrennen, und es wird dazu ermutigt, gegebene körperliche Spannung durch Stampfen, Springen, Schreien abzureagieren.

Kindliche und jugendliche Traumaverarbeitung lässt sich auch mittels *EMDR, Brainspotting* und anderen Vorgehensweisen unterstützen. Was alle traumakonfrontativen bzw. -verarbeitenden Methoden verbindet, ist das dosierte, strukturierte und multimodale Re-Aktualisieren traumatischer Erfahrung im Kontext gleichzeitiger Ressourcenaktivierung und deren Einbettung in die empathische Präsenz von Eltern sowie des Therapeuten. Es sind diese Verknüpfung und diese Einbettung, die letztlich zu einer gelingenden Verarbeitung traumatischer Erfahrung führen (Egger 2004).

8.2.3 Das Fördern von Integration

In der dritten Phase der Therapie – in der Phase der *Integration* (Phillips u. Frederick 2003) bzw. der *Neuorientierung und Wiederanknüpfung an das bisherige Leben* (Lueger-Schuster u. Pal-Handl 2004) – richtet sich der Blick der Familie auf die Zukunft, auf damit verbundene Herausforderungen und Hoffnungen. In diesem Zusammenhang können *Rituale der Verabschiedung* rund um die hinter ihr liegende Erschütterung den Übergang in die neue Lebensphase fördern und festigen.

9 Das Evaluieren von Therapie

Familientherapie ist mit einem wiederkehrenden Evaluieren ihrer Wirkungen und Nebenwirkungen verbunden. Evaluieren ist ein ritualisierter Teil des Beginns jeden Folgegesprächs: Hier werden positive Veränderungen/Entwicklungen, die sich seit dem letzten Gespräch ergeben haben, erkundet und gewürdigt. Darüber hinaus sind in längeren Familientherapien einzelne Gespräche zur Gänze der Evaluierung und Würdigung von Veränderung gewidmet.[15]

9.1 Die bestärkende Funktion von Zwischenevaluierungen

Zwischenevaluierungen sind eine wichtige Gelegenheit dafür, die Anstrengungen, die eine Familie im Kontext von Therapie auf sich nimmt, explizit wertzuschätzen: Sieht/Hört/Erlebt ein Kind oder Jugendlicher, dass seine Bemühungen wahrgenommen und anerkannt werden – durch seine Eltern, durch Geschwister, durch den Therapeuten –, stärkt dies seine Veränderungsmotivation. Gleiches gilt für Eltern und andere am Gespräch teilnehmende (oder auch abwesende) Familienmitglieder; und Gleiches gilt letztlich für das Engagement von Therapeuten (Minuchin 1983, S. 133).

> »Feedback oder Evaluierung durch einen als Experten wahrgenommenen Therapeuten können« – so de Shazer (1985, p. 75; Übers.: K. G.) – »negative Zukunftserwartungen unterminieren und damit Verhaltensveränderungen und das Entwickeln neuer Erwartungen fördern.«

Zwischenevaluierungen bergen unabhängig von hierfür verwendeten Methoden positive Effekte (Sparks a. Duncan 2010, pp. 376–377). Hierzu verwende ich unter anderem die Zeitlinie, skalierende Fragen und eine Form der Imagination, im Kontext derer jeweils eine (prototypische) Szene der Vergangenheit, der Gegenwart und der Zukunft

15 Zwischenevaluierungen gleichen den Wegsteinen an mittelalterlichen Straßen und Pfaden, die Reisende dazu einluden, innezuhalten und sich neu zu orientieren, ehe sie ihren Weg fortsetzten.

nebeneinander repräsentiert werden. (Die so geschaffene Gleichzeitigkeit erleichtert das Gespräch über die zwischen den Bildern bestehenden Unterschiede.)

Im Kontext der Therapie mit der vierzehnjährigen Julia (die einen sexuellen Übergriff durch Mitschüler erlebt hatte) und ihren Eltern bot sich eine auf einem Flipchart in Form eines mäandernden Flusses gezeichnete Zeitlinie als jene »Bühne« an, mithilfe derer die Familienmitglieder wahrgenommene Veränderungen ein halbes Jahr nach Beginn der Therapie darstellten und erläuterten.

Anfangspunkt/Quelle dieses Flusses war Julias Befinden unmittelbar nach ihrer schrecklichen Erfahrung; als Endpunkt des Flusses legten wir jenen noch in der Zukunft liegenden Zeitpunkt fest, an dem ihre mit dem Übergriff assoziierten Symptome – ihre Ängstlichkeit, ihr Sich-vor-anderen-Zurückziehen, ihr Albträumen, ihr Durchleben von Flashbacks u. a. – verschwunden und ihr Sicherheitsgefühl wiedergekehrt sein würden. Die Darstellung diente als Ausgangspunkt für ein Erkunden folgender Fragen: An welcher Stelle dieses Flusses sah sich Julia heute? An welcher Stelle sahen ihre Eltern sie? Woran erkannte Julia bzw. erkannten ihre Eltern ihre Fortschritte der Bewältigung? Was waren einzelne Schritte ihrer Verarbeitung gewesen? Wie waren ihr diese gelungen? Welche ihrer Fähigkeiten hatten ihr dabei geholfen? Was sagten ihre Schritte über sie als Person aus? Auf welche Weise hatten ihre Eltern ihr dabei geholfen? Was war ihr wichtigster Beitrag gewesen? Wer hatte noch dazu beigetragen? Auf den Blick zurück folgte der Blick nach vorne: Welche Schritte lagen als nächste vor ihr? Und was konnte sie bei ihrem Vorwärtsgehen unterstützen?

Ein wichtiges Medium der Evaluierung in der Therapie mit Jugendlichen und ihren Eltern ist das Schreiben eines Briefs: Ich bitte jedes Familienmitglied, vor einer der Therapieevaluierung gewidmeten Familiensitzung einen Brief zu schreiben, in dem sie ihre Wahrnehmung von Veränderung wie auch ihre Wünsche und Vorhaben für die nächste Zeit zum Ausdruck bringen. In der folgenden Familiensitzung bitte ich sie, ihren Brief zu verlesen.

In Zwischenevaluierungen können wichtige soziale andere real oder fiktiv mit einbezogen werden. Im Kontext fiktiver Miteinbeziehung können diese durch Stühle, die rund um das Therapiesystem aufgestellt werden, oder durch Handpuppen verkörpert werden. Wichtige soziale andere – Lehrer, Freunde, Überweisende – können in der

Folge zu ihrer (vermuteten) Wahrnehmung von Veränderung befragt werden, sie können ihre (mögliche) Anerkennung für Gelungenes zum Ausdruck bringen und ihre (fiktiven) Ideen für den weiteren Weg der Familie äußern.

9.2 Die motivierende und orientierende Funktion von Zwischenevaluierungen

Die Veränderungsmotivation von Kindern und Jugendlichen wie auch von Eltern schwächt sich zumeist ab, wenn die größte Belastung vorüber ist.

> »Das Aufrechterhalten der Therapie mit Kindern und Familien stellt eine wichtige Herausforderung dar. 40 bis 60 Prozent der Familien beenden eine Therapie frühzeitig und entgegen der Empfehlung und Bedarfseinschätzung des Therapeuten.« (Kazdin 2004, p. 550; Übers.: K. G.).

Im guten Fall stärken Zwischenevaluierungen das Engagement von Kindern bzw. Jugendlichen und Eltern, indem sie Veränderungen sichtbar machen und die Selbstwirksamkeit von Familienmitgliedern verdeutlichen (Grossmann 2005). Das ist insbesondere in der Arbeit mit ärmeren Familien von Bedeutung – Familien mit geringem Haushaltseinkommen und/oder mit geringerem Bildungsstand nehmen Therapie in der Regel kürzer in Anspruch und brechen Therapie häufiger ab als sozioökomisch bessergestellte Familien (Clarkin a. Levy 2004, p. 203). Therapieevaluierung dient unter anderem auch dazu, dass gemeinsame wie individuelle Ziele bekräftigt oder neu bestimmt werden. In diesem Zusammenhang können das Setting, der Abstand von Therapiegesprächen, die geplante Dauer einer Therapie und anderes angepasst und neu vereinbart werden.

9.3 Das Handhaben von Stagnation und Rückschritten

Veränderung in Familientherapien entfaltet sich in nicht linearer Weise. Zuweilen zeigen sich in Therapien sprunghafte positive Veränderungen *(sudden gains)* oder auch sprunghafte Verschlechterungen *(sudden losses)* (Stulz et al. 2007). Zu *sudden gains* zählen auch die von de Shazer (1985) beschriebenen *pre-session changes* – positive Veränderungen, die zwischen dem Entschluss, eine Familientherapie zu beginnen, und einem Erstgespräch stattfinden.

> »Diskontinuierliche Verlaufsmuster« – so Schiepek, Eckert u. Kravanja (2013, S. 17) – »scheinen die Regel und nicht die Ausnahme zu sein, wobei spontane, substanzielle Verbesserungen häufig bereits früh im Verlauf eintreten und charakteristisch für langfristige positive Entwicklungen sind.«

Nichtlinearität impliziert: Familien und ihre Therapeuten erleben Phasen der Verbesserung kindlicher oder jugendlicher Leidenszustände und anderer Problemstellungen, Phasen der Verschlechterung und Phasen, innerhalb welcher sich nichts zu verändern scheint. An Bewegung wie Stillstand wirkt eine Vielzahl von Faktoren mit, nicht zuletzt das Ausmaß an aktuellem Stress, dem problembetroffene Kinder bzw. Jugendliche und ihre Eltern ausgesetzt sind. Beschriebene positive wie negative Entwicklungen wie auch beschriebener Stillstand sind zudem nicht nur Abbild gegebener Realität, sie sind zustandsabhängige Konstruktionen bzw. in hohem Maß mitgeprägt durch das aktuelle Wohlbefinden von Familienmitgliedern wie auch durch das in einer Familie zu einem gegebenen Zeitpunkt jeweils bestehende positive oder negative Familienklima. Beides ist ein einbettender Kontext dafür, ob Familienmitglieder die Situation als verbessert oder verschlechtert wahrnehmen und ob sie positive oder negative Veränderung als nachhaltig interpretieren.

Familie ist ein Raum, der im guten Fall allen ihren Mitgliedern Entwicklung und Differenzierung ermöglicht. Sie ist ein zentraler Entwicklungskontext kindlichen, jugendlichen wie erwachsenen Lebens. Sie ist jener Rahmen, in dem Kinder und Jugendliche jene Fähigkeiten erwerben, die sie brauchen, um ein selbstständiges und eigenverantwortliches Leben zu führen. Und sie ist ein Rahmen, innerhalb dessen Erwachsene wesentliche Fähigkeiten lernen und vertiefen – die Fähigkeit der Fürsorge und Verantwortung; die Fähigkeit, Bindung herzustellen, aufrechtzuerhalten und auch zu lösen; die Fähigkeit, Grenzen zu ziehen; die Fähigkeit des Zumutens und Zutrauens und anderes. Familie ermöglicht Kindern, Jugendlichen und Eltern im guten Fall, die zu werden, die sie werden können. Aber Familie ist eben ein Raum des Lernens und kein Ort der Meisterschaft, und zu Lernen gehört, dass es manchmal gelingt und manchmal misslingt.

Was hilft bei wahrgenommenen Rückschritten bzw. wahrgenommener Stagnation? In manchen Fällen ein Normalisieren – Rückfälle sind ein alltäglicher Teil von Lernen und Ausdruck der Diskontinuität von Entwicklung; in manchen Fällen ein *Lob der Langsamkeit* – nur wer langsam lernt, lernt auch gründlich.

In der Therapie mit Jugendlichen und ihren Eltern kann die *ideografische Systemmodellierung* oder auch ein visualisiertes *Symptomdrehbuch* eine wichtige Hilfe bei der Klärung rückfallfördernder Bedingungen darstellen. Bei erlebter Stagnation können sich zudem *Problemverschlechterungsfragen* (Retzer 2006) als hilfreich erweisen: Was müssten ein problembetroffenes Kind und seine Eltern tun, damit sich ein Leidenszustand noch verschlimmert? Im guten Fall lassen sich aus den diesbezüglichen Ideen von Familienmitgliedern positive Ansätze für Veränderung ableiten.

Kommt es zu keiner positiven Veränderung, so liegt eine umfassendere Evaluierung der Therapie nahe. Möglicherweise ist Stagnation in einer zu geringen oder ambivalenten Motivation von Kindern bzw. Jugendlichen und Eltern begründet; möglicherweise ist das Setting einer ambulanten Therapie nicht hinreichend; möglicherweise ist Therapie nicht das Medium der Wahl o. Ä. Das Gespräch darüber, was Stagnation oder Rückschritten zugrunde liegt und in welcher Weise diese durch die Therapie mitgeneriert werden, kann zu einer Neuausrichtung der Therapie oder auch zu einer Klärung führen, welche Art der Hilfe für ein Kind bzw. einen Jugendlichen und seine Familie zum gegebenen Zeitpunkt hilfreicher wäre.

10 Der Abschluss einer Familientherapie

Eine Familientherapie endet zumeist in jenem Setting, in dem sie beginnt – in einem multilogischen Familiensetting. Das Auflösen eines Therapiesystems birgt einen relationalen wie inhaltlichen Schwerpunkt.

In relationaler Hinsicht lösen sich hier ein Kind oder ein Jugendlicher und seine Eltern aus ihren Rollen als Klienten und der Therapeut aus seiner therapeutischen Rolle. Ist Therapie von Anfang an zeitlich begrenzt, erleichtert dies das Voneinander-Abschiednehmen – begrenzte Therapiekontrakte verringern das Risiko, dass Familientherapie zu einem Teil der alltäglichen Lebenswelt von Familien wird, und erhöhen die Wahrscheinlichkeit, dass Therapiesysteme die miteinander vereinbarte Zeit in engagierter Weise nützen. Manchen Familien fällt ein Abschiednehmen leichter, wenn gegen Ende einer Therapie die Abstände zwischen Gesprächen größer werden, wenn nachträgliche, der Katamnese dienende Gespräche ausgemacht werden und/oder wenn vereinbart wird, dass sich die Familie bei Bedarf wieder melden kann. Abschiede fallen zudem dort leichter, wo Familien über Alternativen der Hilfe und Unterstützung jenseits von Therapie verfügen.

In inhaltlicher Hinsicht geht es am Ende einer Therapie um das gemeinsame Evaluieren des Therapieergebnisses und um ein Sichern und Verankern erreichter Veränderung. Dazu dienen unter anderem folgende Erkundungsfragen: In welchem Maß haben sich gegebene Problemstellungen eines Kindes bzw. Jugendlichen sowie von Eltern und gegebene interaktionelle Problemstellungen gelindert oder aufgelöst? Welche individuellen wie gemeinsamen Therapieziele wurden erreicht? Woran genau erkennen Familienmitglieder gegebene Veränderung? Woran erkennen wichtige soziale andere gegebene Veränderung? Wie stabil/nachhaltig ist diese? Mit welchen Auswirkungen ist sie verbunden? Wie wurde sie erreicht? Wer jenseits der Familie hat zu ihr beigetragen? Mit welchen Erwartungen und Hoffnungen blickt die Familie in die Zukunft? Was wird sie dabei unterstützen, gegebene Veränderung aufrechtzuerhalten oder weiter zu verfolgen?

Mit White und Epston (1998) lässt sich Familientherapie als Übergangsprozess – als *Rite de Passage* (van Gennep 1986) – lesen, innerhalb dessen ein Kind oder ein Jugendlicher wie auch seine Eltern eine jeweils neue Identität entwickeln. Der Abschluss dieses Prozesses kann durch ein Übergangsritual markiert werden. Dementsprechend kann das *Happy End* einer Familientherapie von der Familie etwa durch einen Zoobesuch, durch ein Fest oder eine Party, zu der ein Kind bzw. Jugendlicher seine Eltern, Geschwister oder Freunde einlädt, zelebriert werden.

Im familientherapeutischen Kontext kann das Markieren eines (kleinen) *Happy End* durch das Veranstalten einer *Vernissage* zelebriert werden: Hier kann ein Kind die während der Therapie zu Hause oder in den Therapiestunden gemalten Bilder im Therapiezimmer aufhängen und sie im Sinne einer rückblickenden Erzählung noch einmal präsentieren und erläutern. Ein anderes Abschlussritual ist jenes des gemeinsamen *Auffüllens einer Schatzkiste* (Hornich 1999) – hier werden die Familienmitglieder gebeten, aus Muscheln, Steinen oder anderen kleinen Gegenständen diejenigen auszuwählen, die all jene ihrer Fähigkeiten und Stärken abbilden, die zu einer Problemauflösung oder -linderung beigetragen haben.

Auf White und Epston (1998) wie auf Dreesen und Eberling (1996, S. 51) geht die Anregung zurück, Kindern bzw. Jugendlichen am Ende einer Familientherapie eine zuvor oder auch gemeinsam mit ihnen und ihren Eltern verfasste *Urkunde* auszustellen, im Rahmen derer ihre wiederentdeckten oder neu erworbenen Fähigkeiten benannt und bezeugt werden.

In Form einer Familienaufgabe kann das Malen eines *tree of life* (Denborough 2008, p. 72) als therapieabschließendes Ritual dienen. Der gemalte Baum kann sich auf ein Kind bzw. einen Jugendlichen oder auf die Familie als Ganzes beziehen. In beiden Fällen bitte ich das Kind oder den Jugendlichen, als Maler zu fungieren. Zuerst wird es/er gebeten, die Umrisse eines Baums auf einem großen Bogen Papier zu skizzieren. Danach werden sukzessiv einzelne Elemente des Baums und seiner Umgebung besprochen, der Maler trägt Stichwörter und Symbole in die betreffende Stelle des Baums ein. Das Erkunden, Malen und Niederschreiben beginnt bei den Wurzeln des Baums (kindliche/jugendliche/familiäre Kraftquellen) und wendet sich dann dem Boden (alles, was ein Kind/einen Jugendlichen/eine Familie in ihrem täglichen Leben »nährt«), dem Baumstamm (die Fähigkeiten und Werte eines Kindes/eines Jugendlichen/einer Familie), den Ästen und Zweigen (die Hoffnungen, Träume und Wünsche), den Blättern, den Früchten und den Blüten (Qualitäten und Stärken, die ein Kind/ein Jugendlicher/eine Familie an andere weitergeben möchte) zu. Erweiterbar ist dieser Baum durch ein Einzeichnen von fallengelassenen Blättern (Überzeugungen, Sichtweisen, Ideen, aber auch Personen und Ereignisse/Erfahrungen, die ein Kind/ein Jugendlicher/eine Familie hinter sich gelassen hat) oder auch eines Komposthaufens, in dem fallengelassene Blätter sich in neuen Humus verwandeln (belastende, aber mittlerweile in ihrer Bedeutung transformierte Lebenserfahrungen).

Ein kleines Happy End

Mein erstes Buch über die Auflösung eines kindlichen Leidenszustands war Erich Kästners 1949 zum ersten Mal veröffentlichter Roman *Das doppelte Lottchen* (Kästner 2006). Zu Beginn dieses modernen Märchens lernen einander zwei zehnjährige Mädchen, die sich zum Verwechseln ähnlich sehen – die selbstsichere und abenteuerlustige Luise und die ängstliche und zurückhaltende Lotte – in einem Ferienheim kennen. Trotz ihrer anfänglichen Abneigung kommen sie einander näher – sie entdecken, dass sie Zwillinge sind, die durch die Trennung ihrer Eltern auseinandergerissen wurden. Luises Vater lebt in Wien, Lottes Mutter, die nach der Trennung ihren Mädchennamen angenommen hat, in München. Im Lauf der Ferien entsteht zwischen ihnen eine enge Verbundenheit, und bei beiden wächst die Sehnsucht, den jeweils anderen Elternteil kennenzulernen. Schließlich schmieden sie einen abenteuerlichen Plan: Am Ende ihres Ferienaufenthalts vertauschen sie ihre Rollen – Luise fährt als Lotte zu ihrer Mutter nach München, Lotte als Luise zu ihrem Vater nach Wien. Beiden gelingt es, den jeweiligen Elternteil zu täuschen, auch wenn dies sie vor große Herausforderungen stellt – so setzt sich die selbstsichere Luise in der Rolle der Lotte gegen deren dominante Freundin Anni durch, während Lotte in der Rolle der Luise praktische Aufgaben bewältigen muss, mit welchen sie im Kontext ihres verwöhnten Lebens in Wien bislang nicht konfrontiert war. So spannend ihr Rollentausch ihr Leben macht, so belastend ist er zugleich – beide vermissen den jeweils anderen Elternteil. Für die in Wien lebende Lotte spitzt sich diese Belastung zu, als der Vater beabsichtigt, wieder zu heiraten. Lotte erkrankt vor Kummer. Im Kontext dieser Krise wird ihr Geheimnis offenbar – die Mutter erfährt von der Krankheit Lottes und dem Rollentausch der Mädchen. Gemeinsam mit Luise fährt sie nach Wien, wo Lotte gesundet und die Eltern wieder als Paar zusammenfinden.

Märchenhafte Geschichten enden mit einem großen *Happy End.* Im Alltag von Therapie wie im wirklichen Leben sind große *Happy Ends* sehr selten. Das zeigte sich auch in den Therapiegesprächen mit Marlene und Niko und ihren Eltern – weder kehrte Marlenes Stiefvater zurück noch entschied sich Nikos Vater dafür, für seinen Sohn ein präsenterer Vater zu sein. Dennoch barg ihre Geschichte ein kleines *Happy End.*

Marlenes Leidenszustände lösten sich auf, weil sie sich wieder ihrem eigenen Leben zuwendete, weil ihre Mutter eine funktionale Form der Unterstützung realisierte und weil ihre eigenen Lösungsversuche und die Beiträge ihrer wichtigen Bezugspersonen hilfreich waren.

Nikos Symptomatik verbesserte sich, auch wenn es nach wie vor Belastungssituationen gab, die ihn vor große Herausforderungen stellten. Dennoch bewerteten er und seine Mutter die im Lauf der ein Jahr dauernden Familientherapie realisierten Veränderungen als positiv und hinreichend. Beide erhofften sich zudem, dass seine im Lauf dieses Jahres neuentdeckte Leidenschaft für Fußball und das damit verbundene regelmäßige Training ihm dabei helfen würden, jene Fähigkeiten, deren Entwicklung auch das Therapieziel gebildet hatte – die Fähigkeit, Regeln einzuhalten, und die Fähigkeit, mit anderen gut auszukommen, u. a. –, weiter auszubauen.

Mirko entdeckte im Lauf der Therapie eine gute Alternative zu seinem exzessiven Spielen. Es gelang ihm, seine Lehre fortzusetzen; die Beziehung zu seiner Mutter und seiner Schwester entspannte sich, er wurde selbstständiger und übernahm mehr Verantwortung für sein eigenes Leben.

Mit Merl (2006) glaube ich, dass in hilfreichen Familientherapien einige wenige *Grundbotschaften* vermittelt werden, die für ihren positiven Verlauf, für Problemlösungen und für ein gutes familiäres Leben mitentscheidend sind. Die an ein Kind oder einen Jugendlichen gerichteten Botschaften sind unter anderem: »Du bist wertvoll und liebenswert. Du bist wichtig. Du verfügst über Fähigkeiten und Stärken. Du hast Einfluss auf dein Fühlen, Denken und Verhalten.« Die an Eltern gerichteten Botschaften sind unter anderem: »Vermittle deinem Kind Liebe, Zuneigung, Wertschätzung und Respekt. Vermittle ihm Sicherheit. Vermittle ihm Selbstachtung. Traue ihm etwas zu. Lass es selbst Lösungen entwickeln und unterstütze es dabei. Sei vorhersagbar und verlässlich. Wahre deine elterliche Position. Bleibe präsent. Sieh dich selbst als kompetenten Elternteil. Achte dich selbst. Unterscheide, was du beeinflussen kannst und was nicht.« In abgewandelter Form gelten diese Grundbotschaften auch für Therapeuten. Sie helfen ihnen, Kompetenz und Sicherheit zu vermitteln, die Beziehung zu den Familien, mit welchen sie arbeiten, in positiver Weise zu gestalten, ihre Autonomie zu wahren und ihr je einmaliges Entwickeln von Lösungen zu fördern.

Literatur

Aarts, M. (2002): Marte Meo. Ein Handbuch. Eindhoven (Harderwijk).

Ackermann, S. (2002): Selbstverletzung als Bewältigungshandeln junger Frauen. Frankfurt/M. (Mabuse).

Aichinger, A. (2013): Einzel- und Familientherapie mit Kindern. Wiesbaden (Verlag für Sozialwissenschaften).

Aichinger, A. (2014): Das Werben des kleinen Löwen – Psychodramatische Teilearbeit mit Tierfiguren bei Kindern im Trennungs- bzw. Scheidungskonflikt. In: W. Brächter (Hrsg.): Der singende Pantomime. Ego-State-Therapie und Teilearbeit mit Kindern und Jugendlichen. Heidelberg (Carl-Auer), S. 181–194.

Ainsworth, M. D., M. Blehar, E. Waters a. S. Wall (1978): Patterns of Attachment. New York (Erlbaum).

Antonovsky, A. (1997): Salutogenese. Zur Entmystifizierung der Gesundheit, Tübingen (dgvt).

Arens, A. (2006): Förderliche Settingvariablen in der pädagogischen Arbeit mit traumatisierten Kindern und Jugendlichen. In: B. Herz (Hrsg.): Lernen für Grenzgänger. Bildung für Jugendliche in der Straßenszene. Münster (Waxmann), S. 51–84.

Ariès, P. (2007): Geschichte der Kindheit. München (dtv), 16. Aufl.

Auer, K. von u. M. Bohus (2017): Skillstraining für Jugendliche mit Problemen der Gefühlsregulation – Das Therapeutenmanual. Stuttgart (Schattauer).

Bachelor, A. u. A. Horvath (2001): Die therapeutische Beziehung. In: M. A. Hubble, B. L. Duncan u. S. D. Miller (Hrsg.): So wirkt Psychotherapie. Empirische Ergebnisse und praktische Folgerungen. Dortmund (Modernes Lernen), S. 137–192.

Baierl, M. (2014): Zusammen auf der Seite des Kindes stehen: Eltern- und Familienarbeit. In: K. Frey u. M. Baierl (Hrsg.): Praxishandbuch Traumapädagogik. Göttingen (Vandenhoeck & Ruprecht), S. 108–115.

Baldwin, M. u. V. Satir (1999): Familientherapie in Aktion. Die Konzepte von Virginia Satir in Theorie und Praxis. Paderborn (Junfermann).

Bange, D. (2011): Eltern von sexuell missbrauchten Kindern. Reaktionen, psychosoziale Folgen und Möglichkeiten der Hilfe. Göttingen (Hogrefe).

Bauer, C. u. T. Hegemann (2008): Ich schaffs! – Cool ans Ziel. Heidelberg (Carl-Auer).

Bauserman, R. (2002): Child Adjustment in Joint-Custody Versus Sole-Custody Arrangements: A Meta-Analytic Review. *Journal of Family Psychology* 16: 91–102.

Beelmann, A. u. T. Raabe (2007): Dissoziales Verhalten bei Kindern und Jugendlichen. Göttingen (Hogrefe).

Beels, C. a. A. Ferber (1973): What family therapists do. In: A. Ferber, M. Mendelsohn a. A. Mapier (eds.): The book of family therapy. Boston (H. Mifflin).

Berg, I. K. (1998): Familien-Zusammenhalt(en). Ein kurz-therapeutisches und lösungs-orientiertes Arbeitsbuch. Dortmund (Modernes Lernen).

Berg, I. K. u. N. Reuss (1999): Lösungen – Schritt für Schritt. Handbuch zur Behandlung von Drogenmissbrauch. Dortmund (Modernes Lernen).

Berg I. K. u. de Shazer, S. (1993): Wie man Zahlen zum Sprechen bringt. Die Sprache in der Therapie. *Familiendynamik* 18: 146–162.

Beyer, A. u. A. Lohaus (2007): Konzepte zur Stressentstehung und Stressbewältigung im Kindes- und Jugendalter. In: I. Seiffge-Krenke u. A. Lohaus (Hrsg.): Stress und Stressbewältigung im Kindes- und Jugendalter. Göttingen (Hogrefe), S. 9–27.

Bohlin, G., B. Hegakull a. A. M. Rydell (2000): Attachment and social functioning: a longitudinal study from infancy to middle childhood. *Social Development* 9: 24–39.

Bohne, M. (2008): Einführung in die Praxis der Energetischen Psychotherapie. Heidelberg (Carl-Auer).

Bohus, M. (1996): Verhaltensanalysen bei Borderline-Persönlichkeitsstörungen. In: F. Caspar (Hrsg.): Psychotherapeutische Problemanalyse. Tübingen (dgvt), S. 155–172.

Bohus, M. u. M. Wolf (2009): Interaktives SkillsTraining für Borderline-Patienten. Stuttgart (Schattauer).

Boney-McCoy, S. a. D. Finkelhor (1995): Prior victimization: a risk factor for child sexual abuse and for PTSD-related symptomatology among sexually abused youth. *Child Abuse & Neglect* 19: 14–21.

Boothe, B. (2009): Die Geburt der Psyche im elterlichen Erzählen. *Familiendynamik* 34: 30–43.

Böse, R. u. G. Schiepek (1994): Systemische Theorie und Therapie. Ein Handwörterbuch. Heidelberg (Asanger).

Bowlby, J. (1969): Attachment and Loss. New York (Basic Books).

Brächter, W. (2010): Geschichten im Sand. Grundlagen und Praxis einer narrativen systemischen Spieltherapie. Heidelberg (Carl-Auer).

Brächter, W. (Hrsg.) (2014): Der singende Pantomime. Ego-State-Therapie und Teilearbeit mit Kindern und Jugendlichen. Heidelberg (Carl-Auer).

Brandl-Nebehay, A. (1995): Die therapeutische Beziehung in der systemischen Therapie. *Psychotherapie Forum* 3: 147–158.

Brandl-Nebehay, A. (1998): Geschichte der systemischen Familientherapie. In: A. Brandl-Nebehay, B. Rauscher-Gföhler u. J. Kleibel-Arbeithuber (Hrsg.): Systemische Familientherapie. Grundlagen, Methoden und aktuelle Trends. Wien (Facultas), S. 37–44.

Brandl-Nebehay, A. (2005): Rhythmus, Takt und Timing. Vom Umgang mit der Zeit im therapeutischen Prozess. In: I. Manfredini, U. Russinger

u. K. P. Grossmann (Hrsg.): Obertöne – Unterschiede. Vielstimmigkeiten in der systemischen Therapie. Wien (lasf), S. 113– 124.

Brandl-Nebehay, A. u. J. Hinsch (Hrsg.) (2010): Paartherapie und Identität. Denkansätze für die Praxis. Heidelberg (Carl-Auer).

Brandl-Nebehay, A. u. U. *Russinger* (1995): Systemische Ansätze im Jugendamt – Pfade zwischen Beratung, Hilfe und Kontrolle. *Zeitschrift für systemische Therapie* 13: 90–104.

Brooks, G. R. (1998): A new psychotherapy for traditional men. San Francisco (Jossey-Bass).

Bühler, K. (1999)/1934): *Sprachtheorie: Die Darstellungsfunktion der Sprache.* Stuttgart (G. Fischer).

Burr, W. (2005): Wozu brauchen wir eine systemische Kindertherapie? In: W. Rotthaus (Hrsg.): Systemische Kinder- und Jugendlichenpsychotherapie. Heidelberg (Carl-Auer), 3. Aufl., S. 78–90.

Büttner, J. M. (1997): Sänger, Songs und *triebhafte Rede*: *Rock* als *Erzählweise.* Basel (Stroemfeld).

Cairney, J., M. Boyle, D. R. Offord a. Y. Racine (2003): Stress, social support and depression in single and married mothers. *Social Psychiatry and Psychiatric Epidemology* 38: 442–429.

Carter, B. a. M. McGoldrick (2006): The expanded family life cycle. New York (Allyn & Bacon), 3rd ed.

Caspar, F. (2000): Diagnostik in der Verhaltenstherapie aus der Sicht von Plananalyse und allgemeiner Psychotherapie. In: A. Laireiter (Hrsg.): Diagnostik in der Psychotherapie. Wien (Springer), S. 143–164.

Clarkin, J. F. a. K. N. Levy (2004): The influence of client variables on psychotherapy. In: M. J. Lambert (ed.): Bergin and Garfield's Handbook of Psychotherapy and Behavior Change. New York (Wiley), pp. 194–226.

Conen, M. L. (2008): Wo keine Hoffnung ist, muss man sie erfinden. Aufsuchende Familientherapie. Heidelberg (Carl-Auer).

Conen, M. L. u. G. Cecchin (2009): Wie kann ich Ihnen helfen, mich wieder loszuwerden? Therapie und Beratung mit unmotivierten Klienten und in Zwangskontexten. Heidelberg (Carl-Auer).

Cozzarelli, C., A. V. Wilkinson a. M. J. Targler (2001): Attitudes toward the Poor and Attributions for Poverty. *Journal of Social Issues* 57: 207–227.

Da Silva, J. (2014): Ego-State-Interventionen bei Jugendlichen. In: W. Brächter (Hrsg.): Der singende Pantomime. Ego-State-Therapie und Teilearbeit mit Kindern und Jugendlichen. Heidelberg (Carl-Auer), S. 150–163.

Davidov, M. a. J. E. Grusec (2006): Untangling the Links of Parental Responsiveness to Distress and Warmth to Child Outcomes. Child Development 77: 44–58.

De Jong, P. u. I. K. Berg (2008): Lösungen (er)finden. Das Werkstattbuch der lösungsorientierten Kurztherapie. Dortmund (Modernes Lernen).

De Waal, H. u. C. Thoma (2000): Was tun bei Verdacht auf sexuellen Missbrauch an Kindern und Jugendlichen? Wien (Möwe).
De Waal, H. u. C. Thoma (2003): Wege aus der Elternfalle: Was in der Erziehung wirklich getan werden kann. Steyr (Ennsthaler).
Deissler, K. G. (2000): Kampf um Anerkennung – mehr desselben. *Zeitschrift für systemische Therapie* 18: 44–46.
Denborough, D. (2002): Community song-writing and narrative practice. *Clinical Psychology* 17:17–24.
Denborough, D. (2008): Collective narrative practice: Responding to individuals, groups, and communities who have experienced trauma. Adelaide (Dulwich Centre).
De Shazer, S. (1985): Keys to Solution in Brief Therapy. New York (Norton).
De Shazer, S. (1989): Der Dreh. Überraschende Wendungen und Lösungen in der Kurzzeittherapie. Heidelberg (Carl-Auer).
De Shazer, S. (1992): Das Spiel mit Unterschieden. Heidelberg (Carl-Auer).
De Shazer, S. u. Y. Dolan (2008): Mehr als ein Wunder. Lösungsfokussierte Kurztherapie heute. Heidelberg (Carl-Auer).
Dickens, C. (1992): Große Erwartungen. München (dtv).
C. Donath, E. Gräßel, D. Baier, S. Bleich a. T. Hillemacher (2014): Is parenting style a predictor of suicide attempts in a representative sample of adolescents? *BMC Pediatrics.* 14: 113–-125.
Dornes, M. (2014): Die emotionale Welt des Kindes. Frankfurt/M. (Fischer), 6. Aufl.
Dreesen, H. u. W. Eberling (1996): Success Recording. Komplimente und Dokumente in der systemisch-lösungsorientierten Kurztherapie. In: W. Eberling u. J. Hargens (Hrsg.): Einfach kurz und gut. Zur Praxis lösungsorientierter Kurztherapie. Dortmund (Modernes Lernen), S. 19–56.
Dührssen, A. (1980): Psychotherapie bei Kindern und Jugendlichen. Göttingen (Vandenhoeck & Ruprecht).
Eberling, W. u. J. Hargens (1996): Einfach kurz und gut. Zur Praxis der lösungsorientierten Kurztherapie. Dortmund (Modernes Lernen).
Egger, B. u. J. Merz (2013): Lösungsorientierte Maltherapie. Bern (Huber).
Egger, I. (2004): »Ich kann dich nicht wissen ...« Annäherungen an eine kultursensible Psychotherapie mit Flüchtlingen und MigrantInnen. *Zeitschrift für Psychotraumatologie und Psychologische Medizin* 2: 44–61.
Egle, U., S. Hoffmann u. P. Joraschky (Hrsg.) (2005): Missbrauch, Misshandlung, Vernachlässigung. Stuttgart (Schattauer).
Eisenberg, N., R. A. Fabes, M. Karbon, B. C. Murphy a. M. Wosinski (1996): The relations of children's dispositional prosocial behavior to emotionality, regulation, and social functioning. *Child Development* 67: 974–992.
Eisenberg, N. a. T. L. Spinrad (2004): Emotion-Related Regulation: Sharpening the Definition. *Child Development* 75: 334–339.

Ende, M. (1987): Die unendliche Geschichte. München (dtv).
Engfer, A. (2005): Formen der Misshandlung von Kindern – Definitionen, Häufigkeiten, Erklärungsansätze. In: U. Egle, S. Hoffmann u. P. Joraschky (Hrsg.): Missbrauch, Misshandlung, Vernachlässigung. Stuttgart (Schattauer), S. 3–19.
Epstein, N. B. (1988): Dilemmas and choices in the design of family therapy research. In: L. C. Wynne (ed.): The state of the art in family therapy research: Controversies and recommendations. New York (Family Process), pp. 119–124.
Erickson, M. H. u. S. Rossi (1981): Hypnotherapie: Aufbau, Beispiele, Forschungen. München (Pfeiffer).
Erikson, E. H. (1966): Identität und Lebenszyklus. Frankfurt/M. (Suhrkamp).
Fischer, G. u. P. Riedesser (1999): Lehrbuch der Psychotraumatologie. München (Ernst Reinhardt).
Fleck, S. u. G. Rumpold-Seitlinger (2012): Unterscheiden sich männlicher und weiblicher Schmerz? In: S. Scheipl u. E. Rasky (Hrsg.): Gender-Unterschiede in der Orthopädie. Eine Einführung. Wien (Facultas), S. 137–149.
Fonagy, P., G. Gergely, E. L. Jurist u. M. Target (2002): Affektregulierung, Mentalisierung und die Entwicklung des Selbst. Stuttgart (Klett-Cotta).
Freeman, J., D. Epston a. D. Lobovits (2000): Ernsten Problemen spielerisch begegnen. Narrative Therapie mit Kindern und ihren Familien. Dortmund (Modernes Lernen).
Frisch, M. (1981): Tagebuch 1946–1949. Frankfurt/M. (Suhrkamp).
Furman, B. (1999): Es ist nie zu spät, eine glückliche Kindheit zu haben. Dortmund (Modernes Lernen).
Furman, B. (2015): Ich schaffs! Spielerisch und praktisch Lösungen mit Kindern finden – Das 15-Schritte-Programm für Eltern, Erzieher und Therapeuten. Heidelberg (Carl-Auer). 6. Aufl.
Gammer, C. (2007): Die Stimme des Kindes in der Familientherapie. Heidelberg (Carl-Auer).
Gennep, A. van (1986): Übergangsriten. Frankfurt/M. (Campus).
Giddens, A. (1995): Konsequenzen der Moderne. Frankfurt/M. (Suhrkamp).
Goolishian, H. u. H. Anderson (1988): Menschliche Systeme: Vor welche Probleme sie uns stellen und wie wir mit ihnen arbeiten. In: L. Reiter, E. J. Brunner u. S. Reiter-Theil (Hrsg.): Von der Familientherapie zur systemischen Perspektive. Berlin (Springer), S. 189–216.
Grawe, K. (1998): Psychologische Therapie. Göttingen (Hogrefe).
Grawe, K. (2004): Neuropsychotherapie. Göttingen (Hogrefe).
Grawe, K., R. Donati u. F. Bernauer (1994): Psychotherapie im Wandel. Von der Konfession zur Profession. Göttingen (Hogrefe).
Gröne, M. (2003): Wie lasse ich meine Bulimie verhungern? Ein systemischer Ansatz zur Beschreibung und Behandlung der Bulimie. Heidelberg (Carl-Auer).

Grosse Holtforth, M. (2001): Was möchten Patienten in ihrer Therapie erreichen? *Verhaltenstherapie und psychosoziale Praxis* 33: 241–258.

Grossmann, K. P. (1998): Vom Erfinden. *Zeitschrift für systemische Therapie* 16: 109–122.

Grossmann, K. P. (2002): Therapeutische Dialoge mit Paaren. Wien (Facultas).

Grossmann, K. P. (2003): Der Fluss des Erzählens. Narrative Formen der Therapie. Heidelberg (Carl-Auer), 2. Aufl.

Grossmann, K. P. (2005): Die Selbstwirksamkeit von Klienten. Ein Wirkverständnis systemischer Therapien. Heidelberg (Verlag für systemische Forschung).

Grossmann, K. P. (2007): Therapeutische Landkarten. Heidelberg (Verlag für systemische Forschung).

Grossmann, K. P. (2009): Ein Tagebuch langsamer Therapie. Wien (Krammer).

Grossmann, K. P. (2012): Langsame Paartherapie. Heidelberg (Carl-Auer).

Grossmann, K. P. (2014): Systemische Einzeltherapie. Göttingen (Hogrefe).

Grossmann, K. P. (2016): Therapie mit Männern. Heidelberg (Carl-Auer).

Grossmann, K. P. u. U. Russinger (2011): Verwandlung der Selbstbeziehung. Heidelberg (Verlag für systemische Forschung).

Gurman, A. (1988): Issues in the specification of family therapy interventions. In: L. C. Wynne LC (ed.): The state of the art in family therapy research: Controversies and recommendations. New York (Family Process Press).

Habermas, J. (1998): Die postnationale Konstellation. Frankfurt/M. (Suhrkamp).

Haken, H. u. G. Schiepek (2010): Synergetik in der Psychologie. Selbstorganisation verstehen und gestalten. Göttingen (Hogrefe), 2. Aufl.

Haley, J. (1967): Toward a theory of pathological systems. In: G. Zuk a. I. Boszormenyi (eds.): Family therapy and disturbed families. Palo Alto (Science and Behavior).

Haley, J. (1981): Ablösungsprobleme Jugendlicher. Familientherapie – Beispiele – Lösungen. München (Pfeiffer).

Haley, J. (1999): Die Psychotherapie Milton H. Ericksons. München (Pfeiffer).

Heekerens, H. P. u. M. Perrez (2011): Störungen (in) der Familie: Klassifikation und Diagnostik. In: M. Perrez u. U. Baumann (Hrsg.): Lehrbuch Klinische Psychologie – Psychotherapie. Bern (Huber), S. 1140–1155.

Heinemann, E. u. H. Hopf (2004): Psychische Störungen in Kindheit und Jugend. Stuttgart (Kohlhammer).

Hetherington, E. M. u. J. Kelly (2003): Scheidung. Die Perspektive der Kinder. Weinheim (Beltz).

Hiebinger, I. (2006): Paarbeziehung als Prozess des Aushandelns. Linz (Pro Mente).

Hinsch, R. u. U. Pfingsten (2007): Gruppentraining sozialer Kompetenzen: Grundlagen, Durchführung, Anwendungsbeispiele. München (Beltz), 5. Aufl.

Hobday, A. a. K. Ollier (1998): Creative Therapy: Activities with Children and Adolescents. Oxford (Wiley-Blackwell).

Hoffmann, I. R. (2007): Changing Perspective – Changing Solutions. Activating Internal Images for Change in Systemic Brief Therapy. Heidelberg (Carl-Auer).

Holtz, L. u. S. Mrochen (2005): Einführung in die Hypnotherapie mit Kindern und Jugendlichen. Heidelberg (Carl-Auer).

Hölderlin, F. (1962): Sämtliche Werke. Zweiter Band: Gedichte nach 1800. Stuttgart (Kohlhammer).

Hopf, C. (2005): Frühe Bindungen und Sozialisation: Eine Einführung. Weinheim (Juventa).

Hornich, H. (1999): Zur Ästhetik von Beratung. In: K. P. Grossmann, I. Gschwend u. F. Fehlinger (Hrsg.): Die leichten und die schweren Tage. Linz (Organos), S. 234–242.

Hubble, M.A., B. L. Duncan u. S. D. Miller (2001a): Einleitung. In: M. A. Hubble, B. L. Duncan u. S. D. Miller (Hrsg.): So wirkt Psychotherapie. Empirische Ergebnisse und praktische Folgerungen. Dortmund (Modernes Lernen), S. 17–38.

Hubble, M. A., B. L. Duncan u. S. D. Miller (2001b): Das Augenmerk auf das richten, was funktioniert. In: M. A. Hubble, B. L. Duncan u. S. D. Miller (Hrsg.): So wirkt Psychotherapie. Empirische Ergebnisse und praktische Folgerungen. Dortmund (Modernes Lernen), S. 289–344.

Hughes, D. A. a. J. Baylin (2012): Brain-Based Parenting – The Neuroscience of Caregiving for Healthy Attachment. New York (W. W. Norton).

Hurrelmann, K. (2004): Lebensphase Jugend. Eine Einführung in die sozialwissenschaftliche Jugendforschung. Weinheim (Juventa), 7. Aufl.

Irmler, D. (2001): »Mein Zimmer hier heißt Schmerz«. Überleben und Leben – Systemische Therapie mit schwersttraumatisierten minderjährigen Flüchtlingen. In: W. Rotthaus (Hrsg.): Systemische Kinder- und Jugendlichenpsychotherapie. Heidelberg (Carl-Auer), S. 446–461. (bei mir steht 446)

Jäger, R. S., U. Fischer u. J. Riebel (2007): Mobbing bei Schülerinnen und Schülern der Bundesrepublik Deutschland. Eine empirische Untersuchung auf der Grundlage einer Online-Befragung. Koblenz (Universität Koblenz-Landau).

James, T. u. W. Woodsmall (2002): Time Line. NLP-Konzepte zur Grundstruktur der Persönlichkeit. Paderborn (Junfermann).

Jakob, G. u. A. Arnzt (2011): Schematherapie in der Praxis. Weinheim (Beltz).

Jans, T. u. A. Warnke (2004): Schulverweigerung. *Monatsschrift Kinderheilkunde* 152, S. 13002–13012.

Kähler, H. D. u. P. Zobrist (2013): Soziale Arbeit in Zwangskontexten. Wie unerwünschte Hilfe erfolgreich sein kann. München (Ernst Reinhardt).

Kaslow, F. a. L. Schwartz (1987): The dynamics of divorce. A life circle perspective. New York (Routledge).

Kast, V. (1982): Trauern. Phasen und Chancen des psychischen Prozesses. Stuttgart (Kreuz).

Kazdin, A. E. (2004): Psychotherapy for children and adolescents. In: M. J. Lambert (ed.): Handbook of psychotherapy and behavior change. Oxford (Wiley), 5th ed., pp. 543–589.

Kästner, E. (2006): Das doppelte Lottchen. Hamburg (Dressler).

Keller, H. u. A. Chasiotis (2008): Entwicklung im Spannungsfeld zwischen Natur und Kultur. In: M. Hasselhorn u. R. K. Silbereisen (Hrsg.): Enzyklopädie der Psychologie. Bd. 4: Entwicklungspsychologie des Säuglings- und Kleinkindalters. Göttingen (Hogrefe), S. 531–570.

Kempner, F. (1992): Personenzentrierte Familienspieltherapie: Implikationen für die Behandlung stotternder Kinder. In: M. Grohnfeld (Hrsg.): Handbuch der Sprachtherapie. Bd. 5: Störungen der Redefähigkeit. Berlin (Marhold), S. 399–422.

Keupp, H. (2009): Psychotherapie im gesellschaftlichen Umbruch: Neue Herausforderungen. In: G. Stemberger (Hrsg.): Psychotherapie zwischen gesellschaftlicher Anpassung und Emanzipation. Wien (Arbeiterkammer), S. 9–26.

Kieselbach, T. u. G. Beelmann (2006): Psychosoziale Risiken von Arbeitsplatzverlust und Arbeitslosigkeit. *Psychotherapeut* 51: 452–459.

Klein, M. (2006): Gewalt und Traumatisierung durch Suchtkranke. In: I. Schäfer u. M. Krausz (Hrsg.): Trauma und Sucht. Stuttgart (Klett-Cotta), S. 56–75.

Klemenz, B. (2003): Ressourcenorientierte Diagnostik und Intervention bei Kindern und Jugendlichen. Tübingen (dgvt).

Koch, H. u. N. Keßler (1998): Schreiben und Lesen in psychischen Krisen. In: H. Koch u. N. Keßler (Hrsg.): Schreiben und Lesen in psychischen Krisen. Gespräche zwischen Wissenschaft und Praxis. Bonn (Psychiatrie), S. 59–88.

Kochanska, G. a. N. Aksan (2006): Children's Conscience and Self-Regulation. *Journal of Personality* 74: 1587–1618.

Krausz, M., V. Strehlau, C. Schütz u. I. Torchalla (2013): Frühe Traumatisierung bei Menschen in Wohnungslosigkeit und Armut. Ergebnisse aus einer kanadischen Studie. *Trauma & Gewalt* 7: 290–301.

Krüger, A. (2012): Erste Hilfe für traumatisierte Kinder. Ostfildern (Patmos).

Kuttenreiter, V. u. A. Thomanetz (2010): »Warum siehst du nicht, wie ich wirklich bin?« – Identität und Paarbeziehung. In: A. Brandl-Nebehay u. J. Hinsch (Hrsg.): Paartherapie und Identität. Denkansätze für die Praxis. Heidelberg (Carl-Auer), S. 19–47.

Lakoff, G. u. M. Johnson (2003): Leben in Metaphern. Heidelberg (Carl-Auer).

Landreth, G. L. (2002): Play therapy: the art of the relationship. New York (Routledge).

Largo, R. H. (2006): Babyjahre. München (Piper).

Leisering, L. (1995): Zweidrittelgesellschaft oder Risikogesellschaft? In: K. J. Bieback u. H. Milz (Hrsg.): Neue Armut. Frankfurt/M. (Campus), S. 58–92.

Lennon, J. (1971): Imagine. Imagine, Apple.

Lennon, J. u. P. McCartney (1965): Yesterday. Help, EMI.

Lennon, J. u. P. McCartney (1967): Getting better. Sgt. Pepper's Lonely Hearts Club Band, EMI.

Lennon, J. u. P. McCartney (1970): Hey Jude. Hey Jude, Apple.

Linehan, M. (1996): Dialektisch-behaviorale Therapie der Borderline-Persönlichkeitsstörung. München (CIP).

Lohaus, A., C. E. Elben, J. Ball a. J. Klein-Heßling (2004): School transition from elementary to secondary school: Changes in psychological adjustment. *Educational Psychology* 24: 161–173.

Luborsky, L., B. Singer a. L. Luborsky (1975): Comparative studies of psychotherapies: Is it true that »Everyone has won and all must have prizes«? *Archives of General Psychiatry* 42: 53–65.

Ludewig, K. (1988): Nutzen, Schönheit, Respekt – drei Grundkategorien für die Evaluation von Therapien. *System Familie* 1: 103–114.

Ludewig, K. (1993): Systemische Therapie. Stuttgart (Klett-Cotta).

Ludewig, K. (2002a): Systemische Therapie mit Mehrpersonen-Systemen. In: M. Wirsching u. P. Scheib (Hrsg.): Paar- und Familientherapie. Berlin (Springer), S. 59–78.

Ludewig, K. (2002b): Leitmotive systemischer Therapie. Stuttgart (Klett-Cotta).

Ludewig, K., K. Pflieger, U. Wilken u. G. Jacobskötter (1993): Entwicklung eines Verfahrens zur Darstellung von Familienbeziehungen: Das Familienbrett. *Familiendynamik* 8: 235–251.

Ludewig, K., A. von Schlippe, A. Michelmann u. M. L. Conen (2000): Stellungnahme der AGST zum Gutachten des Wissenschaftlichen Beirats »Psychotherapie« über die Wissenschaftlichkeit der Systemischen Therapie. *Zeitschrift für Systemische Therapie* 18: 118–124.

Lueger-Schuster, B. u. K. Pal-Handl (2004): Wie Pippa wieder lachen lernte – Elternratgeber für traumatisierte Kinder. Wien (Springer).

Lund, L. K., T. S. Zimmerman a. S. A. Haddock (2002): The theory, structure, and techniques for the inclusion of children in family therapy: A literature review. *Journal of Marital and Family Therapy* 28: 445–454.

Masten, A. S. (2016): Resilience in the Context of Ambiguous Loss: A Commentary. *Journal of Family Theory & Review* 8: 287–293.

Maturana, H. R. (1982): Erkennen. Die Organisation und Verkörperung von Wirklichkeit. Braunschweig (Vieweg).
McGoldrick, M. u. R. Gerson (1990): Genogramme in der Familienberatung. Bern (Huber).
McMahon, L. (2009): The Handbook of Play Therapy and Therapeutic Play. London (Routledge).
Merl, H. (1998): Gesundheit und Krankheit aus systemischer Sicht. In: A. Brandl-Nebehay, B. Rauscher-Gföhler u. J. Kleibel-Arbeithuber (Hrsg.): Systemische Familientherapie. Wien (Facultas), S. 107–134.
Merl, H. (2006): Über das Offensichtliche. Wien (Krammer).
Merl, H. (2016): Systemische Familientherapie. Logik der Interventionen. Wien (heugl solution).
Michaelis, R. (2006): Die ersten fünf Jahre im Leben eines Kindes. München (Knaur).
Miles, B. (1999): Paul McCartney. Many Years From Now. Reinbek (Rowohlt).
Miller, A. (1983): Am Anfang war Erziehung. Frankfurt/M. (Suhrkamp).
Miller, Y. u. K. Hahlweg (2000): Prävention von emotionalen Störungen und Verhaltensauffälligkeiten bei Kindern. *Newsletter Entwicklungspsychologie* 1: 8–15.
Mills, J. C. u. R. Crowley (2006): Therapeutische Metaphern für Kinder und das Kind in uns. Heidelberg (Carl-Auer).
Minuchin, S., B. L. Rosman u. L. Baker (1981): Psychosomatische Krankheiten in der Familie. Stuttgart (Klett-Cotta).
Minuchin, S. (1981): Praxis der strukturellen Familientherapie. Freiburg (Lambertus).
Minuchin, S. (1983): Familie und Familientherapie. Theorie und Praxis struktureller Familientherapie. Freiburg (Lambertus).
Monk, G., J. Winslade, K. Crocket, K. a. D. Epston (eds.) (1997): Narrative Therapy in Practice: The Archaeology of Hope. San Francisco (Jossey-Bass).
Möller-Leimkühler, A. M. (2005): Geschlechtsrolle und psychische Erkrankung. *Journal für Neurologie, Neurochirurgie und Psychiatrie* 6: 29–35.
Moryson, S. (2015): Systemische Diagnostik. In: R. Hanswille (Hrsg.): Handbuch der systemischen Kinder- und Jugendlichenpsychotherapie. Göttingen (Vandenhoeck & Ruprecht), S. 199–234.
Moulds, J. D. (2003): Stress manifestation in high school students: An Australian sample. *Psychology in the Schools* 40: 391–402.
Mrochen, S. u. H. Bierbaum (1997): Einige Grundlagen der Kinderhypnose. In: S. Mrochen, K. L. Holtz u. B. Trenkle (Hrsg.): Die Pupille des Bettnässers. Heidelberg (Carl-Auer), S. 10–29.
Mrochen, S. u. H. Bierbaum-Luttermann (2014): Teilearbeit mit Handpuppen – Ein Konzept der strategischen und hypnosystemischen Psychotherapie. In: W. Brächter (Hrsg.): Der singende Pantomime. Ego-State-

Therapie und Teilearbeit mit Kindern und Jugendlichen. Heidelberg (Carl-Auer), S. 66–85.

Musil, R. (1978): Der Mann ohne Eigenschaften. Bd. 1. Reinbek (Rowohlt).

Nemetschek, P. (2006): Systemische Familientherapie mit Kindern, Jugendlichen und Eltern. Stuttgart (Klett-Cotta).

Niepel, G. (1994): Alleinerziehende: Abschied von einem Klischee. Wiesbaden (Verlag für Sozialwissenschaften).

Nolen-Hoeksema, S. (1990): Sex differences in depression. Palo Alto (Stanford University).

Ochs, M., A. von Schlippe u. J. Schweitzer-Rothers (1997): Evaluationsforschung zur systemischen Paar- und Familientherapie. *Familiendynamik* 22: 34–63.

O'Hanlon, B., S. O'Hanlon a. B. Bertolino (1999): *Evolving possibilities: Selected papers of Bill O'Hanlon.* Philadelphia, PA (Brunner/Mazel).

Olweus, D. (2006): Gewalt in der Schule. Was Lehrer und Eltern wissen sollten – und tun können. Bern (Huber), 4. Aufl.

Omer, H. u. D. Dolberger (2015): »Dann bringe ich mich eben um …« Gewaltloser Widerstand mit Eltern angesichts der Suizidandrohung eines Kindes. *Familiendynamik* 40: 232–245.

Omer, H. u. A. von Schlippe (2002): Autorität ohne Gewalt. Göttingen (Vandenhoeck & Ruprecht).

Omer, H. u. A. von Schlippe (2004): Autorität durch Beziehung. Die Praxis des gewaltlosen Widerstands in der Erziehung. Göttingen (Vandenhoeck & Ruprecht), 8. Aufl.

Orlinsky, D. E., M. H. Ronnestad a. U. Willutzki (2004): Fifty years of psychotherapy process-outcome research: continuity and change. In: M. J. Lambert (ed.): Bergin and Garfield's Handbook of Psychotherapy and Behavior Change. New York (Wiley), pp. 307–390.

Penn, P. (1991): Letters to ourselves. *The Family Therapy Networker* 15: 43–45.

Penn, P. a. M. Frankfurt (1994): Creating a Participant Text: Writing, Multiple Voices, Narrative Multiplicity. *Family Process* 33: 217–233.

Pennebaker, J. W. (1997): Writing about Emotional Experiences as a Therapeutic Process. *Psychological Science* 8: 162–166.

Peterson, E. H. (2002): Wer den Himmel sucht, muss die Erde lieben. Gott im Alltag finden. Gießen (Brunnen).

Perrez, M. (2012): Die Familie als Gegenstand der Klinischen Psychologie. *Familiendynamik* 37: 130–142.

Phillips, M. u. C. Frederick (2003): Handbuch der Hypnotherapie bei posttraumatischen und dissoziativen Störungen. Heidelberg (Carl-Auer).

Pleyer, K. H. (2003): »Parentale Hilflosigkeit«, ein systemisches Konstrukt für die therapeutische und pädagogische Arbeit mit Kindern. *Familiendynamik* 28: 467–491.

Pleyer, K. H. (2005): Systemische Spieltherapie – Kooperationswerkstatt für Eltern und Kinder. In: W. Rotthaus (Hrsg.): Systemische Kinder- und Jugendlichenpsychotherapie. Heidelberg (Carl-Auer), S. 125–159.

Prochaska, J. O. (2001): Wie Menschen es schaffen, sich zu ändern, und wie wir noch mehr Menschen dabei unterstützen können. In: M. Hubble, B. Duncan u. S. Miller (Hrsg.): So wirkt Psychotherapie. Empirische Ergebnisse und praktische Folgerungen. Dortmund (Modernes Lernen), S. 253–286.

Reddemann, L. (2001): Imagination als heilsame Kraft. Zur Behandlung von Traumafolgen mit ressourcenorientierten Verfahren. Stuttgart (Pfeiffer).

Reich, G. u. M. Cierpka (2003): Der Psychodynamische Befund. In: M. Cierpka (Hrsg.): Handbuch der Familiendiagnostik. Berlin (Springer), 2. Aufl., S. 393–422.

Reiners, B. (2013): Kinderorientierte Familientherapie. Göttingen (Vandenhoeck & Ruprecht).

Renold, E. (2004): »Other« boys: Negotiating non-hegemonic masculinities in the primary school. *Gender and Education* 16: 247–265.

Retzer, A. (1995): Sprache und Psychotherapie. *Der Psychotherapeut* 40: 210–221.

Retzer, A. (2006): Passagen. Stuttgart (Klett-Cotta).

Retzlaff, R. (2008): Spiel-Räume. Lehrbuch der systemischen Therapie mit Kindern und Jugendlichen. Stuttgart (Klett-Cotta), 2. Aufl.

Retzlaff, R. (2010): Familien-Stärken. Behinderung, Resilienz und systemische Therapie. Stuttgart (Klett-Cotta).

Richter, H. E. (1962): Eltern, Kind und Neurose. Stuttgart (Klett).

Rogers, C. (1972): Die klientenzentrierte Gesprächspsychotherapie. München (Kindler).

Röser, U. (2010): Kinder drogen-abhängiger Eltern. Ein therapeutisch-bindungsorientierter Behandlungsansatz als präventives Angebot zur Förderung psychischer Gesundheit. *Familiendynamik* 36: 150–159.

Roessler, M. (2012): Beratung im Zwangskontext. Wertschätzung und Transparenz einsetzen, um Klientinnen und Klienten für eine Zusammenarbeit zu gewinnen. In: M. Hammerer, I. Melter u. E. Kanelutti (Hrsg.): Zukunftsfeld Beruf. Bielefeld (Bertelsmann).

Rotter, J. C. a. M. V. Bush (2000): Play and family therapy. Family Journal: *Counseling & Therapy for Couples & Families* 8: 172–176.

Rotthaus, W. (2000): Vorwort. In: J. Freeman, D. Epston u. D. Lobovits: Ernsten Problemen spielerisch begegnen. Narrative Therapie mit Kindern und ihren Familien. Dortmund (Modernes Lernen), S. 7–9.

Rotthaus, W. (2002): Systemische Kinder- und Jugendpsychiatrie und Psychotherapie. In: M. Wirsching u. P. Scheib (Hrsg.): Paar- und Familientherapie. Berlin (Springer), S. 525–536.

Rufer, M. (2012): Erfasse komplex, handle einfach: Systemische Psychotherapie als Praxis der Selbstorganisation. Göttingen (Vandenhoeck & Ruprecht).

Rushdie, S. (1991): Harun und das Meer der Geschichten. München (Droemer).

Russinger, U. (1995): Systemische und hypnotherapeutische Ansätze in der Therapie von Klientinnen mit bulimischem Verhalten. *Systeme* 14: 67–78.

Russinger, U. (1998): Time-Line. In: A. Brandl-Nebehay, B. Rauscher- Gföhler u. J. Kleibel-Arbeithuber (Hrsg.): Systemische Familientherapie. Grundlagen, Methoden und aktuelle Trends. Wien (Facultas), S. 209–212.

Sachse, R. (1995): Psychosomatische Störungen als Beeinträchtigung der Selbstregulation. In: S. Schmidtchen, G. W. Speierer u. H. Linster (Hrsg.): Die Entwicklung der Person und ihre Störung. Bd. 2. Köln (GwG), S. 83–116.

Sachsse, U. (2002): Selbstverletzendes Verhalten. Psychodynamik, Psychotherapie, das Trauma, die Dissoziation und ihre Behandlung. Göttingen (Vandenhoeck & Ruprecht), 6. Aufl.

Sachsse, U. (2004): Traumazentrierte Therapie. Stuttgart (Schattauer).

Sansone, P. (2017): Psychologische Auswirkungen von traumatischen Ereignissen im Kontext Schule. Innsbruck (Universität Innsbruck).

Satir, V. (1973): Familienbehandlung. Kommunikation und Beziehung in Theorie, Erleben und Therapie. Freiburg (Lambertus).

Schenk, M. (2010): Armut kränkt die psychische Gesundheit. *pro mente austria* 3: 8–9.

Scheinkman, M. E. u. M. D. Fishbane (2006): Der Vulnerabilitätskreislauf: Der Umgang mit Sackgassen in der Paartherapie. *Familiendynamik* 31: 152–179.

Schiepek, G. (1991): Systemtheorie der Klinischen Psychologie. Braunschweig (Vieweg).

Schiepek, G. (1999): Die Grundlagen der Systemischen Therapie. Göttingen (Vandenhoeck & Ruprecht).

Schiepek, G., H. Eckert u. B. Kravanja (2013): Grundlagen systemischer Therapie und Beratung. Psychotherapie als Förderung von Selbstorganisationsprozessen. Göttingen (Hogrefe).

Schimpl, B. (2001): Familienspielpsychotherapie. *Systemische Notizen* 1 (1): 26–33.

Schindler, H. (2009): Arbeitslosigkeit, Armut, Depression und Psychotherapie. *Systhema* 23: 179–188.

Schlippe, A. von (2010): Vorwort. In: R. Retzlaff: Familien-Stärken. Behinderung, Resilienz und systemische Therapie. Stuttgart (Klett-Cotta).

Schlippe, A. von, M. El Hachimi u. G. Jürgens (2004): Multikulturelle systemische Praxis. Ein Reiseführer für Beratung, Therapie und Supervision. Heidelberg (Carl-Auer).

Schlippe, A. von u. J. Schweitzer (2012): Lehrbuch der systemischen Therapie und Beratung. Göttingen (Vandenhoeck & Ruprecht).

Schmidt, G. (2012): Liebesaffären zwischen Problem und Lösung. Hypnosystemisches Arbeiten in schwierigen Kontexten. Heidelberg (Carl-Auer).

Schmitt, A. u. M. F. Weckenmann (2009): Settingdesign in der (systemischen) Therapie mit Kindern. Teil I: Indikationen. *Familiendynamik* 34: 74–91.

Schneewind, K. A. (2012): Familienpsychologie – Brückenschläge zwischen Forschung und Anwendung. *Familiendynamik* 37: 104–112.

Schweitzer, J. u. A. von Schlippe (2009): Lehrbuch der systemischen Therapie und Beratung II. Das störungsspezifische Wissen. Göttingen (Vandenhoeck & Ruprecht), 3. Aufl.

Schweitzer, J., S. Beher, K. von Sydow u. R. Retzlaff (2007): Systemische Therapie/Familientherapie. *Psychotherapeutenjournal* 6: 4–9.

Schwing, R. (2014): Allgemeine Grundlagen systemischer Praxis. In: T. Levold u. M. Wirsching (Hrsg.): Systemische Therapie und Beratung – das große Lehrbuch. Heidelberg (Carl-Auer), S. 151–156.

Selvini Palazzoli, M., L. Boscolo, G. Cecchin u. G. Prata (1988): Paradoxon und Gegenparadoxon. Ein neues Therapiemodell für die Familie mit schizophrener Störung. Stuttgart (Klett-Cotta).

Sendera, A. u. M. Sendera (2005): Skills-Training. Wien (Springer).

Sexton, T. L., J. F. Alexander a. A. Leigh Mease (2004): Levels of evidence for the models and mechanisms of therapeutic change in family and couple therapy. In: M. J. Lambert (ed.): Handbook of psychotherapy and behavior change. New York (Wiley), pp. 590–646.

Shadish, W. R., K. Ragsdale, R. Glaser u. L. Montgomery (1997): Effektivität und Effizienz von Paar- und Familientherapie: Eine metaanalytische Perspektive. *Familiendynamik* 22: 5–33.

Signer-Fischer, S. (2001): Störungsbilder bei Kindern und Jugendlichen. In: D. Revenstorf u. B. Peter (Hrsg.): Hypnose in Psychotherapie, Psychosomatik und Medizin. Berlin (Springer), S. 385–399.

Simon, F. B. u. G. Weber (2009): Vom Navigieren beim Driften. »„Post aus der Werkstatt«„ der systemischen Therapie. (3. Aufl.). Heidelberg (Carl-Auer), 3. Aufl..

Simons, M. u. B. Herpertz-Dahlmann (2008): Traumata und Traumafolgestörungen bei Kindern und Jugendlichen – eine kritische Übersicht zu Klassifikation und diagnostischen Kriterien. *Zeitschrift für Kinder- und Jugendpsychiatrie und Psychotherapie* 36: 151–161.

Sluzki, C. (1992): Transformations: A blueprint for narrative changes in therapy. *Family Process* 31: 217–230.

Sori, C. F. (2006): On Counseling Children and Families: Recommendations from Experts. In: C. F. Sori (ed.): Engaging Children in Family Therapy. New York (Routledge), pp. 3–20.

Sparks, J. A. a. B. L. Duncan (2010): Common factors in couple and family therapy: must all have prizes? In: B. L. Duncan, S. D. Miller, B. Wampold a. M. A. Hubble (eds.): The Heart and Soul of Change. Washington DC (American Psychological Association), 2nd ed., pp. 357–391.

Spitzer, M. (2007): Gefühle be-schreiben. Wissenschaft und Liebesbriefe. *Nervenheilkunde* 26: 9–12.

Stanton, M. D. (1988): The lobster quadrilles: Issues and dilemmas for family therapy research. In: L. C. Wynne (ed.): The state of the art in family therapy research: Controversies and recommendations. New York (Family Process).

Stemberger, G. (2009): Vorwort. In: G. Stemberger (Hrsg.): Psychotherapie zwischen gesellschaftlicher Anpassung und Emanzipation. Wien (Arbeiterkammer), S. 3–4.

Steiner, T. u. I. K. Berg (2016): Handbuch Lösungsorientiertes Arbeiten mit Kindern. Heidelberg (Carl-Auer), 7. Aufl.

Stierlin, H. (1977): Perspektiven der Familientheorie und -therapie. *Medizin, Mensch, Gesellschaft* 2: 188–193.

Stierlin, H. (1997): Verrechnungszustände: Über Gerechtigkeit in sich wandelnden Beziehungen. *Familiendynamik* 22: 146–155.

Stulz, N., W. Lutz, C. Leach, M. Lucock a. M. Barkham (2007): Shapes of early change in psychotherapy under routine outpatient conditions. *Journal of Consulting and Clinical Psychology* 75: 864–874.

Sydow, K. von (2008): Bindungstheorie und systemische Therapie. *Familiendynamik* 33: 260–273.

Sydow, K. von, S. Beher, R. Retzlaff u. J. Schweitzer (2007): Die Wirksamkeit der Systemischen Therapie/Familientherapie. Göttingen (Hogrefe).

Szagun, G. (2008): Sprachentwicklung beim Kind. Weinheim (Beltz).

Tallman, K. u. A. C. Bohart (2001): Gemeinsamer Faktor KlientIn: Selbst-HeilerIn. In: M. A. Hubble, B. L. Duncan u. S. D. Miller (Hrsg.): So wirkt Psychotherapie. Empirische Ergebnisse und praktische Folgerungen. Dortmund (Modernes Lernen), S. 193–219.

Tedeschi, R. G., C. L. Park a. L. G. Calhoun (1998): Posttraumatic Growth: Conceptual Issues. In: R. G. Tedeschi, C. L. Park a. L. G. Calhoun (eds.): Posttraumatic Growth: Positive Chances in the Aftermath of Crisis. Mahwah (Lawrence Erlbaum), pp. 1–42.

Textor, M. R. (1989): The divorce transition. In: M. R. Textor (ed.): The divorce and divorce therapy handbook. Northvale (Aronson), pp. 3–43.

Thoma, C. (2007): Zutrauen, zumuten, zulassen. Systemische Kurztherapie mit Kindern, Jugendlichen und Eltern, ericksonlike. Amstetten (iskam).

Tiedemann, F. (2004): Gezielte Prozesssteuerung bei sexuellen Themen in der Paartherapie. *Familiendynamik* 2: 161–176.

Tolkien, J. R. R. (1999): The Lord of the Rings (1–3). Boston (Houghton Mifflin).

Tomm, K. (2004): Die Fragen des Beobachters. Heidelberg (Carl-Auer).

Tomm, K., M. Hoyt a. S. Madigan (1998): Honoring our internalized others and the ethics of caring: a conversation with Karl Tomm. In: M. Hoyt (ed.): The handbook of constructive therapies. San Francisco (Jossey-Bass), pp. 198–218.

Unterholzer, C. C. (2017): Es lohnt sich, einen Stift zu haben. Schreiben in der systemischen Therapie und Beratung. Heidelberg (Carl-Auer).

Van der Kolk, B. A. (1983): Psychopharmalogical Issues in Posttraumatic Stress Disorder. *Hospital and Community Psychiatry* 34: 683–691.

Van der Kolk, B. A. (ed.) (1987): Psychological Trauma. Washington D. C. (American Psychiatric Press).

Vogt, M. (1993): Entwurf einer konstruktivistischen Hypnotherapie für die Behandlung von Kindern und Jugendlichen. In: S. Mrochen, K. L. Holtz u. B. Trenkle (Hrsg.): Die Pupille des Bettnässers. Heidelberg (Carl-Auer), S. 30–47.

Vogt, M. (2010): Mächtige Jugendliche – ohnmächtige Eltern? *Systeme* 24: 31–54.

Vogt-Hillmann, M. u. W. Burr (1996): Kreative Kindertherapie und lösungsorientiertes Vorgehen. In: W. Eberling u. J. Hargens (Hrsg.): Einfach kurz und gut. Zur Praxis lösungsorientierter Kurztherapie. Dortmund (borgmann), S. 57–92.

Vogt-Hillmann, M. u. W. Burr (2009a): Lösungen im Jugendstil. Systemisch-Lösungsorientierte Kreative Kinder- und Jugendlichentherapie. Dortmund (borgmann).

Vogt-Hillmann, M. u. W. Burr (2009b): Kinderleichte Lösungen: Lösungsorientierte Kreative Kindertherapie. Dortmund (borgmann).

Wagner, E. u. S. Binnenstein (2018): Vorwort. In: E. Wagner u. S. Binnenstein (Hrsg.): Wie systemische Kinder- und Jugendlichenpsychotherapie wirkt. Prozessgestaltung in 10 Fallbeispielen. Berlin (Springer), S. 8–21.

Wagner, E. u. U. Russinger (2016): Emotionsbasierte systemische Therapie. Intrapsychische Prozesse verstehen und behandeln. Stuttgart (Klett-Cotta).

Waidhofer, E. (2015): Die neue Männlichkeit. Wege zu einem gelingenden Leben. Wien (Fischer).

Wallerstein, J. S. u. S. Blakeslee (1989): Gewinner und Verlierer. Eine Langzeitstudie. München (Droemer).

Walter, G. (1998): Lösungsorientierte und narrative Ansätze. In: A. Brandl-Nebehay, B. Rauscher-Gföhler u. J. Kleibel-Arbeithuber (Hrsg.): Systemische Familientherapie. Grundlagen, Methoden und aktuelle Trends. Wien (Facultas), S. 88–106.

Wampold, B. E. (2001): *The Great Psychotherapy Debate. Models, Methods, and Findings.* Mahwah NJ (Lawrence Erlbaum Associates).

Wampold, B. E. (2010): The research evidence for common factors models: a historically situated perspective. In: B. Duncan, S. Miller, B. Wampold a. M. Hubble (eds.), The Heart and Soul of Change. Washington DC (American Psychological Association), 2n. Ed., pp. 49–82.

Watzlawick, P., J. H. Weakland u. R. Fisch (1979): Lösungen. Zur Theorie und Praxis menschlichen Wandels. Bern (Huber).

Weakland, J. H. (1983): »Family Therapy« with Individuals. *Journal of Strategic and Systemic Therapies* 2: 1–9

Weinberg, D. (2003): Traumatherapie mit Kindern. Stuttgart (Klett-Cotta).

Weingarten, K. (1999): Das Unscheinbare und das Gewöhnliche: die alltägliche Praxis einer postmodernen narrativen Therapie. *Familiendynamik* 1: 29–50.

Werner, E. E. a. R. S. Smith (1992): Overcoming the odds: High risk children from birth to adulthood. Ithaca (Cornell Universits).

White, M. (1989): Saying hullo again: the incorporation of the lost relationship in the resolution of grief. In: M. White: Selected Papers. Adelaide (Dulwich Centrs), pp. 29–35.

White, M. (1997): Narratives of Therapists Lives. Adelaide (Dulwich Centre).

White, M. (2000): Reflections on Narrative Practice. Adelaide (Dulwich Centrs).

White, M. (2007): Maps of Narrative Therapy. New York (W. W. Norton).

White, M. u. D. Epston (1998): Die Zähmung der Monster. Der narrative Ansatz in der Familientherapie. Heidelberg (Carl Auer), 3. Aufl.

White, M. a. A. Morgan (2006): Narrative Therapy with children and their families. Adelaide (Dulwich Centrs).

Willi, J., B. Limacher, R. Frei u. L. Brassel-Ammann (1992): Die Technik der Konstruktdifferenzierung in der Paartherapie. *Familiendynamik* 17: 68–82

Willcutt, E. G. (2012): The prevalence of DSM-IV attention-deficit/hyperactivity disorder: a meta-analytic review. *Neurotherapeutics* 9: 490–499.

Willke, H. (1982): Systemtheorie. Stuttgart (Fischer).

Willke, H. (1988): Systemtheoretische Grundlagen des therapeutischen Eingriffs in autonome Systeme. In: L. Reiter, E. J. Brunner u. S. Reiter-Theil (Hrsg.): Von der Familientherapie zur systemischen Perspektive. Berlin (Springer), S. 41–50.

Wirl, C. (2014): Ego-State-Geschichten, Ressourcen-States und Kraftwesen– Möglichkeiten der Teilearbeit bei Angst. In: W. Brächter (Hrsg.): Der singende Pantomime. Ego-state-Therapie und Teilearbeit mit Kindern und Jugendlichen. Heidelberg (Carl-Auer), S. 134–149.

Wirsching, M. (2002): Vom Erstkontakt zum Behandlungsabschluss. In: M. Wirsching u. P. Scheib (Hrsg.): Paar- und Familientherapie. Berlin (Springer), S. 146–196.

Wittgenstein, L. (1991): Über Gewissheit. Frankfurt/M. (Suhrkamp).

Wölfling, K., R. Thalemann u. S. Grüsser-Sinopoli (2008): Computerspielsucht: Ein psychopathologischer Symptomkomplex im Jugendalter. Psychiatrische Praxis 35: 226–232.

Zeig, J. (2002): Einzelunterricht bei Erickson. Hypnotherapeutische Lektionen bei Milton H. Erickson. Heidelberg (Carl-Auer).

Zimbardo, P. G u. R. J. Gerrig (2004): Psychologie. München (Pearson), 16. Aufl.

Über den Autor

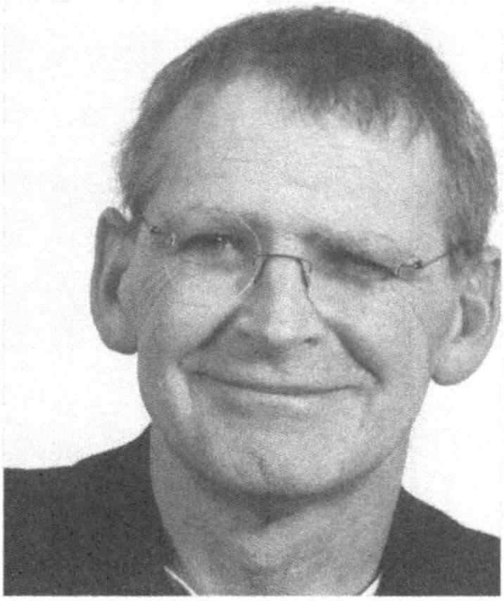

Konrad Peter Grossmann, Dr. phil., Studium der Psychologie; 2005 Habilitation an der Universität Klagenfurt; psychotherapeutische Tätigkeit in freier Praxis und im Rahmen der Ambulanten Systemischen Therapie (AST), Wien (Einzel-, Paar- und Familientherapie); Lehrtätigkeit an der Lehranstalt für systemische Familientherapie, an der Universität Klagenfurt und der Fachhochschule für Soziale Arbeit, Linz.

Veröffentlichungen u. a.: *Langsame Paartherapie* (2012), *Psychotherapie mit Männern* (2016).